舌尖上的
豆类食物

孙 平　于雅婷 主编

健康养生堂编委会 编著

U0232247

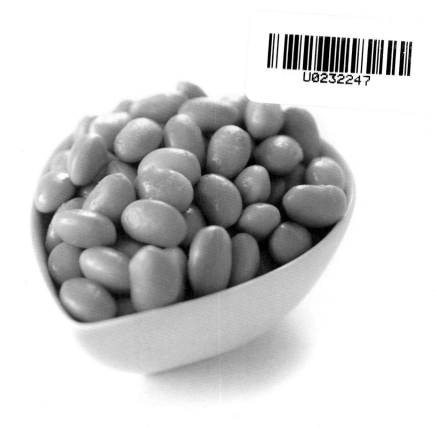

江苏凤凰科学技术出版社

健康养生堂编委会成员

（排名不分先后）

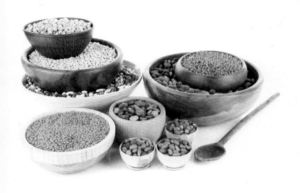

健康生活，从食用豆类食物做起

豆类又叫作菽类，是五谷杂粮之一，在我国传统粮食作物中占有重要的地位。从豆类中衍生的豆制品深受人们喜爱，现在已经风靡世界，食用豆制品已经成健康时尚的象征。

豆类的品种有很多种，常见的豆类有黄豆、蚕豆、绿豆、豌豆、红豆、黑豆、青豆等。豆类的营养价值很高，我国传统饮食认为：五谷宜为养，失豆则不良。其意思就是说五谷营养丰富，但如果缺少豆子，营养也就会失去平衡。

现代医学也证明，人类每年坚持食用豆类食品，只要坚持两个星期的时间，人体的脂肪含量就会减少，免疫力就会加强，从而减少患病的概率。所以，很多营养专家一再呼吁人们多食用豆类食品，并且对于现代很多人营养过剩的状况，用豆类食品替代一定量的动物性食品，是解决营养过剩的很好方法。

豆类及豆制品蛋白质含量很高，一般在20%~40%之间，其中黄豆的含量最高。有人曾经做过实验统计，1斤黄豆中的蛋白质含量相当对1kg猪肉、1.5kg鸡蛋以及6kg牛奶。所以，黄豆有"植物肉"之美誉，是人们膳食中蛋白质的最好来源。

豆类食物中的氨基酸含量也很丰富，基本接近人体的需要量。可以说，单纯食用豆类食品，就能满足人体所需要的氨基酸，并且豆类中含有谷类食物中所缺少的氨基酸，经常食用谷类食物者，多搭配一些豆类食物食用，可以很好地达到营养均衡。

豆类食物中脂肪含量因种类不同差别也很大，其中黄豆脂肪含量最高，基本达到18%，是食用油的重要原料，其他豆类脂肪含量则较少。豆类食物B族维生素的含量也很丰富，比谷类食物要高很多。另外，谷类食物还含有胡萝卜素以及钙、磷、铁、钾、镁等营养元素，是膳食中不可多得的高钾、高镁、低钠食品，是冠心病、高血压、动脉粥样硬化患者的理想食品。

前言

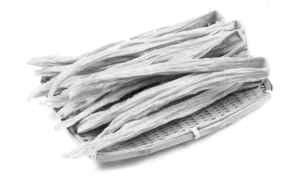

近来，随着人们对健康的关注，更多人开始关注豆类的食疗养生，希望将豆类的营养作用得到更大地发挥。但如何选择、如何搭配，才能更美味、更营养呢？为此，我们特别编撰了本书。

本书根据营养学专家的专业指导，严格按照营养学的观点，细分十章，第一章至第六章主要介绍豆类饮品。从肺腑调养、对症去病、排毒养颜、体质调养、不同人群和四季养生方面，介绍各种具有保健功效的豆浆、豆奶的做法，您想要的应有尽有；第七章至第十章从不同的食疗养生、防病治病方面，介绍了豆类养生菜、豆腐养生菜、豆香风味菜、豆皮、豆干美味菜的做法。在不失去营养的基础上，以色、香、味俱全为标准，严格甄选每一道菜肴，内容详尽，图片优美。相信通过此书，您将会做出一桌美味养颜的豆类风味菜品。另外，本书的附录部分还将常见的豆类及豆制品营养分析表以供您参考。

愿本书能让您与家人每天都可以使用一道不一样的豆类食物，在品出豆类香浓滋味的同时，更品出爱的滋味。

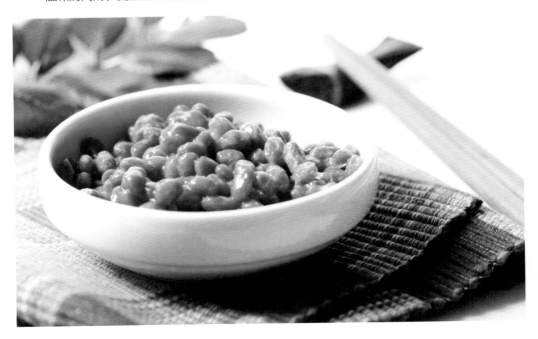

目录 | Contents

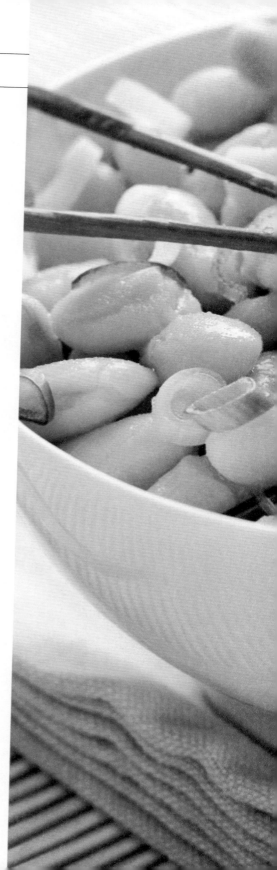

第一章 脏腑调养饮品

第二章 对症祛病饮品

目录 | Contents

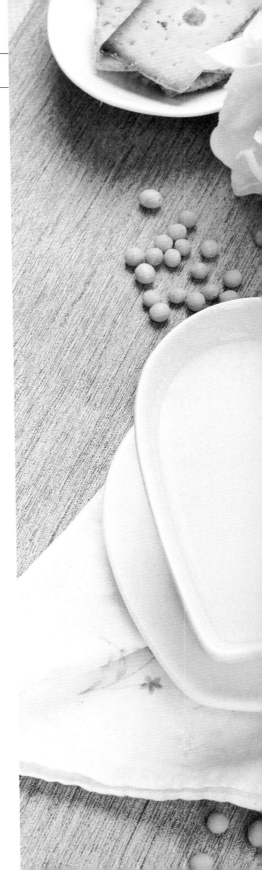

第三章 排毒养颜饮品

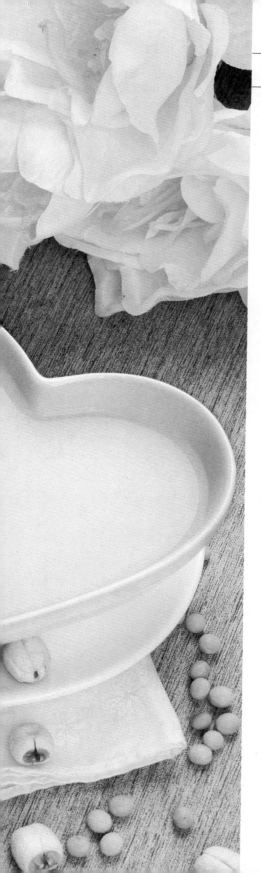

Contents | 目录

目录 | Contents

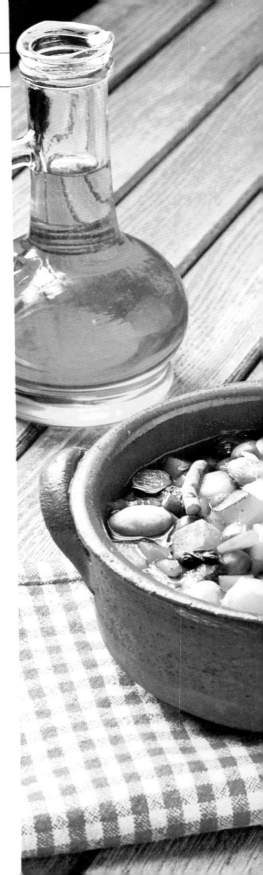

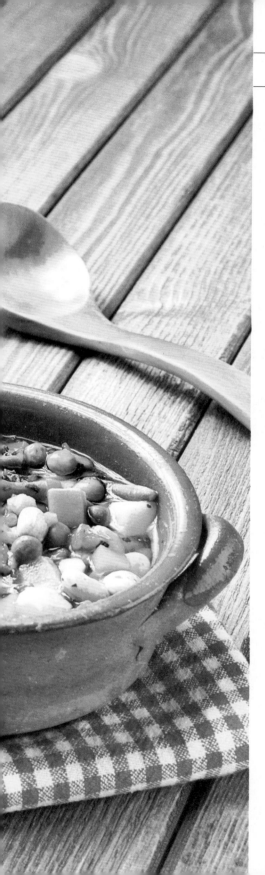

Contents | 目录

第九章 豆香风味菜

第十章 豆干、豆皮美味菜

附录

阅读导航

对应病症

向您介绍生活中常出现的不同病症，
以便您更清楚了解病症的状况。

疏肝利胆

肝脏是人体内重要的消化和代谢器官，具有调气血、养津、
促进消化等功能。饮酒适量、经常锻炼身体及多吃蔬菜和水果
对肝脏的调养和护理有一定帮助。

◎ 推荐食材

| 芝麻 | 苹果 | 玉米 | 苦瓜 |
| 绿豆 | 油菜 | 甜瓜 | 香蕉 |

推荐食材

根据不同的健康问题，用高清美图为
您推荐最有效的对症食材。

◎ 饮食宜忌

【宜】

◎ 宜多食低脂肪、高蛋白的食物，适量饮水。
◎ 多食小米、芝麻、菠菜、玉米、香蕉等富含
维生素和粗纤维的食物。

【忌】

◎ 避免长期酗酒，多饮必定损伤肝脏。
◎ 减少动物性脂肪的摄入，防止营养过剩，造
成体内脂肪堆积。

○ 生活老偏方

生活老偏方 1 取赤小豆 200g、鲤鱼 1 条、玫
瑰花 50g。将鲤鱼宰杀，去除内脏，清理干净，与
小豆一起加水放入锅中煮，煮熟后放入玫瑰花调味，
吃鱼喝汤。

生活老偏方 2 取枸杞 30g，母鸡 1 只，葱、姜各
10g。将母鸡去内脏洗净，把枸杞放入鸡腹内，放入
钵，加清汤，放入葱、姜，隔水蒸熟。

饮食宜忌

为您提醒饮食上的注意事项，帮您吃
出健康的好身体。

生活老偏方

针对不同的病症，向您推荐对症生活
小偏方，为您的健康保驾护航。

◎ 食材图典

【名称】苹果
【别名】沼婆、平波、超丸子、天然子
【性味】甘、平
【功效】生津止渴、养心益气、润肠通便、提神醒脑
【禁忌】肾炎和糖尿病患者不宜多食
【挑选】个头适中、表皮光洁没有伤痕、色泽均匀鲜艳且肉质嫩软的为

保健小贴士 情绪异常对肝脏、肠胃有很大影响，要保持积极良好的心态，
将菊花、金莲花及陈皮放在一起泡水喝，有疏肝理气的功效，
在饮食上，可多吃瘦肉、鱼类、蛋清及新鲜蔬菜。

食材图典

向您推荐最适宜食用食材的百科小知
识，让您吃得明白、吃得放心。

32　舌尖上的豆类食物

保健小贴士

从饮食、健身等方面调养
身体，在细节生活中关注
您的健康。

食物功效

剖析食谱的营养功效，为您的养生提供帮助。

健脾补肾+益气护肝

玉米苹果豆浆

材料 玉米30g、苹果30g、黄豆60g、冰糖10g。

做法

① 提前将黄豆用清水浸泡10~12个小时，捞出洗净；新鲜玉米处理洗净后切下玉米粒备用；苹果洗净，削皮，切碎丁。

② 将玉米、苹果丁、黄豆放入豆浆机中，加水至上、下水位线之间，按五谷豆浆键，开始制作豆浆。

③ 豆浆机提示豆浆做好，滤出豆渣，加入冰糖拌匀即可。

饮品功效

此饮品具有健脾补肾、益气护肝的功效。

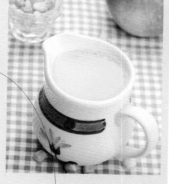

推荐养生食谱

精心挑选对症的食谱，教您烹调出美味养生的佳肴。

补血安神+保肝护肝

芝麻黑米豆浆

材料 黄豆60g、黑米20g、黑芝麻10g、白糖10g。

做法

① 黄豆清水浸泡10~12个小时；黑米在清水中浸泡4个小时；黑芝麻洗净，沥水分。

② 将上述材料放入豆浆机中，加水至上、下水位线之间，按豆浆键。做好后，滤出豆渣，加入白糖拌匀即可。

饮品功效

保肝护肝、降压降脂、补血安神。

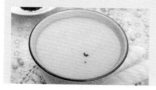

保肝护肝+增强免疫

黄豆豆奶

材料 黄豆70g、牛奶50ml、白糖5g。

做法

① 黄豆清水浸泡10~12个小时，捞出洗净。

② 将黄豆放入豆浆机中，加水至上、下水位线之间，按五谷豆浆键，开始制作豆浆。

③ 等豆浆机提示豆浆做好后，滤出豆渣，加入白糖和牛奶，搅拌均匀即可。

饮品功效

黄豆富含卵磷脂，能有效地防治脂肪肝，配合豆浆和白糖，能保肝护肝、增强免疫。

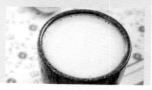

黄豆 Soybean

拉丁名：max(L)
Merrill
别名：大豆、黄大豆
科属：豆科大豆属
原产地：中国

营养素含量（100g黄豆）

热量 …………………359kcal
碳水化合物 …………34.2g
脂肪 ………………16g
蛋白质 ………………35g
纤维素 ………………15.5g

维生素

A …………………37ug
E …………………18.9mg
B_2 …………………0.2mg
B_3 …………………2.1mg

补脑益智、宽中下气

黄豆为荚豆科植物大豆的种子，又叫大豆、黄大豆，是所有豆类中营养价值最高的，最受营养学家推崇的，故黄豆有"田中之肉""植物蛋白之王"等美誉。

黄豆含丰富的铁，这种铁易被身体吸收，可防治缺铁性贫血，对婴幼儿及孕妇尤为重要；常食黄豆制品不仅可预防肠癌、胃癌，还可增强老人记忆力、预防阿尔茨海默病，所以说黄豆是延年益寿的最佳食品。

保存方法

黄豆种皮的珠孔很大，有很强的吸附和吸收能力。因此，在储存黄豆的时候，一定要将黄豆晒干，用塑料袋装起来，放阴凉干燥、通风处存放。

另外，黄豆存放时间不宜过长，否则会容易生虫。夏季天气潮热，黄豆宜泛潮生虫，可以在黄豆袋中放一些干花椒。花椒的气味有很好的驱虫作用，并且与干燥剂和驱虫药相比，干花椒经济环保并且安全。

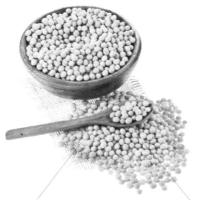

选购窍门

观色泽：好的黄豆色泽黄得自然、鲜艳；若色泽暗淡、无光泽为劣质黄豆；看质地：颗粒饱满且整齐均匀，无虫害、无霉变的为好黄豆；看水分：牙咬豆粒，发音清脆成碎粒，说明黄豆干燥；闻香味：优质黄豆具有正常的香气和口味。

有降低血液中胆固醇含量的作用。

能清除体内的自由基，有抗氧化作用。

经典饮品

黄豆豆浆
—补中益气+降压益脑

材料
黄豆75g、白糖适量。

做法
1. 黄豆浸泡10~12个小时，洗净备用。
2. 将泡好的黄豆装入豆浆机中，加适量清水，搅打成豆浆，煮熟。
3. 将煮好的豆浆倒进过滤网过滤，加白糖搅拌均匀即可。

饮食搭配

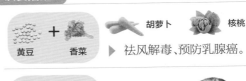

黄豆 + 香菜　胡萝卜　核桃
▶ 祛风解毒、预防乳腺癌。

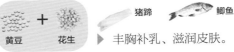

黄豆 + 花生　猪蹄　鲫鱼
▶ 丰胸补乳、滋润皮肤。

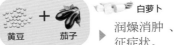

黄豆 + 茄子　白萝卜　茼蒿
▶ 润燥消肿、缓解更年期综合征症状。

绿豆 Mung Bean

拉丁名：Vigna radiata
别名：青小豆、植豆
科属：蝶形花亚科
原产地：印度、缅甸

营养素含量（100g绿豆）

热量 ·················· 316kcal
碳水化合物 ········· 62g
脂肪 ·················· 0.8g
蛋白质 ·············· 21.6g
纤维素 ·············· 6.4g

维生素

A ·················· 22ug
E ·················· 11mg
B_2 ·················· 0.1mg
B_3 ·················· 2mg

清热消暑、解毒保健、改善失眠

绿豆含蛋白质、糖类、膳食纤维、钙、铁、维生素 B_1 和维生素 B_2 等营养素，具有清热消暑、利尿消肿、润喉止咳、明目降压之功效。医学证明，绿豆的确可以清心安神、治虚烦、润喉止痛、改善失眠多梦及精神恍惚等症状，还能有效清除血管壁中胆固醇和脂肪的堆积，防止心血管病变。此外，将绿豆粉和白酒调成糊状，治疗中、小面积烧伤效果十分理想，渗出物少、结痂快、不留疤痕。

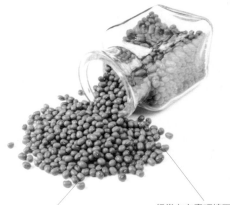

保存方法

为防止绿豆发潮生虫，最好将绿豆保存在阴凉通风的地方。另外，买回来的绿豆放进冰箱冷冻一周后再拿出来，可以有效地预防绿豆生虫。

塑料瓶保存法

夏天是食物容易发霉生虫的季节，这个时期储存绿豆可以选用塑料瓶保存法，方法是：将吃不完的绿豆存放在塑料壶或者塑料瓶里，再放到冰箱里，这样能保存到来年的夏天。

选购窍门

观色泽：优质绿豆外皮呈蜡质，颗粒饱满、均匀，无虫，不含杂质。劣质绿豆色泽黯淡，饱满度差，有虫、有杂质等。

闻气味：向绿豆哈一口气，然后立即嗅气味，优质绿豆具有清香味；微有异味或有霉变味等不正常气味的为劣质绿豆。

绿豆性凉、味甘，有清热消暑之功效。

经常在有毒环境下工作者，应经常食用绿豆来解毒保健。

经典饮品

绿豆花生豆浆
—补气养血+清热解毒

材料
绿豆80g，黄豆、花生各10g。

做法
❶ 绿豆、黄豆、花生提前在清水中浸泡8个小时，捞出洗净。
❷ 将上述材料一起放入豆浆机中，加水至上、下水位线之间，按五谷豆浆键，开始制作豆浆。
❸ 滤出豆渣，即可饮用。

饮食搭配

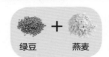 绿豆 + 燕麦 ▶ 芹菜   糙米
可抑制血糖增高、防治高血压等疾病。

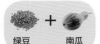 绿豆 + 南瓜 ▶ 大米 燕麦
清肺、降糖，有利消化吸收。

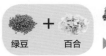 绿豆 + 百合 ▶ 蒲公英 雪梨
解渴润燥、清热解毒、利尿消肿。

红豆 Red bean

拉丁名：Phaseolus angularis
别名：赤小豆、红小豆
科属：豆科大豆属
原产地：中国

通肠利便、清热解毒、通乳下胎

红豆也叫赤小豆，是豆科草本植物赤小豆或赤豆的种子，又称红小豆、米赤豆等。野生红豆分布于我国广东、广西、江西及上海郊区等地。农民夏、秋季采摘成熟的红豆荚果，晒干，除去荚壳、杂质，收集种子。

红豆具有通肠、利小便、消肿排脓、消热解毒、治泻痢脚气、通乳下胎等作用。需要注意的是，久服或过量食用红豆反而会使津液减少而渴得更厉害。

营养素含量（100g红豆）

热量 ················ 309kcal
碳水化合物 ········ 63g
脂肪 ················ 0.6g
蛋白质 ·············· 20g
纤维素 ·············· 7.7g

维生素

A ················· 13ug
E ················· 14.3mg
B₂ ················ 0.11mg
B₃ ················ 2mg

保存方法

红豆储存时间过长很容易出现发潮或生虫的现象。因此，储存红豆的时候，最好将红豆晒干，然后放在阴凉通风处存放。

干红椒储存法

干红椒储存红豆是一个方便又环保的储存方法。方法是：将剪碎的干辣椒和红豆放在一起密封起来，置于干燥、通风处。此法可以起到防潮、防霉、防虫的作用，红豆保持1年不坏。

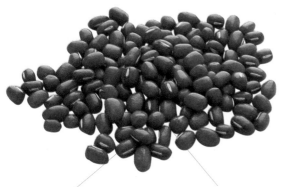

选购窍门

红豆形状呈圆柱形而略扁，表面呈紫红色或暗红棕色，平滑，稍具光泽或无光泽，颗粒饱满者为佳。另外，红豆还有一种品种叫红黑豆，这种豆类产于广东，又名相思子，特点是半粒红半粒黑，购买红豆时应注意鉴别，别误买红黑豆。

红豆富含铁质，常食能让人气色红润。

具有良好的润肠通便、降血压的功效。

经典饮品

小米红豆浆
—健脾养胃+润燥除热

材料
红豆50g、小米30g、白糖适量。

做法
❶ 红豆提前在清水中浸泡8个小时，捞出洗净，小米用清水淘洗干净。
❷ 将红豆、小米放入豆浆机中，加水至上、下水位线之间，按五谷豆浆键，制作豆浆。
❸ 滤出豆渣，放入白糖搅匀即可。

饮食搭配

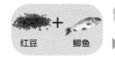
红豆 ＋ 鲫鱼
 燕麦
 薏米
▶ 通乳催奶、均衡营养。

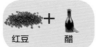
红豆 ＋ 醋
 大米
 鲢鱼
▶ 散血消肿、祛除脾胃寒气。

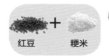
红豆 ＋ 粳米
 南瓜
 鸡肉
▶ 益脾胃、通乳汁、止咳、减肥、补肾滋阴、滋润皮肤。

黑豆 Black soy beans

拉丁名：Soybean
别名：黑大豆、乌豆
科属：豆科大豆属
原产地：中国安徽 东北

➡ 营养素含量（100g黑豆）

热量	…………………	381kcal
碳水化合物	………	33.6g
脂肪	…………………	15.9g
蛋白质	……………	36g
纤维素	……………	10.2g

维生素

A	…………………	5ug
E	…………………	17.3mg
B$_2$	………………	0.33mg
B$_3$	………………	2mg

有助于预防阿尔茨海默病

黑豆为豆科植物大豆的黑色种子，又名乌豆，性平味甘。黑豆营养丰富，含有多种生物活性物质，如黑豆色素、黑豆多糖和异黄酮等。

黑豆具有高蛋白、低热量的特性，蛋白质含量高达45％以上，其中优质蛋白大约比黄豆高出 1/4，居豆类之首。其蛋白质含量相当于肉类的 2 倍、鸡蛋的 3 倍、牛奶的 12 倍，因此又被誉为"植物蛋白肉"。

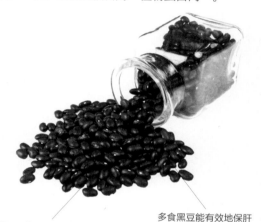

选购窍门

选购黑豆时，以豆粒完整、大小均匀、颜色乌黑者为好。另外，表面有研磨般光泽的黑豆不要选购。黑豆去皮后分黄仁和绿仁两种，黄仁的是小黑豆，绿仁的是大黑豆，里面是白仁的并不是真正的黑豆，而是黑芸豆，要注意区分。

保存方法

储存黑豆要注意控制温度，温度是影响黑豆储存的重要因素。黑豆一般以低于 16℃为宜。

也可以将黑豆存放在密封罐中，然后置于阴凉处保存，避免阳光直射，这样一般可储存半年左右。

另外，水分也是影响黑豆储存的重要因素。黑豆储存一段时间后，可以适当地晾晒一下，这样也可以延长黑豆的储存时间。需要注意的是，晾晒时要避免暴晒，以免营养物质流失。

黑豆的油脂成分占 19％，能满足人体对脂肪的需求。

多食黑豆能有效地保肝护肾。

经典饮品

黑豆豆奶
—补肾活血+美容养颜

材料
黑豆70g、鲜牛奶50ml。

做法
❶ 黑豆提前在清水中浸泡10个小时，捞出洗净。
❷ 将黑豆放入豆浆机中，加水至上、下水位线之间，按五谷豆浆键，开始制作豆浆。
❸ 滤出豆渣，放入牛奶搅匀即可。

饮食搭配

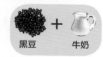

黑豆 + 牛奶 ▶ 排骨　糙米　有利于吸收维生素 B$_{12}$，补肾活血、祛风利湿。

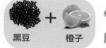

黑豆 + 橙子 ▶ 大米　高粱　营养丰富、顺气益肾。

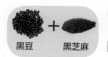

黑豆 + 黑芝麻 ▶ 燕麦　红枣　补肾益气、补血养颜，对女性有很好的滋补、美容作用。

青豆 Green soya beans

拉丁名：Pisum sativum Linn
别名：青大豆
科属：豆科大豆属
原产地：中国

营养素含量（100g青豆）

热量 ·················· 373kcal
碳水化合物 ········· 35.4g
脂肪 ···················· 16g
蛋白质 ················· 34.5g
纤维素 ················· 12.6g

维生素

A ······················· 132ug
E ······················· 10.9mg
B₂ ······················ 0.18mg
B₃ ······················ 3mg

有助于预防阿尔茨海默病

青豆是籽粒饱满、尚未老熟的黄豆。青豆皮为绿色，形状浑圆，咸淡之间又略有清甜味，清闲嚼食或佐酒品茶，滋味隽永、满口清香。

青豆不含胆固醇，可预防心血管疾病，降低癌症发生的概率。每天吃两盘青豆，可降低血液中的胆固醇。青豆还富含不饱和脂肪酸和大豆磷脂，有保持血管弹性、健脑和防止脂肪肝形成的作用。

保存方法

青豆保存时，一定要避免高温。夏季购买的青豆最好现买现做，以免腐败变质；冬季温度低时，放在凉水中，可以存放一到两天的时间。

焯水储存法

如果青豆买得很多，需要长时间保存，可以采用下面的方法：把青豆洗净，锅中加水，水开后，将青豆用开水焯一下，然后用冷水冲凉，再放进冷冻室，放半年都不会坏。

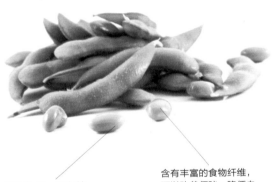

选购窍门

新鲜的青豆色泽比较青嫩，外表光滑没有虫蛀，闻起来有清新的味道。在挑选青豆时，不能轻信个大颜色鲜艳的。最好到质量有保证的蔬菜商店购买。

另外，购买青豆后，可用清水浸泡一下，真的青豆浸泡后不会掉色。

经常食用，对女性保持苗条身材有很好的作用。

含有丰富的食物纤维，可以改善便秘，降低血压和胆固醇。

经典饮品

山楂青豆豆奶
——健脑护肝+开胃消食

材料
山楂15g、青豆50g、牛奶适量。

做法
1. 山楂洗净，切粒；青豆洗净。
2. 将青豆、山楂放入豆浆机中，加水至上、下水位线之间，按五谷豆浆键，开始制作豆浆。
3. 等豆浆机提示豆浆做好后，滤出豆渣，放入牛奶搅匀即可。

饮食搭配

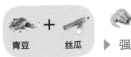 大虾 鸡蛋
青豆 + 丝瓜 ▶ 强身健体、增强抵抗力。

  核桃 开心果
青豆 + 花生 ▶ 健脑益智、提高记忆力。

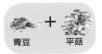 金针菇 香菇
青豆 + 平菇 ▶ 预防感冒、降血糖、降血脂、益气补虚、健脾和胃。

豌豆 Pisum

拉丁名：Pisum sativum Linn
别名：回回豆、雪豆
性味：性平，味甘
原产地：中国

营养素含量（100g豌豆）

热量	313kcal
碳水化合物	65g
脂肪	1.1g
蛋白质	20.3g
纤维素	10.4g

维生素

A	42ug
E	8.4mg
B₂	0.14mg
B₃	2.4mg

防癌治癌、通肠利便、缓解脚气

豌豆又称雪豆、寒豆。因豌豆圆润鲜绿，十分好看，常用来配菜，以增加菜肴的色彩，促进食欲。

豌豆可以有效缓解脚气、糖尿病、产后乳汁不足等症。豌豆的蛋白质含量丰富，不仅能抗坏血病，还能解除外来致癌物的致癌毒性，提高免疫机能；嫩豌豆中还含有能分解亚硝胺的酶，因此具有较好的防癌、抗癌作用。另外，豌豆中含有植物性雌激素，可缓解更年期妇女的不适症状。

保存方法

去壳的嫩豌豆如果没有烹饪完，适于冷冻保存。方法是：将豌豆（千万不要沾水，去壳后直接保存）放进袋子里，密封好以后平铺，尽量使每粒豆子都平躺着，不要和其他豆子挤在一起，然后放入冰箱的冷冻室里，直接冷冻就行啦。

想吃的时候将豌豆拿出来，放在室温下自然解冻即可，最好在一个月内吃完。

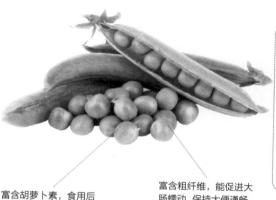

选购窍门

选购豌豆时，最好选择豆荚扁圆形的豌豆，这样的豌豆成熟度刚好，颗粒均匀、饱满，颜色也比较鲜嫩。如果豆荚正圆，豆筋凹陷，表明豌豆过老，不鲜嫩。另外，也可以用手握豌豆感觉，如果有咔嚓作响的声音，表明豌豆很鲜嫩。

富含胡萝卜素，食用后可防止人体中致癌物质的合成。

富含粗纤维，能促进大肠蠕动，保持大便通畅。

经典饮品

豌豆小米豆浆
—和中下气+润肠通便

材料
黄豆50g、小米30g、豌豆15g、白糖或冰糖10g。

做法
① 黄豆清水中浸泡10个小时，捞出；小米洗净，浸泡2小时；豌豆洗净。
② 材料放豆浆机中，加水至上、下水位线之间，按豆浆键，制作豆浆。
③ 滤出豆渣，放入冰糖搅匀。

饮食搭配

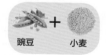 腐竹 糯米
豌豆 ＋ 小麦
▶ 预防结肠癌、益气补脾、滋润皮肤。

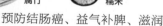 核桃 花生
豌豆 ＋ 大米
▶ 增强免疫力、和中下气、通乳利尿。

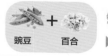 香菜 虾仁
豌豆 ＋ 百合
▶ 可以防治脾胃不和、小便不利、心神不宁等症。

蚕豆 Broad bean

拉丁名：Vicia faba L
别名：南豆、胡豆
性味：性平，味甘
原产地：南非和北非

➔ 营养素含量（100g蚕豆）

热量	335kcal
碳水化合物	61g
脂肪	1g
蛋白质	21.6g
纤维素	1.7g

维生素

C	2ug
E	1.6mg
B_2	0.13mg
B_3	1.9mg

有助于预防阿尔茨海默病

蚕豆为豆科植物蚕豆的种子，又叫南豆、胡豆。其荚果大而肥厚，种子椭圆扁平，是张骞出使西域时带回中原的。

蚕豆中蛋白质的含量，在豆类中仅次于黄豆，对于水肿以及可能由此而导致的慢性肾炎具有很好的食疗作用。蚕豆所含氨基酸种类较为齐全，特别是赖氨酸含量丰富。

保存方法

干品蚕豆储存时，最好放在密封的袋子或者罐子中，置于干燥、阴凉、通风处保存，此方法可防止豆类变色，并抑制豆类生虫。

新鲜蚕豆

新鲜蚕豆储存时间很短，一般也就三四天。将新买的蚕豆用清水清洗干净（一般清洗1~2遍），去除杂质即可。将清洗干净的蚕豆放在碗中，放置于冰箱冷藏室内。

选购窍门

蚕豆的食用方法一般有两种，一种是将豆荚作为蔬菜食用，另一种是食用其豆子。如果是作为蔬菜食用，选购的时候，最好选择蚕豆以颗粒大而果仁饱满，无发黑、虫蛀，种皮白绿色为最佳。如果食用其豆子，选择褐色种皮为最好。

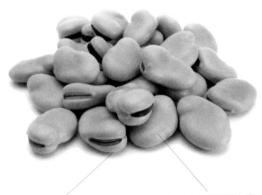

磷和钾含量较高，能增强记忆力，特别适合脑力工作者食用。

蚕豆皮中的粗纤维有降低胆固醇、促进肠蠕动的作用。

经典饮品

枸杞蚕豆豆奶
—健脾益胃+通便消肿

材料
枸杞10g，蚕豆、黄豆各30g，牛奶、白糖各适量。

做法
1. 黄豆清水中浸泡10个小时，捞出；蚕豆浸泡2小时，去皮；枸杞洗净。
2. 材料放入豆浆机中，加水至上、下水位线之间，按豆浆键，制作。
3. 滤出豆渣，放入牛奶、白糖搅匀。

饮食搭配

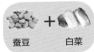蚕豆 + 白菜 黄豆 核桃
▶ 强身健体、增强抵抗力。

蚕豆 + 枸杞 雪梨 菊花
▶ 健脑益智、提高记忆力。

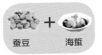蚕豆 + 海蜇 木耳 青椒
▶ 预防感冒、降血糖、降血脂、益气补虚、健脾和胃。

一日不可缺"豆"，让豆施爱全家

豆类的营养价值非常高，我国传统饮食讲究"五谷宜为养，失豆则不良"，意思是说五谷是有营养的，但没有豆子就会失去平衡。现代营养学也证明，每天坚持食用豆类食品，只要两周的时间，人体就可以减少脂肪含量，增加免疫力，降低患病的概率。

◎ 黄豆

黄豆中含有大量的大豆异黄酮。大豆异黄酮是黄豆生长中形成的一类次级代谢产物。由于是从植物中提取，与雌激素有相似结构，因此大豆异黄酮又称植物雌激素，能够弥补30岁以后女性雌性激素分泌不足的缺陷，补充皮肤水分、增加弹性，改善更年期综合征和骨质疏松症状，使女性再现青春魅力。

◎ 红豆

红豆被李时珍称为"心之谷"，有补心的作用。红豆含有较多的膳食纤维，具有润肠通便、降血压、降血脂、解毒抗癌、预防结石、健美减肥的作用，同时有良好的利尿作用。

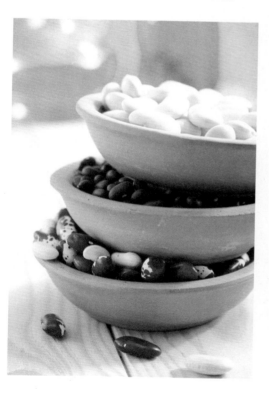

◎ 绿豆

绿豆有清热解毒的作用，是防暑佳品。嘴唇干燥、嘴部生疮、痱子、暗疮等症状，用绿豆缓解也特别有效。多食绿豆还可以保持眼睛免遭病菌侵害，达到明目美眼的功效。

◎ 蚕豆

蚕豆性平味甘，有健脾利湿的功效，特别适合脾虚腹泻者食用。但蚕豆不可生吃，也不可多吃，以防腹胀。特别需要注意的是，少数人吃蚕豆后会发生急性溶血性贫血，也就是俗称"蚕豆黄病"，应尽快送医院救治。

◎ 芸豆

芸豆又叫菜豆，性平、温，味甘，有温中下气、利肠胃、止呃逆、益肾补元气等功效。芸豆不仅富含蛋白质、钙、铁等多种营养元素，还有高钾、高镁、低钠的特点，特别适合心脏病患者和患有肾病、高血压等需低钠及低钾饮食者食用。吃芸豆时必须煮熟、煮透，否则会引起中毒。

◎ 豌豆

中医认为，豌豆性平味甘，有补中益气、利小便的功效，是脱肛、慢性腹泻、子宫脱垂等中气不足症状的食疗佳品。中医典籍《日用本草》中有豌豆"煮食下乳汁"的记载。因此，乳期女性多吃点豌豆可增加奶量。

◎ 黑豆

中医认为，黑豆有补肾强身、活血利水、解毒的功效，特别适合肾虚者食用。此外，黑豆还有"乌发娘子"的美称，用它制成的豆浆、豆腐等，是肾虚导致的须发早白、脱发患者的食疗佳品。

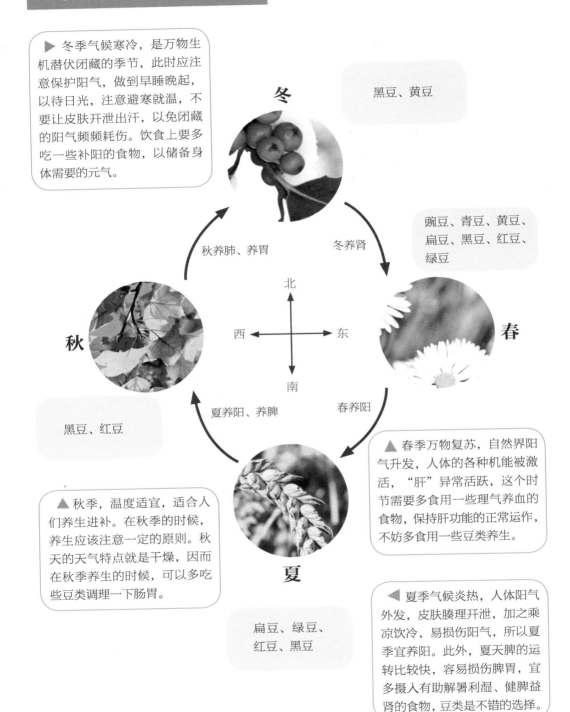

▶ 冬季气候寒冷，是万物生机潜伏闭藏的季节，此时应注意保护阳气，做到早睡晚起，以待日光，注意避寒就温，不要让皮肤开泄出汗，以免闭藏的阳气频频耗伤。饮食上要多吃一些补阳的食物，以储备身体需要的元气。

黑豆、黄豆

秋养肺、养胃

冬养肾

豌豆、青豆、黄豆、扁豆、黑豆、红豆、绿豆

冬

北
西 ← → 东
南

秋

春

黑豆、红豆

夏养阳、养脾

春养阳

▲ 春季万物复苏，自然界阳气升发，人体的各种机能被激活，"肝"异常活跃，这个时节需要多食用一些理气养血的食物，保持肝功能的正常运作，不妨多食用一些豆类养生。

▲ 秋季，温度适宜，适合人们养生进补。在秋季的时候，养生应该注意一定的原则。秋天的天气特点就是干燥，因而在秋季养生的时候，可以多吃些豆类调理一下肠胃。

夏

扁豆、绿豆、红豆、黑豆

◀ 夏季气候炎热，人体阳气外发，皮肤腠理开泄，加之乘凉饮冷，易损伤阳气，所以夏季宜养阳。此外，夏天脾的运转比较快，容易损伤脾胃，宜多摄入有助解暑利湿、健脾益肾的食物，豆类是不错的选择。

豆类烹饪方法知多少

炖

炖是将豆类放在锅中，加入适量的水，先用大火烧开，然后小火慢慢煮烂的方法。采用炖方法的豆类一般比较坚硬，例如黄豆、红豆、黑豆等。

时间	火候	器具
30~50分钟	文火	普通锅或砂锅

烹饪特点 炖味道浓郁，美味可口，喝汤的同时吃豆，养生效果更明显。

烹饪要领 坚硬的豆类在炖之前，可以先在干净的冷水中泡制10~12个小时，直至豆类泡发。在烹调的时候，为避免营养流失，泡豆的水最好倒进锅内利用。

焖

焖是锅中放油，油热至六七成时，将辅料以及豆类油炝后，加入汤、调料，盖上锅盖，然后用文火将食材焖到熟烂的方法。

时间	火候	器具
30~40分钟	文火	炒锅

烹饪特点 食物酥软、汁浓、味道浓厚，口感酥嫩、易咀嚼，汤菜一体，营养丰富。

烹饪要领 焖制食物的时候，以文火为主，切忌大火。焖的时间也不易过长，以免食物中的维生素C和B族维生素遭到破坏。

蒸

蒸是将豆类用调料拌好，放入碗或者其他器具中，然后放入蒸笼中，先用大火再改为文火，利用蒸汽将食物做熟的一种常见的烹饪方法。

时间	火候	器具
30~100分钟	大火 → 文火	压力锅、砂锅

烹饪特点 营养成分不易流失，最大程度上保留食物的原味，香味四溢。

烹饪要领 豆类在蒸之前要用清水泡软，不易熟的豆类要放在最上面，先用大火将水煮沸，再改为小火蒸一会儿，停火后不要马上出锅，用余温再虚蒸一会儿口感更好。

煮

煮是将豆类洗净后，放入锅中，加入适量水或者汤汁，放入调料，先用大火煮沸，再改为文火将食物煮熟的一种烹饪方法。

时间	火候	器具
20~90分钟	大火 → 文火	炒锅

烹饪特点 煮出来的菜肴带有一定的汤汁，属于半汤菜，吃起来以鲜嫩口感为主，同时也有软嫩口感。

烹饪要领 煮的时间要充分把握，没有炖的时间长，以免将食物煮的过于熟烂，而失去鲜嫩的口感。

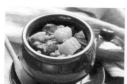
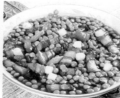
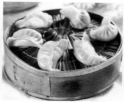
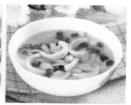

炒

炒是将豆类洗净，切成小型原材料，然后将锅烧热烧干，放油加热之后，放入材料翻炒至熟的一种运用最广泛的烹饪方法。

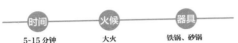

时间	火候	器具
5-15 分钟	大火	铁锅、砂锅

烹饪特点 加热时间短，炒法多样，营养成分流失较少，很大程度上保持了食物的原味和口感。

烹饪要领 炒的材料多处理成小型丁状，大小、粗细要均匀，操作中要注意火旺、油热、动作迅速。

熘

将豆类原料用调料腌制入味，经油、水或蒸汽加热成熟后，再将调制的卤汁浇淋于烹饪原料上翻拌成菜的一种烹调方法。

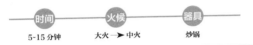

时间	火候	器具
5-15 分钟	大火 ➡ 中火	炒锅

烹饪特点 把制好的卤汁浇在预制成熟的原料上，使原料吸收滋味并能保持原有的质感，菜肴味道丰富多样。

烹饪要领 熘可以分为脆熘、滑熘和软熘，操作上要掌握炒或蒸的火候，倒卤汁的时间要和菜肴熟的程度要把握合适。

卤

卤是将已加工熟或去生的豆类放入制好的卤汁中，用中火逐步加热烹制，使其卤汁渗透其中，直至成熟的一种烹饪手法。

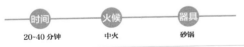

时间	火候	器具
20-40 分钟	中火	砂锅

烹饪特点 卤汁渗入材料内部，使菜肴味厚醇香、口感鲜美，卤汁浓淡可自由选择。

烹饪要领 在加工过程中要始终保持中火偏小的火候，使锅内温度始终保持恒温，这样卤汁才能被充分吸收。

烧

烧是将豆类焯熟或者煎炸之后，放入锅中，加入适量汤汁和调料，先用大火烧开，再用文火加热至熟，焖至汤汁浓稠的一种烹饪手法。

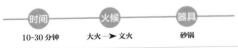

时间	火候	器具
10-30 分钟	大火 ➡ 文火	砂锅

烹饪特点 汤汁慢慢收至基本没有，菜品饱满光亮，食材充分入味，味道浓郁。

烹饪要领 多选用经过油炸煎炒或蒸煮等熟处理的半成品，很少直接采用新鲜的原料，加热时间的长短根据材料的老嫩和大小而不同，火候以中火偏小为主。

炸

炸是将豆类挂上面糊或者经调料腌制，或者碾碎做成丸子，放入热油锅中炸熟的一种烹饪手法。

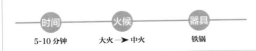

时间	火候	器具
5-10 分钟	大火 ➡ 中火	铁锅

烹饪特点 可以分为腌渍挂粉的干炸、腌渍挂糊的软炸、不挂糊上浆的清炸。炸制的菜肴特点是香、酥、脆、嫩。

烹饪要领 先用旺火将油烧热，再转至中火，控制油温不要过高，以免焦煳。炸至断生后捞出，然后再回炸一次，口感更好。

如何巧用豆浆机做佳饮、美食

现今，利用豆浆机制作豆浆、豆奶等佳饮已成了人们生活中养成的习惯。但是，关于用豆浆机做佳饮的相关知识，你又知道多少呢？下面便为大家介绍一下用豆浆机做佳饮的方法。

豆浆机的操作虽然算不上复杂，但是如果不正确使用的话，也会出现安全问题。如何正确、安全且有步骤地使用豆浆机显得尤为重要。

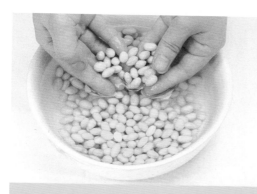

选择好需要用的黄豆，挑拣出霉烂或者虫蛀的，然后将黄豆用清水提前浸泡10~12个小时，等黄豆泡发后捞出，再用清水清洗干净备用。

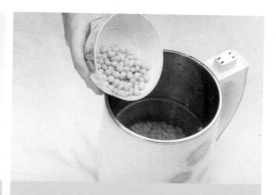

取出豆浆机，将豆浆机用清水清洗干净，然后将豆质软化、清洗干净的黄豆放入豆浆机中，准备好充足的清水或矿泉水，加清水至上、下水位线之间。

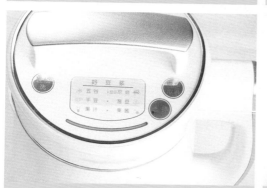

将机头按正确的位置放入豆浆机杯体中，插上电源线，豆浆机功能指示灯全亮。按下"五谷键"制作豆浆，当豆浆机发出报警声后即提示豆浆已做好。

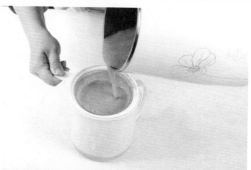

拔下电源插头，打开豆浆机盖，采用过滤网对豆浆进行过滤，倒入杯中即可饮用，也可加入白糖或冰糖调味。做好的豆浆最好一次喝完，避免存放时间太长引起变质。

● 豆类及豆制品的选购

豆类

首先观察其颜色和成熟度，优质豆颜色正常，有光泽，豆粒饱满，豆皮紧绷。其次观察其完整性，优质豆很少有破粒、霉变和发芽豆粒。第三闻其气味和看干燥程度，豆类有一种天然的豆香味，用牙齿咬豆粒，发音清脆，说明豆粒干燥。

豆芽

质量好的豆芽颜色呈纯白色，头部略有黄色，根部分明。豆芽中的维生素含量与豆芽的长短有直接的关系，长于10cm的豆芽维生素含量就会大打折扣，因此豆芽不是越长越好。另外，市场上有催生剂生长的豆芽，从颜色上和正常豆芽很难分辨，体型较正常豆芽胖且短，食用对人体无益，应仔细辨别。

豆腐

质量好的豆腐呈均匀的乳白色或淡黄色，稍有光泽，软硬适度，富有弹性，具有豆腐特有的香味，口感细腻鲜嫩。

千张

质量好的千张色泽呈淡黄色，张张整齐，薄厚均匀，具有豆腐的香味。现在市场上出现有用工业盐、吊白块等做出来的千张，看起来又黄又薄，不宜购买。

豆干

质量好的豆干呈白色或淡黄色，薄厚均匀，用手按压，富有一定的弹性，切口处挤压无水渗出，具有豆干特有的清香味，咸淡适口。

腐竹

腐竹质地脆嫩，容易折断，购买时如果没有这些特质则说明腐竹质量有问题。

豆豉

质量好的豆豉颗粒饱满，鲜味浓厚，没有霉变，没有杂质和异味。

● 豆类的保存

豆类一般都放置在阴凉、干燥、通风处为佳。

如果需要长时间存放，最好趁着干燥，放在密封较好的容器或者袋子里，放入几粒花椒或几瓣大蒜可以防虫。

少量豆子放在冰箱冷藏室中也是一个好方法，存放之前必须装进不透水的袋子中密封。

把豆类装入塑料袋或容器中，喷少许白酒搅拌均匀，然后把口袋扎紧或把容器口盖严，可防豆类生虫。豆类在夏天容易受潮，所以要隔一段时间放在太阳下晾晒，将水分晒干，再次密封储存。

✚ 特别提醒

豆及豆类制品虽然营养丰富，但食用时也要讲究方法。豆类食物中都含有一些抗营养因子，这些因子不但会妨碍豆类食物中营养素的吸收，而且还对人体健康有害。这些因子在加热处理后会失去活性，所以在食用豆类食物时要充分加工熟，切记不可生食。

喝豆浆、豆奶需要提防的误区

豆浆、豆奶含有丰富的植物蛋白，营养价值高，是防治高脂血症、高血压、动脉硬化等疾病的理想食品，日益受到人们的青睐。生活中很多人误以为喝了豆浆或者豆奶就能保健康。其实不然，下面介绍一些正确饮用豆浆、豆奶的常识，告诉大家怎样喝才健康。

◎ 豆浆不能冲入鸡蛋

在豆浆中冲入鸡蛋是一种错误的做法，因为鸡蛋中蛋清会与豆浆里的胰蛋白结合产生不易被人体吸收的物质。

◎ 忌过量饮豆浆

一次不宜饮用过多豆浆，否则极易引起食物性蛋白质消化不良症。

◎ 不要饮未煮熟的豆浆

生豆浆里含有皂素、胰蛋白酶抑制物等有害物质，未煮熟就饮用，会引起中毒。豆浆不但要煮开，而且在煮豆浆时还必须要敞开锅盖，这是因为只有敞开锅盖才可以让豆浆里的有害物质随着水蒸气挥发掉。

◎ 豆浆忌加入红糖

豆浆里不能加红糖，因为红糖里有机酸较多，能与豆浆里的蛋白质和钙质结合产生变性物及醋酸钙、乳酸钙块状物，不容易被人体吸收，而白糖就不会有这种现象。

◎ 不要用豆浆代替牛奶喂婴儿

豆浆与牛奶所含蛋白质质量相等，铁质是牛奶的 5 倍，而脂肪不及牛奶的 30%，钙质只有牛奶的 20%，磷质约为牛奶的 25%，所以不宜用它直接代替牛奶喂养婴儿。

◎ 不要空腹饮豆浆

很多人喜欢空腹喝豆浆，其实这是错误的做法。如果空腹喝豆浆，豆浆里的蛋白质大都会在人体内转化为热量而被消耗掉，不能充分起到补益作用。饮豆浆的同时吃些面包、糕点、馒头等淀粉类食品，可使豆浆中蛋白质等在淀粉的作用下，与胃液较充分地发生酶解，使营养物质充分被吸收。

◎ 豆浆不能与药物同饮

豆浆一定不要与红霉素等抗生素一起服用，因为二者会发生拮抗化学反应，而且喝豆浆与服用抗生素的间隔时间最好在 1 个小时以上。此外，长期食用豆浆的人不要忘记补充微量元素锌。因为豆类中含有抑制剂、皂角素和外源凝集素，这些都是对人体不好的物质，多增加微量元素锌有利于人体健康。

◎ 豆浆并非人人可喝

由于豆浆是由大豆制成的，而大豆里面含嘌呤成分很高，且属于寒性食物，消化不良、嗝气和肾功能不好的人，最好少喝豆浆。另外，豆浆在酶的作用下能产气，所以腹胀、腹泻的人最好别喝豆浆。另外，急性胃炎和慢性浅表性胃炎者不宜食用豆制品，以免刺激胃酸分泌过多加重病情，或者引起胃肠胀气。

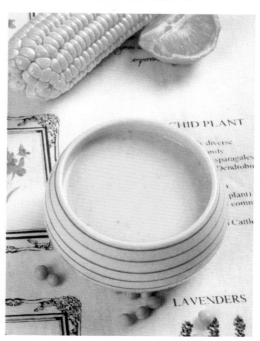

细数豆制品的食疗保健作用

豆制品是以黄豆、小豆、绿豆、豌豆、蚕豆等豆类为主要原料，经加工而成的食品。大多数豆制品是由大豆的豆浆凝固而成的豆腐及其再制品，包括嫩豆腐、老豆腐、豆腐干、豆腐衣、腐竹、素鸡、油豆腐、豆腐皮、素火腿、臭豆腐等，均有极好的保健作用。

◎ 豆浆

豆浆富含维生素、钙、铁等营养素，每天喝一杯豆浆，可以增强免疫力，强身健体，甚至还能预防多种疾病。老人常喝，可以预防阿尔茨海默病；女人常喝，可以养颜美容。总之，豆浆是一种有益人体健康的饮品。

防治糖尿病

豆浆中富含纤维素，可以抑制人体过多地吸收糖类物质，减少人体中的糖分，起到防治糖尿病的作用。

防治高血压

豆浆中含有大量的豆固醇、镁、钾等抗盐钠物质，能够有效地抑制人体内滞留过多的钠，从而起到降低血压的作用。

防治冠心病

豆浆富含钾、镁等微量元素以及豆固醇，可以对心肌血管形成刺激作用，保护心肌，减少人体内胆固醇的含量，促进血液循环，预防血管发生痉挛，从而有效地防治冠心病。

防治癌症

豆浆含有硒、钼、蛋白质，能够有效地抑制癌细胞的形成与再生，起到防癌抗癌的作用。研究表明，豆浆对防治乳腺癌、胃癌、肠癌非常有效，坚持喝豆浆的人患癌症的概率要比不喝豆浆的人低 50％。

预防脑中风

豆浆含有镁、钙等营养素，可以有效地减少脑血脂，保护脑血流并使其通畅，从而减少脑梗死、脑出血等病症的发生概率。同时，豆浆还富含卵磷脂，可以抑制脑细胞死亡，改善脑部功能，健脑益智。

防治支气管炎

豆浆含有一种麦氨酸成分，能够有效地抑制因支气管炎而引起的平滑肌痉挛症状。因此，常喝豆浆可以预防、缓解支气管炎。

◎ 豆奶

豆奶是选用优质大豆、牛奶而制成的一种健康的饮品。豆奶中含有丰富的优质植物蛋白及较多的微量元素，能够促进新陈代谢，防止细胞老化，让身体保持年轻。

防治乳腺癌

豆奶中含有丰富的大豆蛋白和大豆异黄酮，能够阻止新血管的形成，抑制癌细胞的营养供给，使癌细胞无法生长，是防治女性乳腺癌的理想食品。

降低心脏病风险

豆奶中含有丰富的可溶性纤维以及大豆蛋白质，能够降低人体内低密度蛋白的水平和甘油三酯的含量，大大降低心脑血管疾病的发病率。

美容减肥

豆奶中含有丰富的不饱和脂肪酸，能够分解体内的胆固醇，防止脂肪的堆积，达到减肥的目的。豆奶还能增强肠胃蠕动功能，防止便秘，能减少青春痘、暗疮的发生，使人容光焕发。

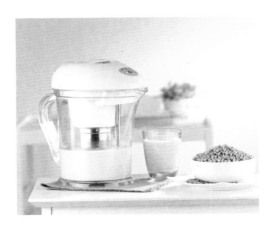

◎ 豆芽菜

豆芽是豆子经过不见日光的黄化处理发芽而萌生的，黄豆、绿豆等都能生芽为菜。

防治坏血病

绿豆芽有很高的药用价值，绿豆经浸泡后发出嫩芽，在发芽的过程中，维生素C的含量会增加很多，维生素C是坏血病的克星，所以经常食用绿豆芽能防治坏血病。

治口腔溃疡

绿豆芽中含有丰富的核黄素，人体缺少核黄素会引起黏膜病变，导致黏膜细胞代谢异常，出现口角炎、舌炎、唇炎等，多吃绿豆芽能补充核黄素，帮助治疗口腔溃疡。

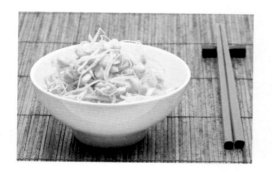

◎ 豆腐

豆腐不仅味美，还具有养生保健的作用。五代时，人们就称豆腐为"小宰羊"。

抗氧化

豆腐还有抗氧化的功效。它所含的植物雌激素能保护血管内皮细胞，使其不被氧化破坏。

补虚健脑

豆腐及豆腐制品的蛋白质含量比大豆高。而且豆腐蛋白属完全蛋白，不仅含有人体必需的8种氨基酸，而且其比例也接近人体需要，营养价值较高。豆腐中大豆卵磷脂，有益于神经、血管、大脑的发育生长，有健脑益智的作用。

◎ 豆皮

豆皮是豆制品的一种，又被称为千张。它是以黄豆为原料加工而成的，是一种薄薄的豆腐干片。

保护心脏

豆皮中含有有丰富的卵磷脂，它可以清除依附在人体血管内壁上的胆固醇，帮助扫除血管垃圾，促进血液循环，从而预防血管硬化和心血管疾病，养护心脏。

提高免疫力

豆皮中的蛋白质比较丰富，且含有较多的钙质，能够促进骨骼发育，氨基酸含量高，能促进智力发育。经常食用豆皮有助于增强体质，提高免疫力。

◎ 豆干

豆腐干是豆腐的再加工制品，其咸香爽口，硬中带韧，久放不坏。

预防心血管疾病

豆干中的维生素和微量元素含量也相当可观，食用后有助于清除血管壁上的垃圾，促进血液循环，保护血管。

预防骨质疏松

豆干中富含钙质，食用后可以补充人体每天所需的钙质，有助于身体的强健。

◎ 腐竹

腐竹又称腐皮或豆腐皮，是煮沸豆浆表面凝固的薄膜干燥的结晶，是中国人最喜爱的豆制品之一。腐竹中所含的矿物元素和脂肪、蛋白质等营养物质比例均衡，是一种可以为人体提供均衡能量的豆制品。营养价值之高，被人们广称为"素中之荤"。

延缓衰老

腐竹中的谷氨酸含量相当丰富，是其他豆类或动物性食物的2~5倍。谷氨酸在大脑活动中起着十分重要的作用，它可以促进大脑兴奋，预防阿尔茨海默病，延缓衰老。

健脑益智

腐竹与其他的豆制品不同，它所含的蛋白质最多，经常食用有助于为人体提供能量，补充大脑的营养，适合用脑过度和学业繁重的人食用。另外腐竹中所含的卵磷脂也有助于补脑。

宜	忌

 相宜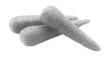

黄豆　　　　　　　胡萝卜

同食具有消积导滞、清热化痰的功效。

 相克

黄豆　　　　　　　猪血

同食容易引起消化不良。

 相宜

黑豆　　　　　　　红糖

同食具有滋补肝肾、活血行气、美容乌发的功效。

 相克

黑豆　　　　　　　小白菜

同食容易引起消化不良、腹胀等。

 相宜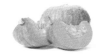

绿豆　　　　　　　南瓜

同食具有清热解毒、补中益气的功效，有很好的保健作用。

 相克

绿豆　　　　　　　苹果

同食容易引起中毒，出现腹泻。

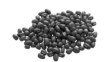 相宜

红豆　　　　　　　百合

同食具有滋阴润肺、止咳化痰的功效。

 相克

红豆　　　　　　　大米

同食容易引起口舌生疮。

 相宜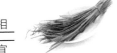

绿豆芽　　　　　　韭菜

可解除人体内热毒，润肠通便。

 相克

黄豆芽　　　　　　猪肝

不利于营养的吸收。

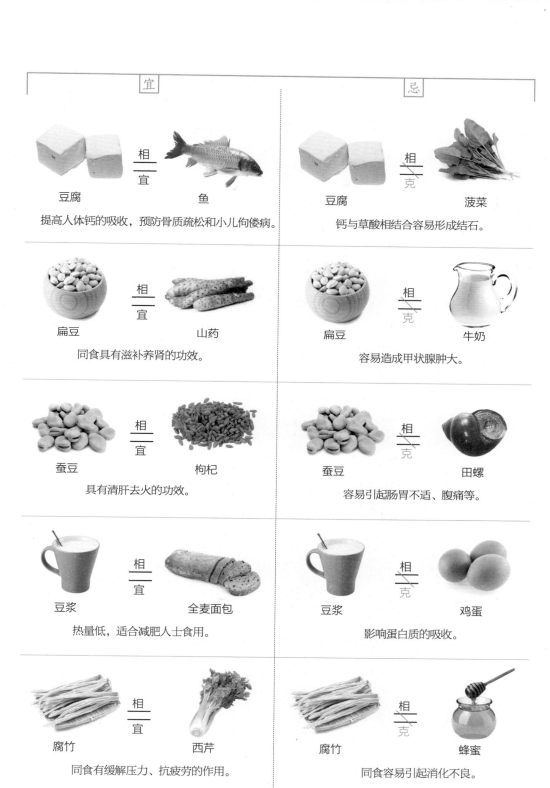

豆腐 相宜 鱼
提高人体钙的吸收，预防骨质疏松和小儿佝偻病。

豆腐 相克 菠菜
钙与草酸相结合容易形成结石。

扁豆 相宜 山药
同食具有滋补养肾的功效。

扁豆 相克 牛奶
容易造成甲状腺肿大。

蚕豆 相宜 枸杞
具有清肝去火的功效。

蚕豆 相克 田螺
容易引起肠胃不适、腹痛等。

豆浆 相宜 全麦面包
热量低，适合减肥人士食用。

豆浆 相克 鸡蛋
影响蛋白质的吸收。

腐竹 相宜 西芹
同食有缓解压力、抗疲劳的作用。

腐竹 相克 蜂蜜
同食容易引起消化不良。

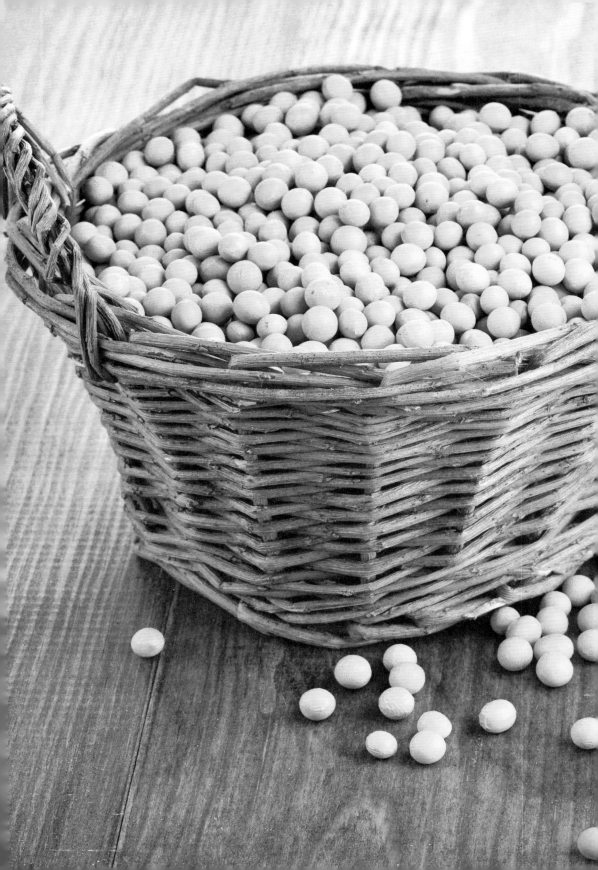

第一章

脏腑调养饮品

脏腑是人体内脏的组成部分，中医的脏象和经脉学说认为，肺容易遭受病毒的侵袭，使得人体感染疾病。因此，注意肺腑的养护，对于提高人体免疫力和抗病能力起着重要的作用。

豆浆营养丰富，适合大多数人饮用，在肺腑调养方面也发挥着重要的作用。

疏肝利胆

肝脏是人体内重要的消化和代谢器官,具有调气血、养津液、促进消化等功能。饮酒适量、经常锻炼身体及多吃蔬菜和水果,对肝脏的调养和护理有一定帮助。

☺推荐食材

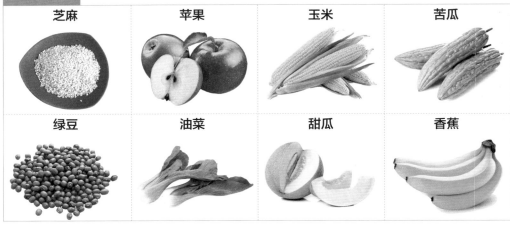

| 芝麻 | 苹果 | 玉米 | 苦瓜 |
| 绿豆 | 油菜 | 甜瓜 | 香蕉 |

◉饮食宜忌

宜

➔ 宜多食低脂肪、高蛋白的食物,适量饮水。
➔ 多食小米、芝麻、菠菜、玉米、香蕉等富含维生素和粗纤维的食物。

忌

➔ 避免长期酗酒,多饮必定损伤肝脏。
➔ 减少动物性脂肪的摄入,防止营养过剩,造成体内脂肪堆积。

♡ 生活老偏方

生活老偏方 1 取赤小豆 200g、鲤鱼 1 条、玫瑰花 50g。将鲤鱼宰杀,去除内脏,清理干净,与赤小豆一起加水放入锅中煮,煮熟后放入玫瑰花调味,吃鱼喝汤。

生活老偏方 2 取枸杞 30g,母鸡 1 只,葱、姜各 10g。将母鸡去内脏洗净,把枸杞放入鸡腹内,入钵,加清汤,放入葱、姜,隔水蒸熟。

☺ 食材图典

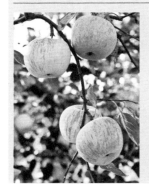

【名称】苹果

【别名】滔婆、平波、超丸子、天然子

【性味】甘、平

【功效】生津止渴、养心益气、润肠通便、提神醒脑

【禁忌】肾炎和糖尿病患者不宜多食

【挑选】个头适中、表皮光洁没有伤痕、色泽均匀鲜艳且肉质嫩软的为佳

保健小贴士 情绪异常对肝脏、肠胃有很大影响,要保持积极良好的心态。将菊花、金莲花及陈皮放在一起泡水喝,有疏肝理气的功效。在饮食上,可多吃瘦肉、鱼类、蛋清及新鲜蔬菜。

健脾补肾+益气护肝

玉米苹果豆浆

材料 玉米30g、苹果30g、黄豆60g、冰糖10g。

做法

1. 提前将黄豆用清水浸泡10~12个小时，捞出洗净；新鲜玉米处理洗净后切下玉米粒备用；苹果洗净，削皮，切碎丁。
2. 将玉米、苹果丁、黄豆放入豆浆机中，加水至上、下水位线之间，按五谷豆浆键，开始制作豆浆。
3. 豆浆机提示豆浆做好，滤出豆渣，加入冰糖拌匀即可。

饮品功效

此饮品具有健脾补肾、益气护肝的功效。

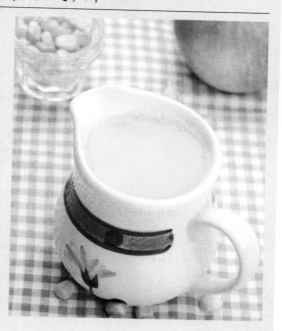

脏腑调养饮品

补血安神+保肝护肝

芝麻黑米豆浆

材料 黄豆60g、黑米20g、黑芝麻10g、白糖10g。

做法

1. 黄豆清水浸泡10~12个小时；黑米在清水中浸泡3个小时；黑芝麻洗净，沥水分。
2. 将上述材料放入豆浆机中，加水至上、下水位线之间，按豆浆键。做好后，滤出豆渣，加入白糖拌匀即可。

饮品功效

保肝护肝、降压降脂、补血安神。

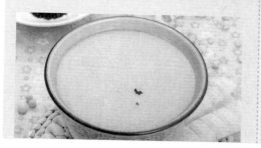

保肝护肝+增强免疫

黄豆豆奶

材料 黄豆70g、牛奶50ml、白糖5g。

做法

1. 黄豆清水浸泡10~12个小时，捞出洗净。
2. 将黄豆放入豆浆机中，加水至上、下水位线之间，按五谷豆浆键，开始制作豆浆。
3. 等豆浆机提示豆浆做好后，滤出豆渣，加入白糖和牛奶，搅拌均匀即可。

饮品功效

黄豆富含卵磷脂，能有效地防治脂肪肝，配合豆浆和白糖，能保肝护肝、增强免疫。

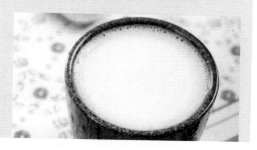

滋补养肾

肾乃人的先天之本，肾气充盈的人气血充足，精神焕发；肾气亏虚的人容易肺腑失调，身体孱弱。身体健壮与否和肾的状况有很大的关系。所以，养生要以养肾为根本。

☺ 推荐食材

黑芝麻	黑豆	山药	玉米
枸杞	核桃	莲子	猪肉

● 饮食宜忌

宜
- 宜食黑米、黑豆、黑芝麻等养肾的黑色食物。
- 多食枸杞、莲子、山药及狗肉、牛肉等强精固本、补肾壮阳的食材。

忌
- 少食用辣椒、大蒜、花椒、芥末、洋葱、大葱等辛辣和刺激性食物。
- 少喝雪碧、可乐等碳酸饮料，戒烟戒酒。

○ 生活老偏方

生活老偏方 1　取杜仲 20g、五味子 10g。将杜仲和五味子研为末状，放入保温瓶中，用沸水冲入浸泡，盖上盖子闷泡 20 分钟，代茶饮用，可滋肾固精。

生活老偏方 2　取雄鲤鱼 1 条，干姜、枸杞子各 10g。取鲤鱼肚中精囊腺，与干姜、枸杞子煎煮，加盐调味，空腹时食用，两天一次，连服 5 次。可改善中老年男性肾阳虚症状。

☺ 食材图典

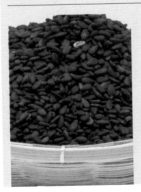

【名称】黑芝麻
【别名】胡麻、油麻、脂麻
【性味】甘、平
【功效】滋补肝肾、润肠去燥、祛风除湿、美颜润肤
【禁忌】患有慢性肠炎、便溏腹泻者忌食
【挑选】以颗粒饱满、无杂质和虫蛀、颜色深灰而且不会掉色的为最佳

保健小贴士　经常做腰部保健操，对强肾有帮助。用手掌和手指按摩腰部肾腧穴，可补肾纳气，缓解腰酸背痛等症状。另外，在睡觉前经常按揉脚底的涌泉穴，可以起到养肾固精的良好功效。

补肝益肾+润肠去燥

补肾黑芝麻豆浆

材料 黑芝麻和花生仁各15g、黑豆40g。

做法

① 黑豆清水中浸泡8个小时，捞出洗净；黑芝麻洗净碾碎；花生仁在水中泡至发软。

② 将上述材料放入豆浆机中，加水至上、下水位线之间，按豆浆键，开始制作豆浆。

③ 豆浆机提示豆浆做好，滤出豆渣即可。

饮品功效

安神补血、润肠去燥、补肝益肾。

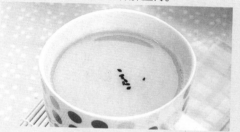

益精壮阳+健脾补虚

青葱燕麦豆浆

材料 青葱10g、燕麦20g、黄豆100g、冰糖或白糖10g。

做法

① 青葱洗净；黄豆水中浸泡10小时，捞出。

② 将青葱、燕麦、黄豆放入豆浆机中，加水至上、下水位线之间，按五谷豆浆键。

③ 滤出豆渣，调入白糖搅匀即可。

饮品功效

健脾补虚、保肝护心、益精壮阳。

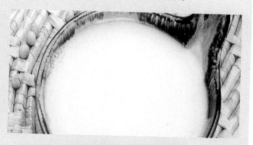

补血益气+保肾护肾

海带豆浆

材料 黄豆45g、海带30g、白糖5g。

做法

① 黄豆提前在清水中浸泡8个小时，捞出洗净；海带用清水泡发洗净，切成细丝。

② 海带、黄豆放入豆浆机中，加水至上、下水位线之间，按豆浆键，开始制作豆浆。

③ 滤出豆渣，调入白糖搅匀即可。

饮品功效

饮用海带豆浆可补血益气、保肾护肾。

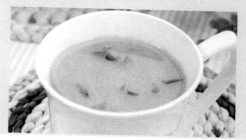

壮阳固精+补气益肾

芦笋山药黄豆浆

材料 芦笋20g、山药15g、黄豆40g、白糖或冰糖5g。

做法

① 黄豆浸泡8个小时，捞出；将芦笋洗净，焯水后切小丁；山药去皮洗净，切丁。

② 将上述材料放入豆浆机中，加水至上、下水位线之间，按豆浆键，开始制作豆浆。

③ 滤出豆渣，调入白糖搅匀即可。

饮品功效

补气益肾、壮阳固精。

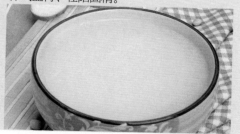

玉米山药红豆豆奶

材料 玉米粒30g、山药30g、红豆45g、牛奶40ml、白糖5g。

做法

1. 红豆提前在清水中浸泡8个小时，捞出洗净；山药用清水洗净，去皮，切成小块；玉米粒洗净备用。
2. 将红豆、山药、玉米粒放入豆浆机中，加水至上、下水位线之间，按五谷豆浆键，制作豆浆。
3. 等豆浆机提示豆浆做好后，滤出豆渣，加入白糖和牛奶拌匀。

饮品功效

此饮品具有健脾养胃、益肾固精的功效。

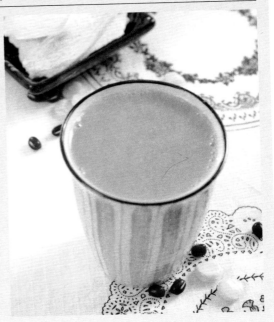

滋阴润肺+强精补肾

黑豆银耳豆浆

材料 黑豆50g、鲜百合25g、银耳20g、冰糖5g。

做法

1. 黑豆水中浸泡8个小时捞出；百合洗净，撕成小朵；银耳水中泡发洗净，撕小块。
2. 将上述材料放入豆浆机中，加水至上、下水位线之间，按豆浆键，制作豆浆。
3. 滤出豆渣，加入冰糖化开即可。

饮品功效

益胃生津、滋阴润肺、强精补肾。

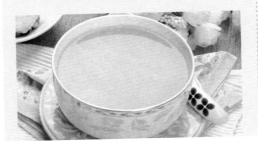

滋阴补肾+益气强身

木耳黑米豆浆

材料 黄豆和黑米各40g、黑木耳15g。

做法

1. 黄豆提前水中浸泡8个小时，捞出洗净；黑米用清水洗净，在清水中浸泡3个小时；木耳在清水中泡发洗净，撕成小块。
2. 将上述材料放入豆浆机中，加水至上、下水位线之间，按豆浆键，开始制作豆浆。
3. 豆浆机提示豆浆做好后，滤出豆渣即可。

饮品功效

健脾暖肝、益气活血、滋阴补肾。

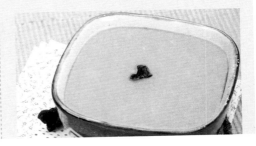

板栗小米豆浆

材料 黄豆和板栗肉各40g、小米20g、白糖5g。

做法

❶ 将黄豆提前在清水中浸泡10~12个小时，捞出洗净。

❷ 板栗肉洗净备用；小米淘洗干净，将板栗、小米、黄豆放入豆浆机中，加水至上、下水位线之间，按五谷豆浆键，开始制作豆浆。

❸ 等豆浆机提示豆浆做好后，滤出豆渣，调入白糖搅匀即可。

饮品功效

本饮品有健脾和胃、补虚益肾、延缓衰老的良好功效。

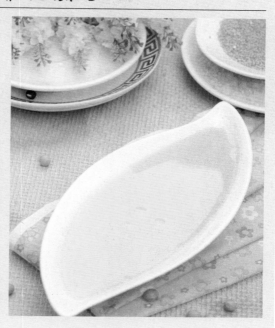

脏腑调养饮品

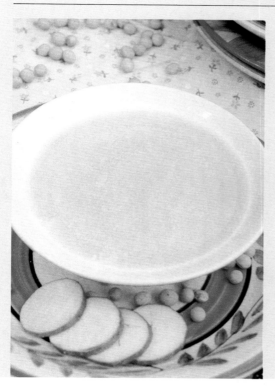

山药豆浆

材料 黄豆45g、山药30g、白糖5g。

做法

❶ 将黄豆提前在清水中浸泡10~12个小时，捞出洗净，山药用水洗净去皮切成小块。

❷ 将山药、黄豆一起放入豆浆机中，加水至上、下水位线之间。按五谷豆浆键，开始制作豆浆。

❸ 等豆浆机提示豆浆做好后，滤出豆渣，将豆浆倒入准备好的杯中，调入白糖搅匀即可饮用。

饮品功效

山药具有强健机体、滋肾益精的功效，山药豆浆具有益智安神、补虚益肾、延缓衰老、滋补养肾的良好功效。

滋阴润肺

人体内的精血和津液都属阴，如果由于劳损过度、久病虚弱等，导致体内精血和津液消耗过多，就会出现阴虚。阴虚则不制阳，阳盛则内热，主要表现为虚火燥热。

☺ 推荐食材

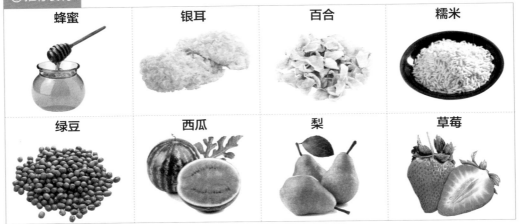

蜂蜜	银耳	百合	糯米
绿豆	西瓜	梨	草莓

● 饮食宜忌

宜
→ 宜多食银耳、百合、花生、山药、白果、蜂蜜、红枣等滋阴润肺的食物。

忌
→ 忌吃辣椒、大葱、芥末等辛辣刺激食物。
→ 忌食脂肪及碳水化合物含量高的食物。
→ 尽量少吃石榴、薄荷、生姜、大蒜、洋葱等容易损耗肺气的食物。

◎ 生活老偏方

生活老偏方 1 取黄精 500g、白芨 250g、玉竹 125g。将三种备料研成细末状，加蜂蜜团成丸子，温水送服，每天 3 次，每次 1 粒。此方可滋阴润肺、补肾强身。

生活老偏方 2 取粳米 100g，田鸡 200g，百合、太子参、青豆各 20g。将粳米浸泡 2 小时，田鸡去除内脏切块，百合、青豆洗干净。将材料均放入锅，加水小火熬成粥，加盐调味，可滋阴润肺。

☺ 食材图典

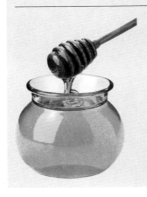

【名称】蜂蜜
【别名】石蜜、百花精、白蜜、石饴
【性味】甘、平
【功效】养护心脏、改善睡眠、润肠通便、滋阴润肺、补中润燥
【禁忌】糖尿病患者及脾虚泄泻者不适宜食用
【挑选】以稠如凝脂、口感纯正、蜜液清洁并且有柔韧性者为最佳

保健小贴士 保持良好的心情，以免动怒上火。日常应多吃清凉食品，少吃燥热易上火食品。远离香烟，长期抽烟容易侵伤肺脏。坚持跑步，适当的运动和锻炼，以增强体质，提高肺脏功能。

滋阴润肺+补中益气

桂圆枸杞红豆豆奶

材料 桂圆20g、枸杞10g、红豆50g、牛奶100ml、白糖5g。

做法

1. 红豆提前清水中浸泡8个小时，捞出洗净；桂圆去壳、去核；枸杞用水洗净。
2. 将桂圆、枸杞和红豆放入豆浆机中，加入适量的清水和牛奶，按五谷豆浆键，开始制作豆奶。
3. 等豆浆机提示豆奶做好后，调入白糖搅匀即可。

饮品功效

本饮品具有滋阴润肺、补中益气、润肺止咳的良好功效。

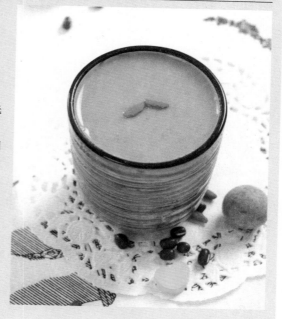

调精补血+益肺安神

蜂蜜核桃豆浆

材料 黄豆60g、核桃仁40g、蜂蜜10g。

做法

1. 黄豆提前在清水中浸泡8个小时，捞出洗净；核桃仁碾碎。
2. 将上述材料放入豆浆机中，加水至上、下水位线之间，按豆浆键，开始制作豆浆。
3. 等豆浆机提示豆浆做好后，调入蜂蜜搅匀即可。

饮品功效

本饮品有益肺安神、促进睡眠的功效。

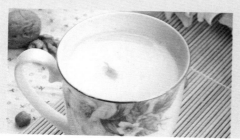

润肺止咳+滋阴润燥

百合莲子银耳豆浆

材料 绿豆50g、百合、莲子、银耳各15g。

做法

1. 绿豆提前在清水中浸泡5个小时，捞出洗净；莲子去心，用开水泡软；银耳泡发，去杂质，撕成小朵；百合洗净。
2. 将上述材料放入豆浆机中，加水至上、下水位线之间，按豆浆键，开始制作豆浆。
3. 豆浆机提示豆浆做好，滤出豆渣即可。

饮品功效

润肺止咳、滋阴润燥。

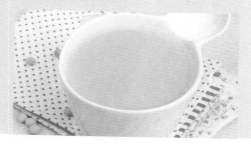

补血养心

血虚是指由于体内血液量不足，人体各个器官失去血液的濡养，而出现的全身性衰弱的症状。中医上讲的血虚和西医上说的贫血有所不同，血虚不一定贫血，但是贫血一定存在血虚。

☺ 推荐食材

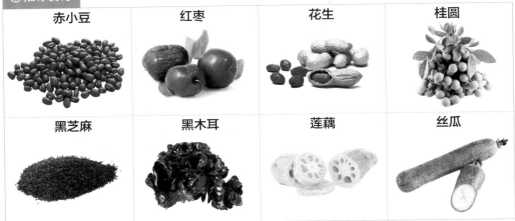

| 赤小豆 | 红枣 | 花生 | 桂圆 |
| 黑芝麻 | 黑木耳 | 莲藕 | 丝瓜 |

◉ 饮食宜忌

宜

➡ 宜多食猪肉、羊肉、红枣、百合等有养血补血、强心护心功效的食物。

➡ 多食用红色食物和苦味食物，养心效果较好。

➡ 可多喝红枣茶、红豆汤等补血养颜的汤饮。

忌

➡ 忌暴饮暴食，以免造成营养不良。

➡ 忌食油饼、腊肠等肥甘厚腻的食物。

✚ 生活老偏方

生活老偏方 1 取老母鸡 1 只、黄芪 60g。将鸡处理干净后洗净，黄芪切成薄片后放入鸡腹内，用线缝合后放入锅中，大火烧沸，改用小火炖至烂熟即可，吃鸡喝汤。

生活老偏方 2 取桂圆肉 20g、莲子 20g、大枣 15 枚、粳米 100g。将上述食材一块煮成粥，加入适量的白糖，即可食用。此方有益心宁神、养心健脾的作用。

☺ 食材图典

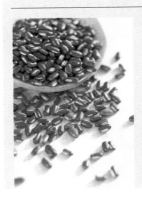

【名称】红豆

【别名】红小豆、饭豆、米豆、朱小豆

【性味】甘、酸、平

【功效】补益精血、利水消肿、降压降脂、养护心脏

【禁忌】尿频及前列腺炎患者应慎食

【挑选】颗粒饱满、没有霉变以及残损、富有光泽而且不含杂质的为最佳

保健小贴士 多食用胡萝卜、西红柿等养心效果较好的红色食物。保证睡眠充足，夜晚早点上床休息，保养肝气。不应过度劳累，以免耗伤气血。坚持适度的体育锻炼，还应注意秋冬季节的防寒保暖。

补气养血+益肾安神

枸杞黑芝麻豆浆

材料 黄豆60g、黑芝麻30g、枸杞10g。

做法

① 黄豆清水中浸泡8个小时，捞出；黑芝麻洗净，碾碎待用；枸杞洗净。

② 将上述材料放入豆浆机中，加水至上、下水位线之间，按豆浆键，开始制作豆浆。

③ 滤出豆渣即可。

饮品功效

有滋补壮阳、补益气血、益肾安神功效。

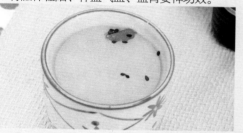

益气生津+补血养颜

红枣花生豆浆

材料 黄豆和花生仁各40g、红枣2颗。

做法

① 黄豆清水中浸泡5个小时，捞出；花生仁挑去杂质、洗净；红枣温水泡软，去核。

② 将上述材料放入豆浆机中，加水至上、下水位线之间，按豆浆键，开始制作豆浆。

③ 豆浆机提示豆浆做好后，滤出豆渣即可。

饮品功效

本饮品有益气生津、补血养颜的功效。

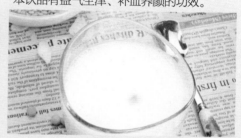

滋阴养肺+补益肾气

麦仁豆浆

材料 红豆50g、小麦40g。

做法

① 红豆清水中浸泡5个小时，捞出洗净；小麦用清水浸泡2个小时，洗净。

② 红豆、小麦放入豆浆机中，加水至上、下水位线之间，按豆浆键，开始制作豆浆。

③ 滤出豆渣即可。

饮品功效

本品有滋阴养肺、滋养腑脏的功效。

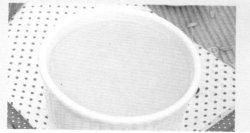

养心补血+滋阴润燥

红枣豆浆

材料 黄豆70g、红枣3颗、白糖10g。

做法

① 黄豆提前在清水中浸泡8个小时；红枣用温水泡软，去核。

② 黄豆、红枣放入豆浆机中，加水至上、下水位线之间，按豆浆键，开始制作豆浆。

③ 滤出豆渣，加入白糖搅匀即可。

饮品功效

有补血益气、养阴生津、滋阴润燥的功效。

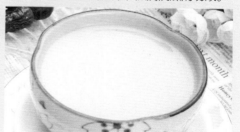

健脾开胃

肠胃消化功能受到影响，容易出现食欲不振、消化不良等状况。这一情况大多发生在小孩和老年人、压力大的上班族身上，会影响人体营养的正常吸收，不利于人们的健康生活。

☺ 推荐食材

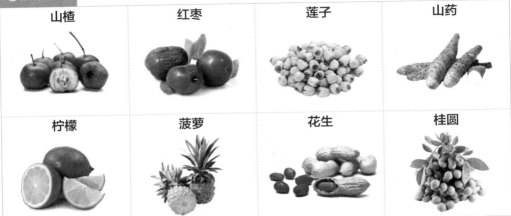

山楂	红枣	莲子	山药
柠檬	菠萝	花生	桂圆

● 饮食宜忌

➡ 宜多食用山楂、柠檬、橘子等酸味的食物，可刺激肠胃黏膜分泌、促进消化。
➡ 适量食用辣味食物，可开胃助消化。

➡ 忌吃冰激凌、冰镇饮品等生冷食物；戒烟戒酒，以免损伤肠胃，诱发疾病。
➡ 忌食烧烤、油炸、腌制、熏制之类食物以及隔夜的酸菜和熟白菜。

☺ 生活老偏方

生活老偏方 1 取粳米 45g、大枣 10 个、莲子 20g。莲子用温水泡软、去芯，粳米淘洗干净，大枣洗干净。三份食材都放入锅中，加清水，旺火煮开后，转文火熬煮成粥。

生活老偏方 2 取山楂 15g，麦芽 25g。将山楂、麦芽一起放入砂锅里加水，文火煎煮 1 个小时，去渣留汁，每日 1 剂，分 2 次服。可健脾益胃，促进消化。

☺ 食材图典

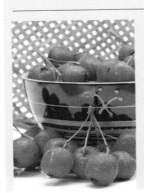

【名称】山楂
【别名】山楂红、红果、胭脂果、棠棣
【性味】甘、温
【功效】消食健胃、活血化淤、降压降脂
【禁忌】孕妇及儿童不宜多食；不宜与海产品同食，易导致恶心呕吐等症
【挑选】以果形大小中等、果肉紧密厚实、色泽鲜红者为最佳

保健小贴士 养成良好的饮食习惯，避免暴饮暴食，可多吃一些苹果、香蕉等营养而且容易消化的食物。饭后常散步，也有助于帮助消化。另外，经常活动脚趾也能增强胃肠的消化功能。

补脾和胃+益气生津

开胃五谷酸奶豆浆

材料 黄豆30g，大米、小米、小麦仁、玉米渣共30g，酸奶100ml。

做法

1. 黄豆提前在清水中浸泡8个小时；大米、小米、小麦仁、玉米渣均洗净。
2. 将上述材料放入豆浆机中，加水至上、下水位线之间，按豆浆键，开始制作豆浆。
3. 滤出豆渣，盛出晾凉，加酸奶搅匀即可。

饮品功效

补脾和胃、益气生津。

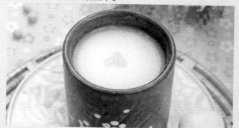

补脾益胃+益气宽中

清爽开胃豆浆

材料 黄豆65g、白糖5g、油条1根。

做法

1. 黄豆浸泡8个小时；油条撕成小段。
2. 将黄豆放入豆浆机中，加水至上、下水位线之间，按豆浆键，开始制作豆浆。
3. 等豆浆机提示豆浆做好后，滤出豆渣，加入白糖搅匀，搭配油条食用。

饮品功效

本饮品有健脾和胃、增强免疫的功效。

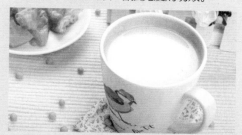

开胃健脾+消食顺气

山楂糙米浆

材料 糙米60g、山楂20g、冰糖5g。

做法

1. 糙米洗净，在温水中浸泡3个小时；山楂洗净，去核，切成小块。
2. 糙米、山楂放入豆浆机中，加水至上、下水位线之间，按豆浆键，开始制作米浆。
3. 滤出米渣，加入冰糖搅匀即可。

饮品功效

本饮品可开胃健脾、消食顺气、润肠通便。

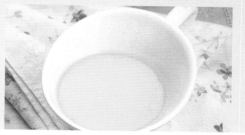

健胃消食+和胃生津

山楂豆奶

材料 山楂15g、黄豆45g、牛奶50ml、白糖10g。

做法

1. 黄豆提前在清水中浸泡8个小时，山楂洗净，去核，切成小块。
2. 黄豆、山楂放入豆浆机中，加水至上、下水位线之间，按豆浆键，开始制作豆浆。
3. 滤出豆渣，加入牛奶、白糖搅匀即可。

饮品功效

有健胃消食、生津和胃、通肠利便的功效。

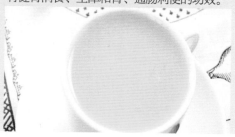

菠萝柠檬豆奶

材料 菠萝和柠檬各20g、黄豆50g、牛奶50ml、白糖5g。

做法

1. 黄豆提前在清水中浸泡8个小时；柠檬剥皮，掰成瓣；菠萝去皮，洗净，用盐水浸泡30分钟，切丁。
2. 将黄豆、菠萝、柠檬放入豆浆机中，加水至上、下水位线之间，按五谷豆浆键，开始制作豆浆。
3. 等豆浆机提示豆浆做好后，滤出豆渣，加入牛奶、白糖搅匀即可。

饮品功效

此饮品具有健脾开胃、益气醒酒的功效。

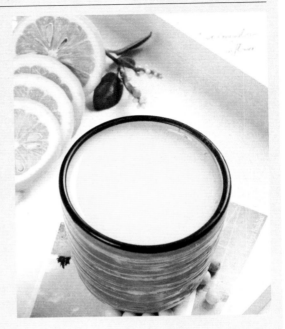

健胃生津+补血强智

葡萄干酸豆浆

材料 黄豆70g、葡萄干20g、柠檬1片。

做法

1. 黄豆提前在清水中浸泡8个小时，捞出洗净；葡萄干用温水洗净；柠檬取汁。
2. 葡萄干、黄豆放豆浆机中，加水至上、下水位线之间，按豆浆键，开始制作豆浆。
3. 等豆浆机提示豆浆做好后，滤出豆渣，调入柠檬汁搅匀即可。

饮品功效

本饮品具有补血强智、滋补肝肾的功效。

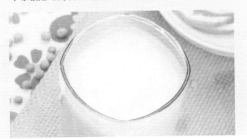

消食化积+增进食欲

山楂大米豆浆

材料 黄豆60g、山楂25g、大米20g、冰糖或白糖10g。

做法

1. 黄豆浸泡8个小时，捞出洗净；大米淘洗干净；山楂洗净，去蒂，除核，切碎。
2. 上述材料放入豆浆机中，加水至上、下水位线之间，按豆浆键，制作豆浆。
3. 滤出豆渣，调入白糖搅匀即可。

饮品功效

消积化滞、增进食欲。

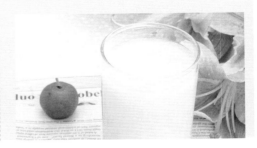

山楂枸杞红豆豆奶

材料 山楂20g、枸杞10g、红豆45g、牛奶30ml、白糖5g。

做法

① 红豆提前在清水中浸泡5个小时，捞出洗净；山楂洗净，去核切小粒；枸杞用温水洗净，备用。

② 将山楂、枸杞、红豆放入豆浆机中，加水至上、下水位线之间，按五谷豆浆键，开始制作豆浆。

③ 等豆浆机提示豆浆做好后，滤出豆渣，调入牛奶、白糖搅均即可。

饮品功效

此饮品具有补血益气、健脾利水、滋阴养胃的良好功效。

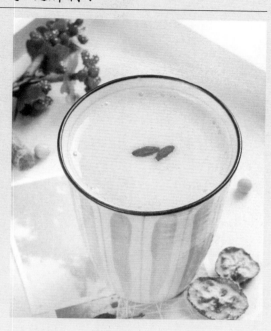

補虛生津+滋陰養胃

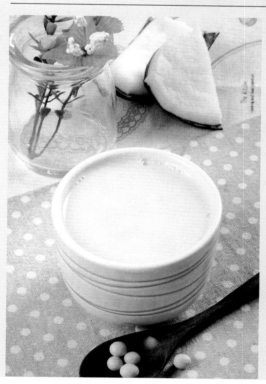

椰子味豆奶

材料 椰汁40ml、牛奶20ml、黄豆20g、白糖5g。

做法

① 黄豆提前在清水中浸泡8个小时，捞出洗净备用。

② 将浸泡好的黄豆与准备好的椰汁倒入豆浆机内，加水至上、下水位线之间，按五谷豆浆键，开始制作豆浆。

③ 等豆浆机提示豆浆做好后，滤出豆渣，倒入杯中，调入牛奶、白糖搅匀即可。

饮品功效

椰汁有清热解渴、滋补生津的作用，搭配牛奶等饮用，有补脾益气、滋阴养胃的功效，很适合调养肺腑者饮用。

椰汁
强健肌肤、滋润止咳

脏腑调养豆浆、豆奶推荐栏

玉米苹果豆浆

材料 玉米30g、苹果30g、黄豆60g、冰糖10g。

功效 健脾补肾、益气护肝。

制作要点 冬季天气寒冷，制作此豆浆时，可以将冰糖换做红糖，有很好的暖胃作用。

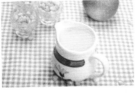

芝麻黑米豆浆

材料 黄豆60g、黑米20g、黑芝麻10g、白糖10g。

功效 保肝护肝、降压降脂、补血安神。

制作要点 浸泡黑米的时间不要太长，以免营养物质流失太多，可以将浸泡黑米的水熬粥利用。

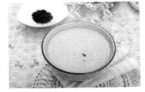

玉米山药红豆豆奶

材料 玉米粒30g、山药30g、红豆45g、牛奶40ml、白糖5g。

功效 健脾养胃、润肠通便、益肾固精。

制作要点 把去皮的山药放冷水中，加少量的醋，可防止山药氧化变黑。

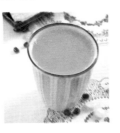

黑豆银耳豆浆

材料 黑豆50g、鲜百合25g、银耳20g、冰糖5g。

功效 滋阴润肺、强精补肾。

制作要点 制作豆浆时，要选用新鲜的、肉厚的、没有变色的百合。

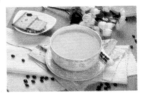

桂圆枸杞红豆豆奶

材料 桂圆20g、枸杞10g、红豆50g、牛奶100ml、白糖5g。

功效 滋阴润肺、清热明目、补中益气。

制作要点 挑选桂圆时要选颗粒较大的，壳面光洁而且薄脆的较好。

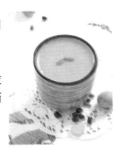

蜂蜜核桃豆浆

材料 黄豆60g、核桃仁40g、蜂蜜10g。

功效 调精补血、益肺安神。

制作要点 豆浆煮好后不宜马上加蜂蜜，放凉后再加蜂蜜较好，这样能减少对蜂蜜中活性物质的破坏。

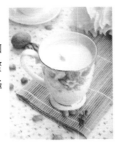

百合莲子银耳豆浆

材料 绿豆50g，百合、莲子、银耳各15g。

功效
润肺止咳、宁心安神、滋阴润燥。

制作要点
注意应选用好的银耳，耳花大而松散、耳肉肥厚、白色或略带微黄的较好。

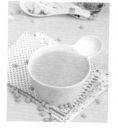

红枣花生豆浆

材料 黄豆和花生仁各40g、红枣2颗。

功效
益气生津、补血养颜。

制作要点
红枣的表皮坚硬，不易消化，制作前可先去除红枣皮。

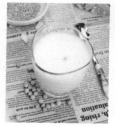

开胃五谷酸奶豆浆

材料 黄豆30g，大米、小米、小麦仁、玉米渣共30g，酸奶100ml。

功效
补脾和胃、润肠通便、益气生津。

制作要点
制作此豆浆时适量多添加些酸奶，有助于缓解便秘的症状。

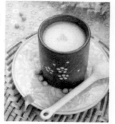

山楂糙米浆

材料 糙米60g、山楂20g、冰糖5g。

功效
开胃健脾、消食顺气。

制作要点
糙米一定要浸泡，浸泡后的糙米不但更容易打碎，更易于营养物质的吸收。

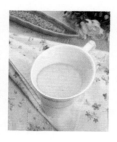

山楂豆奶

材料 山楂15g、黄豆45g、牛奶50ml、冰糖或白糖10g。

功效
健胃消食、降低血压、和胃生津。

制作要点
制作时不应添加过多的山楂，食用后还应及时漱口，以防对牙齿的伤害。

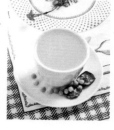

菠萝柠檬豆奶

材料 菠萝和柠檬各20g、黄豆50g、牛奶50ml、白糖5g。

功效
健脾开胃、益气醒酒。

制作要点
菠萝肉用淡盐水浸渍，不仅可以达到消除过敏性物质的目的，还会使菠萝变得更加甜美。

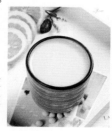

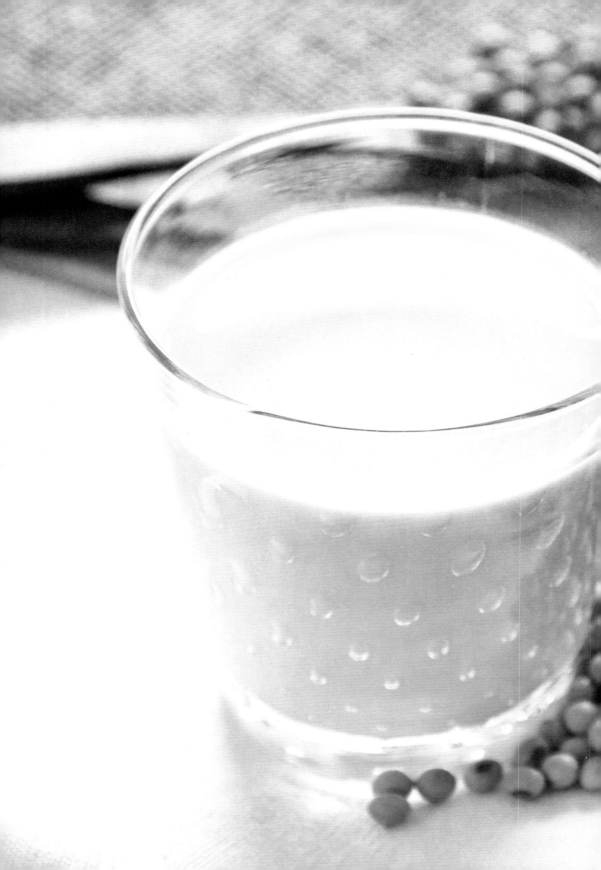

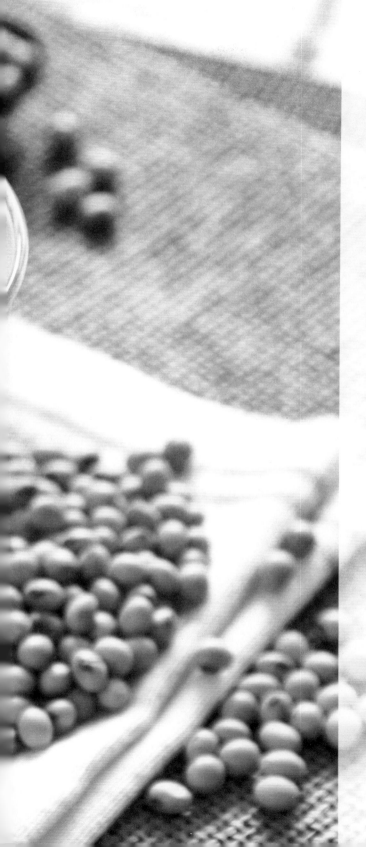

第二章
对症祛病饮品

合理膳食不仅能预防很多疾病，而且有很好地去病强身作用。豆类饮品不仅美味营养，有很好的食疗作用。但不同的豆类，其食疗保健作用又有所不同，要尽可能地发挥豆类的营养功效，以达到对症去病、强身健体的作用。

口腔溃疡

口腔溃疡多发生在唇、颊、舌缘等有黏膜的部位。好发于青年女性，消化不良和精神紧张等都有可能成为诱发因素，还容易产生头晕恶心、口臭、便秘等并发症。

☺ 推荐食材

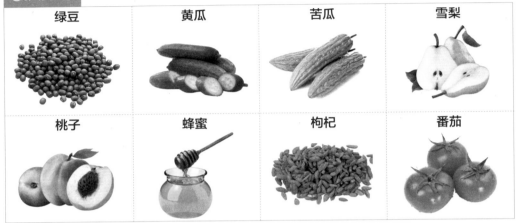

| 绿豆 | 黄瓜 | 苦瓜 | 雪梨 |
| 桃子 | 蜂蜜 | 枸杞 | 番茄 |

● 饮食宜忌

➡ 宜多食黄瓜、番茄、彩椒、苹果、柠檬等富含维生素 C 的蔬菜和水果。
➡ 多食鸡肝、鸭肝、猪肝以及核桃等含锌丰富的食物，以促进疮面愈合。
➡ 可多喝菊花茶、绿茶、苦丁茶等茶饮。

➡ 忌食辛辣、油腻以及口味较重的食物。
➡ 少吃橘子、荔枝、桂圆等热性的水果。

○ 生活老偏方

生活老偏方 1 取白萝卜 1 根、蜂蜜 10g、枸杞 5g。萝卜去皮后切成片，锅中加少量清水，放入白萝卜、枸杞煮沸，然后放入蜂蜜小火焖煮 10 分钟，即可取汁服用。

生活老偏方 2 取莲子心 3g、栀子 9g、甘草 6g。锅中加水烧开，放入莲子、栀子和甘草，关火焖 10 分钟即可，可代茶饮用，每天 1 剂，可连服 3 天。

☺ 食材图典

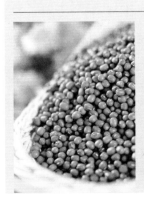

【名称】绿豆
【别名】青小豆、植豆、交豆、菉豆
【性味】甘、凉
【功效】清热解毒、保肝护肾、利尿消肿、健胃止渴
【禁忌】脾胃虚寒、阳虚以及泄泻者慎食绿豆
【挑选】以颗粒饱满均匀、没虫蛀以及破碎现象、没杂物掺杂者为最佳

保健小贴士 戒烟戒酒，经常进行适度的身体锻炼。常用淡盐水漱口，保持口腔卫生，避免对口腔黏膜造成损伤。充足的睡眠，饮食清淡以及良好的排便习惯等，都有利于预防口腔溃疡。

风味杏仁豆浆

材料 黄豆50g、杏仁20g。

做法

1. 黄豆提前在清水中浸泡8个小时；杏仁去皮，洗净。
2. 将黄豆、杏仁放入豆浆机中，加水至上、下水位线之间，按五谷豆浆键，开始制作豆浆。
3. 提示豆浆做好，滤出豆渣即可。

饮品功效

杏仁具有清除肺热、润肠通便的功效，杏仁豆浆有清肺泄热、滋阴润燥、润肠通便的良好功效。

杏仁
止咳平喘、润肠通便

解热解毒＋增强免疫

菊花雪梨黄豆浆

材料 黄豆50g、菊花10g、雪梨20g。

做法

1. 黄豆提前在清水中浸泡8个小时；雪梨洗净，去皮去核，切成小块；菊花洗净。
2. 将黄豆、雪梨、菊花放入豆浆机中，加水至上、下水位线之间，按五谷豆浆键，开始制作豆浆。
3. 豆浆机提示豆浆做好，滤出豆渣即可。

饮品功效

本饮品具有清热解毒、增强免疫的功效。

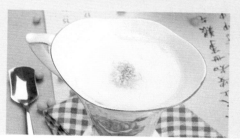

清热解毒＋生津润燥

雪梨猕猴桃豆浆

材料 雪梨、猕猴桃各1个，黄豆45g、冰糖或白糖5g。

做法

1. 黄豆提前水中浸泡8个小时；雪梨洗净，去皮去核，切丁；猕猴桃去皮，切丁。
2. 将上述材料放入豆浆机中，加水至上、下水位线之间，按豆浆键，开始制作豆浆。
3. 等豆浆机提示豆浆做好后，滤出豆渣，加入白糖搅匀即可。

饮品功效

清热解毒、生津润燥。

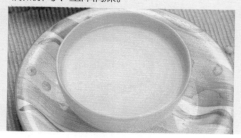

感冒

感冒，可分为普通感冒和流行感冒，多是由于淋雨、受凉、疲劳过度等原因，使抵抗能力降低，导致炎症的出现。我们可以通过均衡合理的膳食来增强自身的抵抗力和免疫能力。

☺ 推荐食材

生姜	胡萝卜	黄豆	荞麦
核桃	莲子	鸡蛋	番茄

● 饮食宜忌

宜
➡ 宜多吃蛋类、奶类、红枣、鸡肝等富含铁的食物，以增强抗病的能力。
➡ 多吃辛温发汗散寒的食物，如羊肉、生姜、大葱、南瓜、红糖、红豆等。

忌
➡ 忌食滋补、油腻食物，以清淡为主。
➡ 忌食辣椒、狗肉、羊肉等辛热的食物。
➡ 忌喝咖啡、奶茶、可乐、雪碧等饮料。

● 生活老偏方

生活老偏方 1 取糯米 100g，葱白和生姜各20g，食醋 30ml。将糯米煮成粥，葱姜捣烂下粥内，沸后煮 5 分钟，倒入食醋，起锅后趁热服下，每日早晚各服用 1 次。

生活老偏方 2 取胡萝卜 1 根。将胡萝卜洗净，去皮切成小片。锅中加入适量的水，放入胡萝卜大火煎煮，取汁，趁热饮用，每日可连饮数次。此方对治风寒感冒有效。

☺ 食材图典

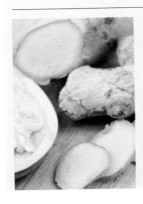

【名称】生姜
【别名】黄姜、均姜
【性味】辛、微温
【功效】清热解毒、促进消化、温肺止咳、祛风散寒、延缓衰老
【禁忌】体内燥热的人忌食，痔疮及肝病患者等不宜多吃
【挑选】以外表完整干净、颜色淡黄的、肉质坚挺且辛辣味较强的为最佳

保健小贴士 多喝水，有助于毒素的排出。开窗通风，保持室内空气的新鲜。坚持用热水泡脚，可预防感冒。两手的"大鱼际"部位贴合，合掌对搓，至双手发热为止，有助于抵御感冒病毒的侵袭。

麦米豆浆

材料 黄豆50g、小麦和大米各20g。

做法

1. 黄豆提前在清水中浸泡8个小时；小麦、大米分别淘洗干净，用清水浸泡2个小时。
2. 将黄豆、小麦、大米放入豆浆机中，加水至上、下水位线之间，按五谷豆浆键，开始制作豆浆。
3. 提示豆浆做好，滤出豆渣即可。

饮品功效

本饮品有益气补虚、健脾养胃、润肠通便、增强免疫的功效。

小麦
养心益肾、和血健脾

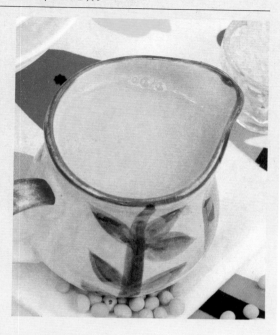

抗菌解毒+增强免疫

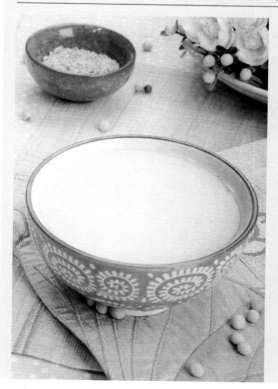

荞麦豆浆

材料 黄豆50g、荞麦40g、蜂蜜5g。

做法

1. 黄豆提前在清水中浸泡8个小时；荞麦淘洗干净，用清水浸泡2个小时。
2. 将准备好的黄豆、荞麦放入豆浆机中，加水至上、下水位线之间，按五谷豆浆键，开始制作豆浆。
3. 等豆浆机提示豆浆做好后，滤出豆渣，将豆浆倒入碗中放温后，加入蜂蜜搅拌均匀即可饮用。

饮品功效

本饮品有补中益气、抗菌解毒、降糖降脂、增强免疫能力的功效。

荞麦
降血脂、保护视力

失眠

失眠多是由工作与学习的压力及社会环境的变化等原因引起，发病率较高，会严重影响人们的健康。除了药物治疗失眠外，还能通过日常膳食调养及其他方法，达到最佳的治疗效果。

☺ 推荐食材

百合	榛子	糯米	绿豆
红豆	枸杞	莴苣	橙子

● 饮食宜忌

宜

➡ 宜多吃猪肝、鸡肝、鸭肝、桂圆、黑木耳、红枣等富含铁元素的食物。

➡ 宜多吃香蕉、苹果、雪梨、西瓜子、葵花子等富含蛋白质及维生素的食物。

忌

➡ 晚饭不要吃辛辣、油腻的食物，且不宜过饱。

➡ 睡前不宜喝浓茶、咖啡以及其他兴奋性饮料。

☯ 生活老偏方

生活老偏方 1 取百合 35g、大米 60g、冰糖 10g。先用清水将百合浸泡半日，再将泡好的百合和大米一块煮，待米熟有香味时，加入冰糖即可。此方可清心安神、促进睡眠。

生活老偏方 2 取黑芝麻 50g、核桃仁 50g、干桑叶 50g、蜂蜜 10g。将黑芝麻、核桃仁、干桑叶捣碎，然后用蜂蜜调和，团成丸子，每天可吃 2 个。

☺ 食材图典

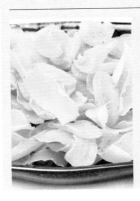

【名称】百合

【别名】山丹、中庭、重迈、摩罗

【性味】甘、微苦、平

【功效】养阴润肺、清心安神、营养滋补、美容养颜

【禁忌】脾胃不佳、风寒咳嗽者不宜多食

【挑选】以花瓣均匀、肉质厚且呈长椭圆形、白色或淡棕黄色的为佳

保健小贴士 保持乐观开朗的心态，饮食以清淡为宜。临睡前吃苹果、香蕉等水果或饮用一杯牛奶均可使人较快进入梦乡。而把橘橙一类的水果放在枕边，其香味也能促进睡眠。

健脑强身+镇静安眠

榛子豆浆

材料 黄豆、榛子各50g。

做法

① 黄豆提前在清水中浸泡6个小时以上，然后用清水冲一遍，捞出；榛子去壳洗净。

② 将黄豆和榛子放入豆浆机中，加水至上、下水位线之间，按下功能键。

③ 搅打成豆浆，滤网滤出豆渣即可。

饮品功效

本饮品具有益气明目、健脑强身的良好功效。

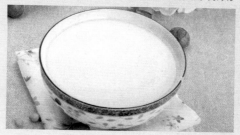

宁心安神+促进睡眠

小米百合豆浆

材料 黄豆50g、小米30g、百合10g、葡萄干15g。

做法

① 黄豆用清水浸泡10~12个小时，洗净；百合择洗干净用清水泡软；小米淘洗干净，浸泡1个小时；葡萄干洗净。

② 将上述材料放入豆浆机中，加水至上、下水位线之间，加水搅打成豆浆即可。

饮品功效

本饮品具有益气补肾、促进睡眠的功效。

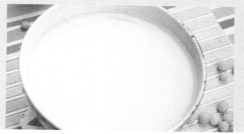

安神活血+补心养血

糯米百合藕豆浆

材料 黄豆50g、糯米40g、莲藕片20g、鲜百合10g。

做法

① 黄豆提前在清水中浸泡6个小时以上；糯米用清水洗净；藕片、鲜百合洗净待用。

② 将上述材料放入豆浆机中，加水至上、下水位线之间，按豆浆功能，搅打成豆浆。

③ 滤出豆渣，即可饮用。

饮品功效

本饮品具有补心养血、清心安神的功效。

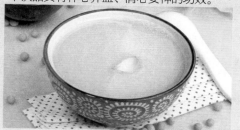

滋阴补肾+强心安眠

枸杞百合豆浆

材料 黄豆60g、枸杞和百合各15g。

做法

① 黄豆用清水浸泡10~12个小时，洗净；枸杞子用清水洗净浸泡至发软，捞出备用；百合洗净用手掰成小朵。

② 上述材料一同放进全自动豆浆机中，加水至上、下水位线之间，搅打成豆浆即可。

饮品功效

本饮品具有补虚益精、增强免疫的功效。

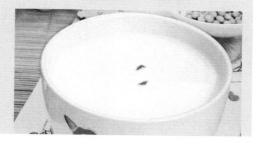

中暑

中暑是一种急性发作、致命性的疾病，病死率较高，需要及时治疗。本病通常发生在夏季高温时，除高温、烈日曝晒之外，高强度劳作、睡眠不足、过度劳累等也都是诱发因素。

☺推荐食材

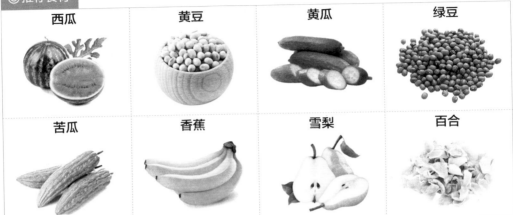

西瓜	黄豆	黄瓜	绿豆
苦瓜	香蕉	雪梨	百合

●饮食宜忌

➡ 宜多食白菜、黄瓜、茭白、苦瓜、绿豆、芹菜、菊花等清热凉血的食物。

➡ 宜食香蕉、西瓜等清热解暑效果明显的瓜果。

➡ 忌食辛辣、温热及油腻易上火的食物。

➡ 忌大量食用生冷瓜果、冰镇饮品，以免损伤脾胃，出现腹痛、腹泻等症。

○ 生活老偏方

生活老偏方 1 取绿豆 100g、黄豆和白扁豆各 35g。将这三种豆在清水中浸泡 5 个小时，然后放入锅中加水煮至豆烂，调入白糖，取浓汁服用。此方可防治中暑。

生活老偏方 2 取绿豆 45g、粳米 120g。将绿豆洗净，放入清水中浸泡 5 个小时，粳米淘洗干净。将绿豆和粳米一起放入砂锅中，加水适量熬成稀粥，即可食用。

☺ 食材图典

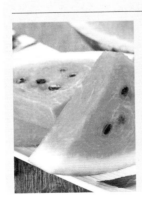

【名称】西瓜

【别名】寒瓜、夏瓜、水瓜

【性味】甘、寒

【功效】生津止渴、清热利尿、祛暑消烦、美容护肤

【禁忌】脾胃虚弱、糖尿病患者慎食

【挑选】皮表面光滑、花纹清晰明显底面略微发黄、轻拍响声清脆者最佳

保健小贴士 保持室内空气的流通，保证睡眠充足。在中午太阳最强烈时，尽量避免外出。多喝凉开水，也可在凉开水中放入少许盐。适合穿颜色浅、散热快且不容易积累热量的衣服。

清热解暑＋镇静安神

百合莲子绿豆浆

材料 绿豆60g、莲子和百合各10g、冰糖或白糖5g。

做法
① 绿豆提前在清水中浸泡5个小时；莲子泡软去心，洗净；百合洗净，分成小片。
② 将上述材料放入豆浆机中，加水至上、下水位线之间，按豆浆键，开始制作豆浆。
③ 滤出豆渣，根据口味调入白糖搅匀即可。

饮品功效
清热解暑、镇静安神。

清热解毒＋利湿消肿

三豆消暑豆浆

材料 黄豆、红豆、黑豆各25g，冰糖5g。

做法
① 黄豆、黑豆、红豆提前在清水中浸泡8个小时，捞出洗净。
② 将上述材料放入豆浆机中，加水至上、下水位线之间，按豆浆键，开始制作豆浆。
③ 滤出豆渣，加冰糖化开即可。

饮品功效
本饮品具有解暑除烦、清热利肠的功效。

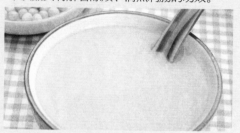

平肝清热＋利尿除湿

西芹芦笋豆浆

材料 西芹15g、芦笋20g、黄豆80g、白糖或冰糖5g。

做法
① 黄豆提前清水中浸泡8个小时；将西芹洗净，切小丁；芦笋洗净，焯水，切小丁。
② 将上述材料放入豆浆机中，加水至上、下水位线之间，按豆浆键，开始制作豆浆。
③ 滤出豆渣，放入白糖搅匀即可。

饮品功效
本饮品具有平肝利尿、清热解暑的功效。

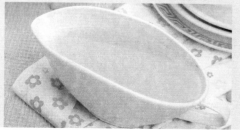

消暑利水＋养心宁神

百合绿茶绿豆奶

材料 百合25g、绿茶10g、绿豆55g、牛奶适量。

做法
① 绿豆提前水中浸泡8个小时；百合择洗干净分瓣；绿茶用开水泡好，取茶水备用。
② 将上述材料放入豆浆机中，加水至上、下水位线之间，按豆浆键，开始制作豆浆。
③ 滤出豆渣，放入牛奶搅匀即可。

饮品功效
有清热止渴、消暑利水、养心宁神的功效。

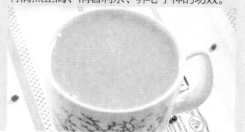

上火

上火是指人体阴阳失衡而出现的内热症,多分为心火、肝火、胃火、肺火、肾火。咽喉肿痛、脸上长痘和便秘等是上火的常见表现,不仅会给身体带来不适,还会给生活和工作造成不便。

☺ 推荐食材

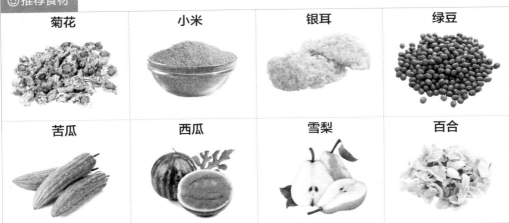

菊花	小米	银耳	绿豆
苦瓜	西瓜	雪梨	百合

● 饮食宜忌

宜
→ 宜多吃黄瓜、苦瓜、白菜等清火的新鲜蔬菜。
→ 宜多食小麦、玉米、大米、小米、薏米等,在主食上粗细搭配均衡。
→ 宜多喝绿茶、菊花茶、苦丁茶等败火茶饮。

忌
→ 忌吃辛辣刺激性食物,戒烟戒酒。
→ 少吃橘子、柚子、橙子、柠檬、山楂等酸性较强的水果,少喝碳酸饮料。

☯ 生活老偏方

生活老偏方 1 取夏枯草 12g、桑叶 10g、菊花 10g。先将夏枯草、桑叶放在一起入锅煮 40 分钟,然后放入菊花再煮 5 分钟,加冰糖或蜂蜜调味,可代茶长期饮用。

生活老偏方 2 取蜜枣 200g、核桃仁 100g、白糖适量。将蜜枣去核洗净,与核桃仁、白糖一块放入锅中小火炖煮,等粥变得黏稠即可起锅食用,功能润肺生津。

☺ 食材图典

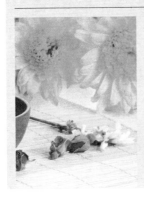

【名称】菊花
【别名】菊华、黄花、女华、甘菊、金蕊、甜菊花
【性味】甘、微苦、微寒
【功效】平肝明目、清风散热、清热解毒
【禁忌】脾胃虚寒者及孕妇慎食,且菊花不可长期食用
【挑选】以花萼偏绿色、手感松软顺滑且没有发霉、发暗的为最佳

保健小贴士 保持平和的心态,避免情绪受到刺激导致病情加重。避免熬夜,应注意保持口腔卫生。细嚼生姜片,可缓慢消除脸部水泡;多次含漱嫩丝瓜汁对咽喉肿痛有缓解的作用。

清热解毒+理气止痛

茉莉花豆浆

材料 黄豆70g、茉莉花20g、蜂蜜5g。

做法

① 黄豆提前用清水浸泡10~12个小时，捞出洗净；茉莉花用清水洗净备用。

② 将黄豆、茉莉花放入豆浆机中，添水至上、下水位线之间，搅打成豆浆。

③ 用筛网滤出豆渣，加入蜂蜜拌匀即可。

饮品功效

本饮品具有清肝明目、理气止痛的功效。

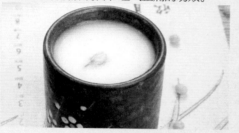

清热降火+增强免疫

清心菊花豆浆

材料 黄豆70g、菊花5朵。

做法

① 黄豆提前用清水浸泡10~12个小时，捞出洗净；菊花用清水洗净备用。

② 将黄豆、菊花放入豆浆机中，添水至上、下水位线之间，搅打成豆浆。

③ 用筛网滤出豆渣即可。

饮品功效

具有清热降火、增强免疫等良好功效。

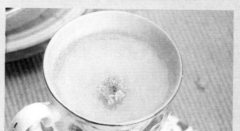

清热散风+润肺止咳

菊花枸杞豆浆

材料 黄豆70g、菊花15g、枸杞10颗。

做法

① 黄豆水中浸泡10~12个小时，捞出。菊花洗净浮尘；枸杞泡发洗净。

② 将上述材料放入豆浆机中，加水至上、下水位线之间，按豆浆键，开始制作豆浆。

③ 滤出豆渣即可。

饮品功效

清热散风、生津止渴、润肺止咳。

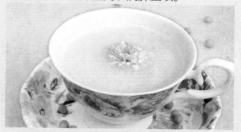

提神醒脑+疏风散热

绿茶豆浆

材料 黄豆70g、绿茶茶叶5g、甘菊5朵、冰糖或白糖10g。

做法

① 黄豆提前用清水浸泡10~12个小时，捞出洗净；绿茶茶叶、甘菊洗净浮尘。

② 将黄豆、绿茶茶叶和甘菊放入豆浆机中，添水至上、下水位线之间，搅打成豆浆。

③ 滤出豆渣，加入冰糖化开搅拌均匀即可。

饮品功效

疏风散热、提神醒脑。

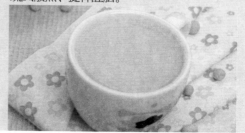

对症祛病饮品

焦虑

焦虑是一种常见的情绪状态，通常还伴有头晕、心慌、胸闷、呼吸急促等躯体方面的不适症状。焦虑是可以治疗和预防的，情况严重者应在医生指导下服药治疗。

☺ 推荐食材

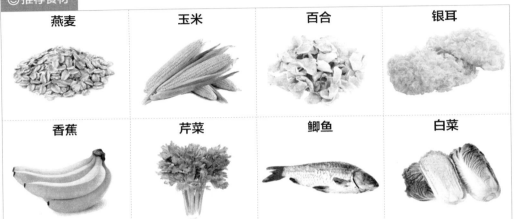

燕麦	玉米	百合	银耳
香蕉	芹菜	鲫鱼	白菜

● 饮食宜忌

 宜

➡ 宜多食莲子、桂圆、燕麦、百合、红枣之类的食物，有助于缓解焦虑。

➡ 增加蔬菜在饮食中的比例，以便缓解压力。

➡ 睡觉前可以喝杯牛奶，帮助休息睡眠。

 忌

➡ 忌食辛辣油腻、油炸煎炒等蕴湿助热的食物。

➡ 忌食生硬、寒凉类的瓜果和冷菜。

○ 生活老偏方

生活老偏方 1 取水发银耳 250g、莲子 35g、薏苡仁 10g、冰糖 5g。莲子用温水泡软，银耳洗净撕成小朵。将 3 种食材一起放入锅中，加水煮 50 分钟，加入冰糖调味。

生活老偏方 2 取龙眼 20g、大米 30g、冰糖 5g。将龙眼去除外皮，大米淘洗干净。锅中加适量水，放入龙眼和大米，熬煮 20 分钟，放入冰糖调味即可。

☺ 食材图典

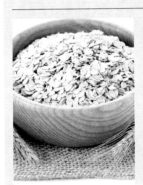

【名称】燕麦

【别名】莜麦、燕麦米、野大麦、油麦

【性味】甘、温

【功效】滑肠通便、排毒养颜、舒缓压力、延缓衰老

【禁忌】一次性食用不宜太多，否则会导致胃痉挛或腹胀

【挑选】以颗粒饱满，未经过加工的原汁原味的燕麦为最佳

保健小贴士 养成良好的作息习惯，保证睡眠充足。可多做些运动，有助于患者的精神放松。保持自信和微笑，可以帮助战胜焦虑和恐惧。还可以泡泡热水澡，听听舒缓的音乐，都有助于缓解病情。

糯米豆浆

材料 黄豆40g、糯米30g、白糖5g。

做法

① 将黄豆提前在清水中浸泡10~12个小时，捞出洗净备用；糯米浸泡半个小时，捞出洗净。

② 将黄豆、糯米倒入全自动豆浆机中，加水至上、下水位线之间，接通电源，按五谷豆浆键，开始制作豆浆。

③ 待豆浆机提示豆浆做好，滤出豆渣，根据个人口味加入白糖拌匀即可。

饮品功效

此饮品具有滋阴润燥、健脾和胃、宁心安神的良好功效。

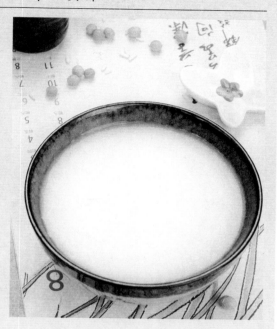

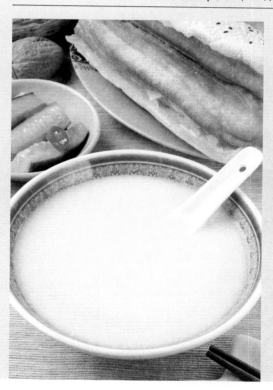

益脾安神+补虚润燥

燕麦豆浆

材料 黄豆40g、青豆30g、燕麦20g、白糖10g。

做法

① 用量杯量出黄豆30g，在清水中浸泡10~12个小时，捞出洗净。青豆、燕麦分别用清水洗净，泡软备用。

② 将黄豆、青豆和燕麦放入豆浆机中，加水至上、下水位线之间，按五谷豆浆键，开始制作豆浆。

③ 等待豆浆机发出蜂鸣声提示时，关掉电源，滤出豆渣，加入白糖调味即可。

饮品功效

本豆浆有益脾安神、补虚润燥、滋补强身、延缓衰老的功效。

青豆
补肝养胃、滋补强壮

咳嗽

咳嗽一般是由于呼吸道疾病引起的，是人体的一种保护性措施。长期而剧烈的咳嗽会影响人的正常工作与生活，属于一种病理现象，应对症治疗，予以足够的重视。

☺推荐食材

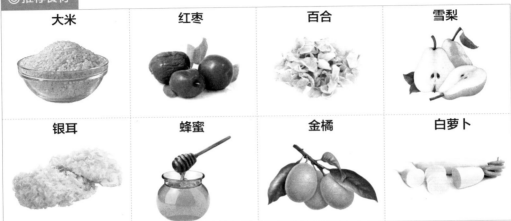

大米	红枣	百合	雪梨
银耳	蜂蜜	金橘	白萝卜

●饮食宜忌

➡ 宜多吃小米、百合、蜂蜜、白萝卜之类的润肺食物，饮食应以清淡为主。
➡ 多吃如梨、金橘、绿豆、菊花、苦瓜等有清热去火、止咳化痰功效的食物。

➡ 忌食辣椒、胡椒、生姜等辛辣刺激性食物。
➡ 忌食虾、螃蟹、牡蛎、田螺等海鲜产品，否则会加重咳嗽。

♡ 生活老偏方

生活老偏方 1 取白萝卜 1 个、蜂蜜 100g。将白萝卜洗净，去皮，中间掏空，做成萝卜盅。蜂蜜放入萝卜盅内，置于碗中，隔水蒸煮。萝卜与蜂蜜一块服下，一天 2 次。

生活老偏方 2 取猪肺 90g、杏仁 10g、粳米 60g、盐 5g。杏仁在水中泡软去外皮，猪肺切片后和粳米一起放入锅内，加清水，煮成稀粥，加盐调味即可。

☺ 食材图典

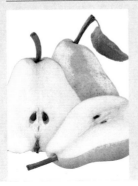

【名称】雪梨
【别名】雪花梨、鸭梨、黄金梨、秋梨
【性味】甘、微酸、凉
【功效】清热化痰、生津润燥、润肠通便、防癌抗癌
【禁忌】脾胃虚寒以及腹痛者应慎食
【挑选】果形端正饱满、成熟适度、果肉鲜嫩多汁、无霉烂、冻伤最佳

保健小贴士 避免淋雨、过度劳累、受凉等，注意防寒保暖，预防感冒。时常开窗通风，呼吸新鲜的空气，适当进食莲子、梨、银耳、萝卜等食物。经常活动锻炼身体，可以增强机体的免疫能力。

雪梨豆浆

材料 雪梨1个、黄豆60g、白糖5g。

做法

❶ 黄豆提前在清水中浸泡8个小时；雪梨洗净去皮去核，切成小碎丁。

❷ 将黄豆、雪梨放入豆浆机中，加水至上、下水位线之间，按五谷豆浆键，开始制作豆浆。

❸ 滤出豆渣，放入白糖搅匀即可。

饮品功效

本饮品具有润肺化痰、清热止咳、益气宽中、增强免疫的功效。

雪梨
生津止渴、去咳化痰

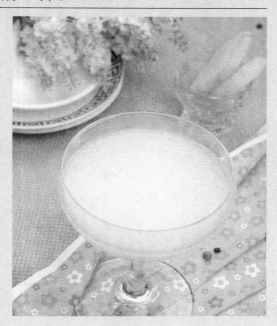

对症祛病饮品

止咳平喘+补肺益肾

黄瓜雪梨豆浆

材料 黄瓜10g、雪梨1个、黄豆100g。

做法

❶ 黄豆提前在清水中浸泡8个小时；黄瓜洗净，去皮后切成小丁；雪梨洗净，去皮去核切丁。

❷ 将上述材料放入豆浆机中，加水至上、下水位线之间，按豆浆键，开始制作豆浆。

❸ 滤出豆渣即可。

饮品功效

本饮品具有止咳平喘、祛热利湿的功效。

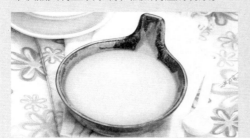

清咽润喉+清热化痰

清凉薄荷豆浆

材料 黄豆70g、绿豆30g、薄荷叶10g。

做法

❶ 黄豆、绿豆提前在清水中浸泡10~12个小时；薄荷叶洗净，撕碎。

❷ 将上述材料放入豆浆机中，加水至上、下水位线之间，按豆浆键，开始制作豆浆。

❸ 提示豆浆做好后，滤出豆渣即可。

饮品功效

本饮品具有健脾宽中、润肠通便、疏风散热、清咽润喉、提神醒脑的良好功效。

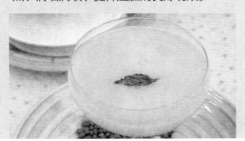

贫血

铁元素是合成血红蛋白的主要原料，缺铁性贫血是大众最容易发生的贫血类型。而除了补铁之外，维生素 C 的补充也不容忽视。食补加上药补，是治疗贫血的最佳方法。

☺ 推荐食材

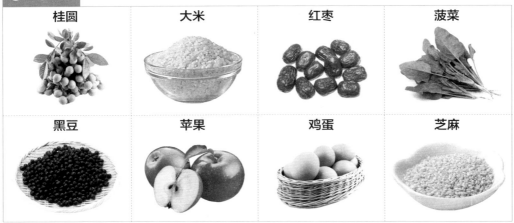

桂圆	大米	红枣	菠菜
黑豆	苹果	鸡蛋	芝麻

◉ 饮食宜忌

 宜

➡ 宜多吃苹果、猕猴桃、西红柿等含维生素 C 的食物，帮助提高铁的吸收率。

➡ 多吃菠菜、胡萝卜等含铁丰富的蔬菜。

 忌

➡ 少吃肥肉、油炸食品、罐头食品等高脂肪类食物，否则会影响人体的造血功能。

➡ 少吃高粱、燕麦、玉米、荞麦等粗糙类的食物。

⊙ 生活老偏方

生活老偏方 1 取干红枣 50g、花生米 100g、红糖 50g。将干红枣洗净，泡发。花生米温水泡一下。把红枣和花生米放在锅中，加冷水，用小火煮半小时，加入红糖即可。

生活老偏方 1 猪肝 150g、菠菜 100g、盐 5g。将猪肝用清水洗净切片，菠菜用水洗净。锅中加水烧开，放入猪肝煮至近熟时，放入菠菜，加少许盐，即可食用。

☺ 食材图典

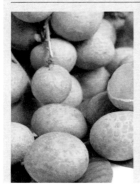

【名称】桂圆

【别名】龙眼、元肉、比目、骊珠

【性味】甘、温

【功效】益气安神、益智健脑、补血养心、改善睡眠

【禁忌】风寒感冒、糖尿病患者以及孕妇忌食

【挑选】以颗粒饱满、壳面光洁完整而且在摇动时没有响声者为佳品

保健小贴士 保养要合理，食物必须多样化，饮食应有规律、有节制，严禁暴饮暴食。多吃含铁丰富的食物，如动物肝、瘦肉、蛋黄、菠菜等。可以多吃新鲜蔬菜、水果补充维生素 C。

益气养血+养阴清心

百合红豆大米豆浆

材料 红豆和大米各30g、百合25g、冰糖5g。

做法

1. 红豆提前在清水中浸泡4~6个小时，捞出洗净；大米淘洗干净；百合泡发，z择洗干净，分瓣。
2. 将红豆、大米和百合放入豆浆机中，加水至上、下水位线之间，按五谷豆浆键，开始制作豆浆。
3. 至豆浆机提示豆浆做好，滤后加冰糖搅拌至化开即可。

饮品功效

此饮品具有益气养血、健脾养胃、清心安神的良好功效。

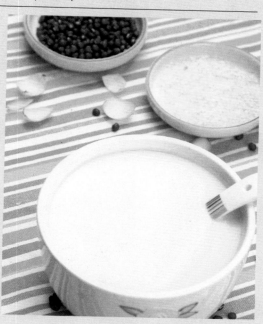

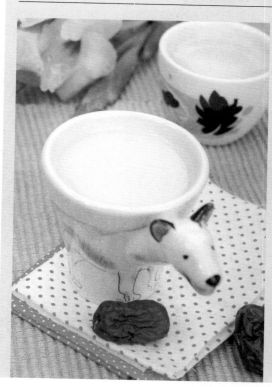

健脾益气+补血养颜

红枣大麦豆浆

材料 黄豆和大麦各40g、红枣2颗。

做法

1. 黄豆提前在清水中浸泡10~12个小时，捞出洗净；大麦淘洗干净，泡软；红枣清水泡发洗净，去核。
2. 将黄豆、红枣和大麦倒入全自动豆浆机中，加水至上、下水位线之间，接通电源，开始制作豆浆。
3. 等到豆浆机提示豆浆做好，滤出豆渣，盛在碗里即可。

饮品功效

本饮品具有滋补养血、健脾益气、增强免疫的功效。

大麦

平胃止渴、消渴除热

便秘

便秘的发病率较高，病因复杂，好发于女性和老年人，表现为排便次数减少、大便干结、排便用力等，往往还伴有失眠、多梦、食欲减退等症，严重影响人们的生活质量。

☺ 推荐食材

香蕉	苹果	红薯	黄豆
萝卜	蜂蜜	番茄	梨

◉ 饮食宜忌

宜
- 宜多吃香蕉、水果、雪梨、青豆、玉米、白萝卜以及豆类，增加膳食纤维的摄入量。
- 每天至少饮用2000ml的水，帮助肠道蠕动。

忌
- 少吃精细面粉、精米等精细类食物。
- 少吃辣椒、大蒜、油条等辛辣、油炸类食物，减少肉类的摄入。

◯ 生活老偏方

生活老偏方 1 取黑芝麻25g、粳米50g。黑芝麻炒后研细末备用，粳米洗净，黑芝麻与粳米放入锅内，加清水，旺火烧沸后，再改用小火煮至粥成即可。

生活老偏方 2 取枸杞45g、粳米50g、大红枣5个。将枸杞煮10分钟，加入粳米、红枣煮粥，粥熟后加入红糖即可。此方有润肠通便、益气补血、补益肝肾作用。

☺ 食材图典

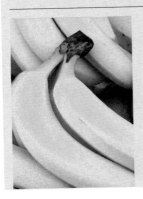

【名称】香蕉
【别名】甘蕉、芎蕉、香牙蕉、蕉子、蕉果
【性味】甘、寒
【功效】润肠通便、生津止渴、润肺滑肠、清热解毒、防癌抗癌
【禁忌】脾胃虚寒及胃酸过多者慎食
【挑选】以表皮完好无损、硬度适中、有光泽而且香味清新的为最佳

保健小贴士 早晨起床后可饮一杯淡盐水或蜂蜜水。多吃苹果，最好连皮一块吃掉。饮食有规律，进餐时应细嚼慢咽。加强体育锻炼，配合腹部按摩，以促进胃肠蠕动。还应养成定时排便的习惯。

百合莲子二豆饮

材料 红豆40g、绿豆30g、百合15g、莲子20g。

做法

① 红豆、绿豆提前在清水中浸泡10~12个小时，捞出洗净；莲子泡软，去心洗净；百合洗净，分成小片。

② 将所有食材倒入全自动豆浆机中，加水至上、下水位线之间，接通电源，开始制作豆浆。

③ 等到豆浆机提示豆浆做好后，滤出豆渣即可。

饮品功效

本饮品具有养胃生津、通便利尿、清热解毒的功效。

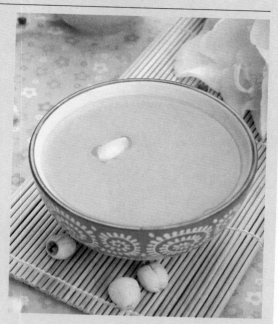

对症祛病饮品

润肠通便+美容瘦身

红绿二豆浆

材料 红豆、绿豆各40g。

做法

① 红豆、绿豆提前在清水中浸泡10~12个小时，捞出洗净。

② 将上述材料倒入自动豆浆机中，加水至上、下水位线之间，接电源制作豆浆。

③ 等到豆浆机提示豆浆做好后，滤出豆渣即可。

饮品功效

本饮品具有清热消肿、美容瘦身的功效。

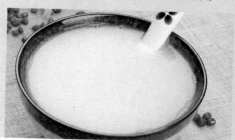

润肠通便+排毒养颜

黄金米豆浆

材料 黄金米、黄豆各50g。

做法

① 黄豆提前在清水中浸泡10~12个小时，捞出洗净；黄金米洗净，泡软。

② 上述材料倒入全自动豆浆机中，加水至上、下水位线之间，接电源制作豆浆。

③ 滤出豆渣即可。

饮品功效

本饮品具有润肠通便、补血养颜、清热解毒、增强免疫的良好功效。

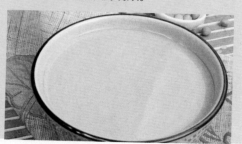

脱发

脱发指头发脱落的现象，生理性脱发属正常现象，这里指病理性脱发。病理性脱发是指头发异常或过度的脱落，按原因可分为神经性、内分泌、营养性、化学性等类型。

☺ 推荐食材

花生	核桃	枸杞	胡萝卜
黑豆	紫甘蓝	鸡蛋	芝麻

◑ 饮食宜忌

宜

➡ 宜吃黑芝麻、黑豆、枸杞、芥菜、瘦肉、牛奶、植物油等富含维生素 E 的食物。

➡ 宜多吃含黏蛋白的骨胶质多的食物，如排骨汤、猪蹄、鸡爪、猪皮等。

忌

➡ 忌烟、酒及葱、蒜、辣椒等辛辣刺激食物。

➡ 忌大量吃糖和富含脂肪的食物，如巧克力、牛奶蛋糕、肉类、洋葱等。

☺ 生活老偏方

生活老偏方 1 取枸杞 10g、黑芝麻 30g、大米 50g。将枸杞、黑芝麻、大米淘洗干净，放在一起共同煮粥，粥煮熟后，然后添加适量的白糖或冰糖，即可食用。

生活老偏方 1 黑豆 30g、红花 10g、红糖 10g。将黑豆、红花放入锅中，加适量清水，煮沸后 30 分钟，再加入红糖。每天服用一次，坚持服用即可。

☺ 食材图典

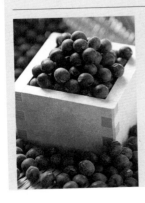

【名称】黑豆

【别名】乌豆、橹豆、马料豆、冬豆子

【性味】甘、平

【功效】补肾益阴，安神补血，除热解毒、乌发黑发、延年益寿

【禁忌】小孩不宜多食，而且黑豆不宜与蓖麻子同食

【挑选】以颗粒饱满，外观自然黑且没有霉变和虫咬的为最佳

保健小贴士 多吃水果和蔬菜，补充维生素 C 和铁元素。尽量远离香烟，少量饮酒。经常使用药用木梳子梳头，以活血通经。不要使用吹风机过度吹头发。另外，按摩太阳穴和百会穴有助于预防脱发。

芝麻花生黑豆浆

材料 黑豆70g、黑芝麻和花生仁各10g、白糖15g。

做法

① 黑豆泡软，洗净；花生仁洗净；黑芝麻冲洗干净，沥干水分，碾碎。

② 将所有原材料放入豆浆机中，添水至上、下水位线之间，按五谷豆浆键，打成豆浆后，滤出豆浆。

③ 加入白糖拌匀即可。

饮品功效

黑芝麻可补肝益肾、养血润燥、乌发美容，搭配黑豆和花生仁等食用，有补肾益阴、乌发黑发、清热解毒、延年益寿的良好功效。

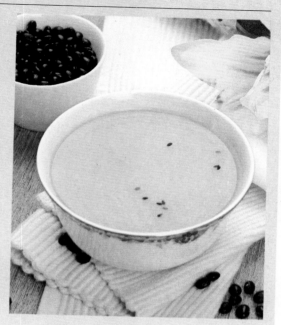

对症祛病饮品

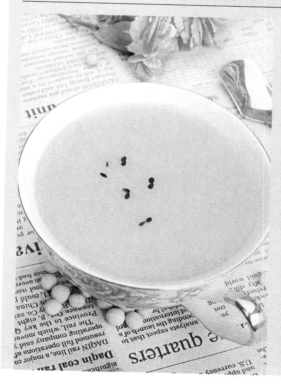

乌发黑芝麻豆浆

材料 黄豆100g，黑芝麻10g、白糖5g。

做法

① 黄豆浸泡至发软，捞出洗净；黑芝麻淘洗净，碾碎。

② 将黄豆、黑芝麻、白糖放入豆浆机中，添水至上、下水位线之间，按五谷豆浆键，打成豆浆后，滤出豆渣。

③ 倒入准备好的杯中，加入白糖搅拌均匀即可饮用。

饮品功效

黄豆可润肺解毒、润肠通便、养颜美容，搭配黑芝麻及白糖食用，有清热解毒、乌发润发、补血养颜、延年益寿、增强免疫力的功效。

慢性支气管炎

慢性支气管炎是指气管、支气管及其周围组织的慢性非特异性炎症，可能发展为阻塞性肺气肿和慢性肺心病。本病主要症状是咳嗽、吐痰或伴有喘息，容易反复发作。

☺推荐食材

胡萝卜	黑豆	红薯	山药
糙米	花生	鸡蛋	银耳

●饮食宜忌

宜
➡ 宜多食杏仁、花生、胡萝卜、百合、雪梨、红枣、银耳等理气化痰的食物。
➡ 多食黄瓜、冬瓜、西红柿、苦瓜、柚子、西瓜等清痰去火的蔬菜和瓜果。

忌
➡ 忌食辣椒、韭菜、蒜等对肺部有刺激的食物。
➡ 忌食过热或过冷的食物，炒菜时应少放味精、鸡精、胡椒等调味料。

○ 生活老偏方

生活老偏方 1 取桑叶、菊花、甘草各 7g，杏仁 15g，蜂蜜 10g。将上述材料择净，和蜂蜜一块放入茶壶中，冲入沸水，泡 10 分钟后代茶饮服。每日 1 剂。

生活老偏方 2 取苹果 1 只、巴豆 1 粒。苹果挖洞，将巴豆去皮放入苹果中蒸 30 分钟，停火，取出巴豆。食苹果饮汁。如病情严重，可每日早晚各吃 1 只苹果。

☺食材图典

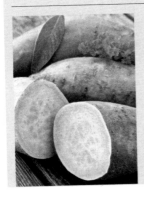

【名称】红薯
【别名】甘薯、番薯、山芋、地瓜
【性味】甘、平、微凉
【功效】益气补中、润肠通便、美容护肤、增强免疫、延缓衰老
【禁忌】胃酸过多的人及糖尿病患者慎食
【挑选】以外表光滑干净、完整坚硬而且没有外伤、没有发芽的为最佳

保健小贴士 多吃容易消化的蔬菜和水果。多饮开水，以便稀释痰液，使得呼吸道通畅。远离香烟，避免吸入煤烟、油烟等刺激性气体。积极锻炼身体，应劳逸结合，增强自身的抗病能力。

胡萝卜黑豆豆浆

材料 胡萝卜15g、黑豆50g、蜂蜜5g。

做法

❶ 黑豆浸泡10~12个小时，捞出后洗净，备用；胡萝卜洗净，切丁。

❷ 将黑豆、胡萝卜放入豆浆机中，添水至上、下水位线之间，按五谷豆浆键，打成豆浆。

❸ 将豆浆过滤，加入蜂蜜调味即可。

饮品功效

胡萝卜能益肝明目、行气化滞、增强免疫，搭配黑豆食用，有润肺解毒、行气化滞、活血利水、清热润肺、增强免疫力的良好功效。

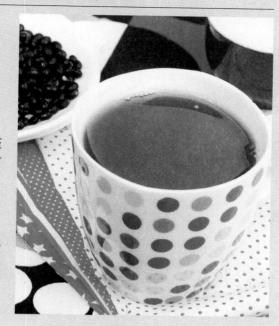

益肺止咳+滋阴润肺

红薯山药麦豆浆

材料 黄豆50g、怀山药和红薯各25g、小麦20g。

做法

❶ 黄豆泡发洗净；怀山药、红薯去皮洗净切块，泡清水里；小麦洗净，浸泡。

❷ 将所有原材料放入豆浆机中，添水搅打成豆浆，烧沸后滤出豆浆即可。

饮品功效

红薯可润肺滑肠、生津止渴，山药能益肺止咳、补肾益精，二者搭配黄豆和小麦食用，有益肺止咳、清热润肺、增强免疫的功效。

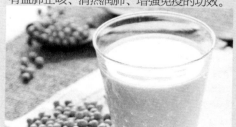

润肺化痰+清咽止咳

糙米花生豆奶

材料 糙米25g、花生30g、黄豆40g、牛奶40ml、白糖5g。

做法

❶ 糙米淘洗干净，泡好；花生剥壳留仁，冲洗沥干；黄豆浸泡8个小时，捞出洗净。

❷ 将上述材料放豆浆机内，添水搅打成浆。

❸ 煮沸后进行过滤，放入牛奶并拌匀，再加白糖调味即可。

饮品功效

花生能润肺化痰、清咽止咳，搭配糙米和黄豆等食用，有清热解毒、增强免疫的功效。

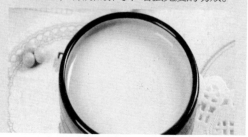

肝炎

引起肝炎的原因有很多种，最常见的因素是病毒，此外还有免疫能力缺乏等。合理的膳食与营养是一项积极的治疗措施，对于肝炎的恢复具有相当重要的作用。

☺ 推荐食材

玉米	苹果	香蕉	黑米
黑豆	平菇	茼蒿	芝麻

◎ 饮食宜忌

宜

➡ 宜多食香蕉、平菇等富含 B 族维生素的食物。

➡ 宜多食花生、柿子、柑橘、牛肉、鱿鱼、葡萄等酸性食物，以利于药效的发挥。

忌

➡ 忌食用辣椒、大蒜、洋葱等辛辣食材。否则，会引起消化道生湿化热，肝胆气机失调。

➡ 忌食各种糖类制品及腌制食物。

○ 生活老偏方

生活老偏方 1 取鲜蘑菇 200g、猪瘦肉 200g。将鲜蘑菇洗净，猪瘦肉切块，一起放入砂锅，加水后文火炖煮，待瘦肉烂熟时加调料，佐餐食用。适用于慢性肝炎。

生活老偏方 2 取茅根和瘦猪肉各 350g、大枣 10 枚、食盐和味精各 5g。将茅根水煎取汁，猪肉洗净，和大枣放入药汁中煮熟，用食盐、味精调服。此方可扶正护肝。

☺ 食材图典

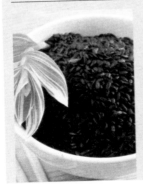

【名称】黑米

【别名】小黑、米米、黑豆、米癫子

【性味】甘、温

【功效】益气补血、滋补肝肾、健脾温胃、调节免疫

【禁忌】病后消化能力弱的人不宜吃黑米

【挑选】以米粒大小均匀、外表有光泽、没有虫蛀且不含杂质的为最佳

保健小贴士 注意饮食卫生，养成良好的卫生习惯。多吃苹果、芝麻等含丰富蛋白质、维生素食物。忌酒，忌葱蒜、辣椒等刺激性食物。还可在肝区和腹部做保健按摩，每次按摩 10 分钟左右即可。

杏仁红枣豆奶

材料 杏仁20g、红枣15g、黄豆45g、
牛奶和白糖各10g。

做法

❶ 黄豆提前在清水中浸泡8个小时，捞出
洗净；杏仁用温水略泡，洗净；红枣
泡发，去核。

❷ 将上述材料放入豆浆机中，加水至
上、下水位线之间，按五谷豆浆键，
开始制作豆浆。

❸ 等豆浆机提示豆浆做好后，滤出豆
渣，加入牛奶、白糖搅匀即可。

饮品功效

黄豆能保肝护肝、清热解毒，和红枣搭
配，有清热解毒、保肝护肝的功效。

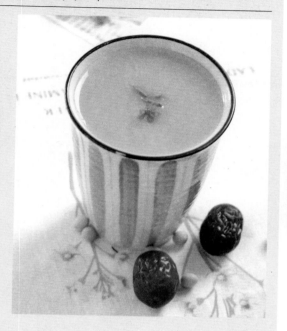

对症祛病饮品

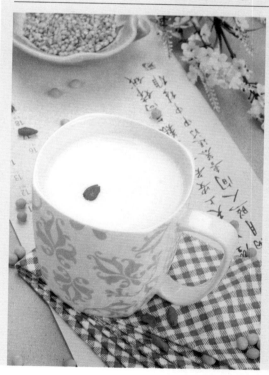

荞麦枸杞豆浆

材料 黄豆50g、荞麦30g、枸杞10g、
冰糖或白糖5g。

做法

❶ 黄豆提前在清水中浸泡8个小时，捞出
洗净；枸杞用清水泡软，捞出洗净；荞
麦淘洗干净。

❷ 将荞麦、枸杞、黄豆放入豆浆机中，加
水至上、下水位线之间，按五谷豆浆
键，开始制作豆浆。

❸ 煮至豆浆机提示豆浆做好，滤出豆渣，
倒入准备好的杯中，加入白糖搅拌均匀
即可饮用。

饮品功效

黄豆能清热解毒、保肝护肝、增强免疫，
搭配荞麦、枸杞食用，有清热解毒、滋补
肝肾、益气补血、调节免疫的良好功效。

高血压

高血压的发生与人的生活习惯有很大的关系。高血压大多表现为头痛、头晕、耳鸣、眼花、心悸、乏力、手指发麻等。对于高血压，应做到早发现、早治疗，以免贻误病情。

☺ 推荐食材

玉米	桑叶	高粱	小米
苦瓜	竹笋	香菇	芹菜

◔ 饮食宜忌

宜

➡ 宜多食玉米、小米、豆腐、土豆、茄子、海带等富含钾、钙而含钠低的食物。

➡ 保证新鲜蔬菜、水果和海产品的食用量。

忌

➡ 忌食芥菜、葱、姜、辣椒、花椒、芥末等刺激性强的食物，限制盐的摄入量。

➡ 忌食五花肉、香肠、油炸食物、罐装食品等高脂肪的食物及各类动物油。

◔ 生活老偏方

生活老偏方 1 取芹菜叶茎和根200g、粳米300g。芹菜洗净后切碎，粳米煮至半熟时放入芹菜，细火慢煮成粥。可以分3次来食用，每周可依此方熬粥3次。

生活老偏方 2 取黑木耳10g、银耳15g。将黑木耳、银耳提前用水泡发，浸软后用清水洗净，放碗内蒸1个小时，分2次食用。此方适用于高血压、血管硬化和眼底出血等症。

☺ 食材图典

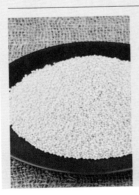

【名称】小米

【别名】谷子、黄粟、粟米、黏米、白粱粟、粟谷

【性味】甘、咸、凉

【功效】滋阴养血、清热解毒、健脾和胃、美容护肤

【禁忌】气滞者忌食，虚寒体质的人少食

【挑选】以米粒颜色均匀有光泽、无杂质和虫蛀、味道清香者为最佳

保健小贴士 对于降血压要有信心和决心，应定期测量血压值。戒烟戒酒，饮食上应以低脂肪、低胆固醇、低钠和高维生素为要求，多吃蔬菜和水果。经常做适量的运动，养成良好的生活和饮食习惯。

玉米豆浆

材料 黄豆、玉米粒各50g。

做法

① 黄豆用清水浸泡10~12个小时，捞出洗净；玉米粒洗净。

② 将泡好的黄豆、玉米放豆浆机中，添水搅打成豆浆，并煮沸。

③ 滤出豆浆，即可饮用。

饮品功效

黄豆可清热解毒、降糖降脂、软化血管，玉米能降低胆固醇、增强记忆，二者搭配食用，有软化血管、降压降脂、延缓衰老的功效。

玉米
健脾益胃、利水渗湿

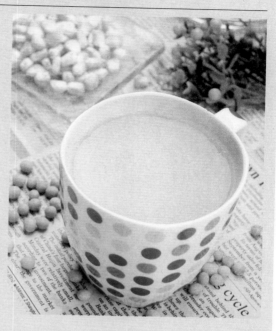

清肺润燥+降压降糖

黄豆桑叶黑米豆浆

材料 黄豆和黑米各40g、干桑叶6g。

做法

① 黄豆、黑米用清水浸泡至软，捞出洗净；干桑叶洗净。

② 将上述材料放入豆浆机中，加水至上、下水位线之间。

③ 搅打成豆浆，烧沸后滤出即可。

饮品功效

黑米能调节免疫，桑叶可清肺润燥，搭配黄豆食用，有清肺润燥、降压降糖的功效。

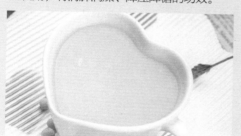

益脾养胃+软化血管

高粱小米豆浆

材料 黄豆50g、高粱和小米各25g。

做法

① 黄豆用清水浸泡至发软，捞出洗净；高粱、小米淘洗干净。

② 将上述材料放入豆浆机中，加水至上、下水位线之间。

③ 搅打成豆浆，烧沸后滤出即可。

饮品功效

黄豆能软化血管，小米补益虚损，搭配高粱食用，有益脾养胃、降糖降脂的功效。

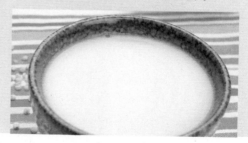

高脂血症

高脂血症是一种慢性、全身性的疾病，会诱发高血压、糖尿病、脂肪肝等病症，甚至会演变成冠心病、心肌梗死、猝死。对于高脂血症，我们必须给予足够的重视，重治疗更重预防。

☺ 推荐食材

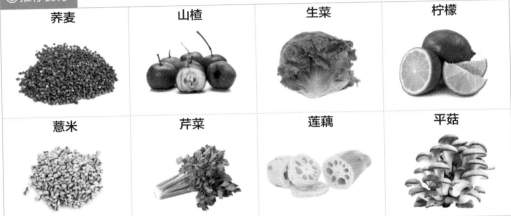

| 荞麦 | 山楂 | 生菜 | 柠檬 |
| 薏米 | 芹菜 | 莲藕 | 平菇 |

● 饮食宜忌

 宜

➡ 宜多吃山楂、菠萝、苹果、芹菜、莲藕、平菇等能软化血管、降低血压的食物。

➡ 宜多吃黄花菜、生菜、南瓜、薏米、荞麦等能降低胆固醇的食物。

 忌

➡ 忌吃猪肝、狗肉、五花肉等胆固醇含量较高的肉类。

➡ 少吃腊鱼、咸肉、油条等辛辣、油腻食物。

☺ 生活老偏方

生活老偏方 1 取玉米粒 150g、黑木耳 10g、盐 5g。玉米粒洗净。用压力锅加水 300ml 煮至将烂。改用普通锅，放入木耳一起煮粥，加入盐调匀。早晚空腹食用。

生活老偏方 2 取山楂 20g、茶叶 5g。将山楂用清水洗净，加水熬煮取汁，趁热加入茶叶，闷泡片刻，即可饮用。可消食化积，散淤行滞。适用于高脂血症、高血压等症。

☺ 食材图典

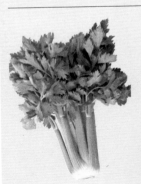

【名称】芹菜

【别名】旱芹、香芹、药芹、蒲芹

【性味】甘、凉

【功效】降糖降压、清肠利便、止血凉血、补血养颜

【禁忌】脾胃虚寒以及血压偏低者应慎食

【挑选】以色泽鲜绿、菜叶平整无蔫、叶柄肥厚、根部干净为最佳

保健小贴士 应多食新鲜蔬菜，少食肉类。忌烟限酒，多饮用绿茶，对降低血脂有帮助。养成良好的生活和作息方式，按时休息。还应有适量的运动，多参加一些轻松舒适的文化娱乐活动。

降糖降脂＋增强免疫

荞麦山楂豆浆

材料 黄豆和荞麦各40g、山楂20g、白糖或冰糖5g。

做法

1. 黄豆、荞麦洗净，用清水浸泡至发软；山楂洗净，去蒂去核。
2. 将上述材料放入豆浆机中，加水搅打成豆浆，并煮沸。
3. 滤出豆浆，趁热加入冰糖拌匀。

饮品功效

有清热解毒、降糖降脂、增强免疫的功效。

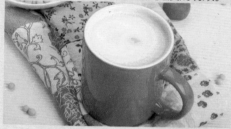

降压降脂＋护肤美容

柠檬薏米豆浆

材料 红豆和薏米各30g、柠檬2片。

做法

1. 将红豆、薏米用清水浸泡2~3小时，捞出洗净。
2. 将红豆、薏米、柠檬片放入豆浆机中，加水搅打成豆浆，并煮沸。
3. 滤出豆浆，装杯即可。

饮品功效

有清热利尿、降压降脂、延缓衰老的功效。

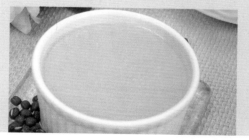

降糖降脂＋益气补血

清肝生菜豆浆

材料 黄豆70g、生菜30g。

做法

1. 黄豆用清水泡至发软，捞出洗净；生菜取叶洗净，撕碎。
2. 将黄豆、生菜叶放入豆浆机中，加水搅打成豆浆，并煮沸。
3. 滤出豆浆，装杯即可。

饮品功效

有保肝护肝、降糖降脂、减肥健美的功效。

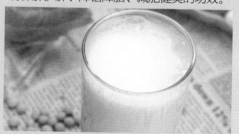

防癌抗癌＋降糖降脂

南瓜豆浆

材料 黄豆、南瓜各50g。

做法

1. 黄豆浸泡；南瓜洗净，去皮去瓤切丁。
2. 上述材料放豆浆机中，添水搅打成豆浆。烧沸后滤出豆浆即可。

饮品功效

南瓜功能补中益气、保肝护肝、降低血糖、防癌抗癌，搭配黄豆食用，有补中益气、降糖降脂、增强免疫、防癌抗癌的良好功效。

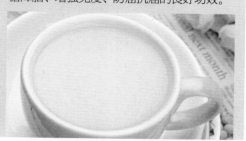

糖尿病

糖尿病是以体内糖代谢紊乱为主的代谢障碍性疾病，其典型症状可概括为"三多一少"，即多尿、多饮、多食、体重减轻。本病可发于各年龄段，应及早发现，并及时防治。

☺ 推荐食材

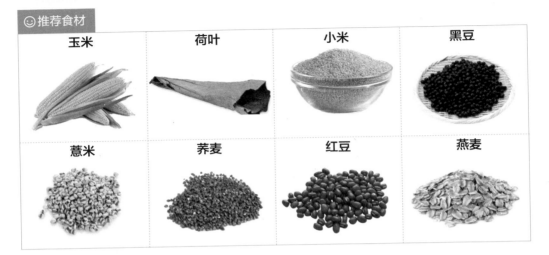

玉米	荷叶	小米	黑豆
薏米	荞麦	红豆	燕麦

◉ 饮食宜忌

宜

⮕ 宜多食洋葱、苦瓜、番茄、辣椒、红豆等具有调节血糖作用的食物。

⮕ 宜多食小麦、黑米、玉米等低血糖的食物。

忌

⮕ 忌食猪油、黄油、奶油、奶酪、肥肉、油炸食品等升高血脂的食物。

⮕ 忌烟戒酒，忌辛辣油腻食品及糖制的甜食类。

❂ 生活老偏方

生活老偏方 1 取南瓜450g、绿豆200g。将南瓜清洗干净，去瓤和籽，切成块状。将绿豆用水洗净，和南瓜一起放入砂锅，用文火煮至绿豆烂熟，即可食用。

生活老偏方 1 取黄豆100g、猪排骨150g。将黄豆用清水浸泡，排骨洗净剁块，一起放入砂锅，加适量清水，用文火煮至黄豆烂熟，加入调料，即可佐餐食用。

☺ 食材图典

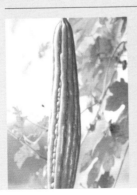

【名称】苦瓜

【别名】凉瓜、癞瓜、锦荔枝、红姑娘

【性味】苦、寒

【功效】清热解毒、益气壮阳、美容养颜、降压降糖、防癌抗癌

【禁忌】胃肠较弱的人及孕妇应慎食

【挑选】以果瘤较大、果形直立、果肉晶莹肥厚的幼瓜为最佳

保健小贴士 保持良好的心态，养成良好的饮食习惯和生活规律。按时起居，少食多餐。减少水果的食用量，多吃糙米、玉米、绿叶蔬菜、白菜等粗纤维的食物。此外，还应坚持适量的运动。

荷叶小米黑豆豆浆

材料 黄豆40g，黑豆、小米各30g，干荷叶1片。

做法
1. 黄豆、黑豆用清水浸泡10~12个小时；小米洗净；干荷叶洗净，撕碎。
2. 将上述材料放入豆浆机中，添水搅打成豆浆。
3. 滤出豆浆，装杯即可。

饮品功效
黑豆能清热解毒、补血安神、补肾益阴、延年益寿，搭配荷叶、小米等食用，有清热解毒、益脾补肾、美容养颜和延年益寿的良好功效。

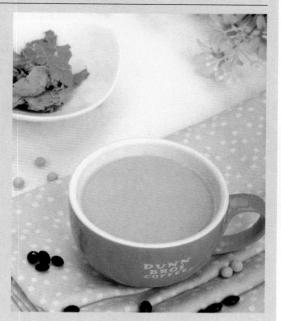

对症祛病饮品

玉米须燕麦豆浆

材料 黑豆60g、燕麦30g、玉米须5g。

做法
1. 黑豆、燕麦泡软，捞出洗净；玉米须洗净，剪碎。
2. 将上述材料放入豆浆机中，加水至上、下水位线之间。
3. 搅打成豆浆，烧沸后滤出即可。

饮品功效
黑豆可补血安神、补肾益阴，搭配燕麦和玉米须食用，有润肠通便、降糖降脂功效。

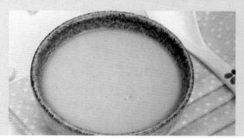

薏米荞麦红豆浆

材料 红豆50g、荞麦和薏米各25g。

做法
1. 红豆、薏米用清水浸泡5个小时，捞出洗净；荞麦淘洗干净。
2. 将上述材料放入豆浆机中，加水搅打成豆浆，并煮沸。
3. 滤出豆浆，即可饮用。

饮品功效
红豆可健脾利水、调节血糖，搭配荞麦和薏米食用，有降压降脂、清心润肺的功效。

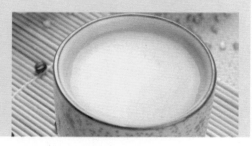

冠心病

冠心病,亦称缺血性心脏病。临床表现为胸闷、气短、心慌等;也可能由于一时或持续性心肌缺氧出现心绞痛、心肌梗死,甚至猝死。其发作常与季节变化、情绪激动、饱食、大量吸烟和饮酒等有关。

☺ 推荐食材

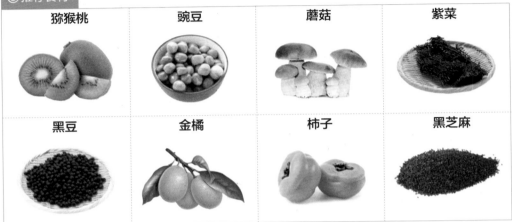

猕猴桃	豌豆	蘑菇	紫菜
黑豆	金橘	柿子	黑芝麻

◉ 饮食宜忌

宜

➡ 宜多食牛奶、羊奶、黄豆、赤小豆、豌豆、薏米、燕麦等能降血脂食物。
➡ 宜多食豆类及其制品、马铃薯、紫菜、金橘、猕猴桃等富含钾元素的食物。

忌

➡ 不食或少食用牛油、奶油及各种油腻食物。
➡ 少食用含糖高的食物,例如甘蔗、蛋糕、巧克力等,忌烟戒酒。

◉ 生活老偏方

生活老偏方 1 取洋葱 150g、猪瘦肉 50g。瘦肉洗净切薄片,洋葱洗净切片。将油锅烧热先放瘦肉翻炒,再放洋葱与肉同炒。加入调料,再翻炒片刻,即可食用。

生活老偏方 2 取豆腐丝 50g、白菜心 200g、酱油 15ml、醋 5ml。豆腐丝上锅蒸 10 分钟,白菜心切成丝,和豆腐丝一块拌入酱油、醋、香油、味精,食用即可。

☺ 食材图典

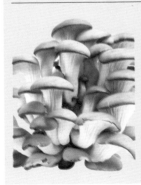

【名称】蘑菇
【别名】茸、肉蕈、肉菌、洋菇、松茸、蘑菇蕈
【性味】甘、凉、微寒
【功效】止咳化痰、益气补脾、镇静安神、降低血压、增强免疫
【禁忌】腹泻者慎食,有毒野蘑禁食
【挑选】以个头中等、菌盖完好无缺损而且颜色稍深的为最佳

保健小贴士 及早养成良好的生活习惯和健康的生活方式。膳食结构要合理,多吃富含纤维素和维生素的食物,避免摄入过多的脂肪和大量的甜食。加强体育锻炼,增强自身体力和免疫能力。

猕猴桃豆奶

材料 猕猴桃40g、黄豆45g、牛奶50ml、白糖5g。

做法

① 猕猴桃洗净，去皮，切片；黄豆用温水浸泡7个小时，洗净。

② 将上述原料一起倒入豆浆机内，添水搅打成浆。

③ 将豆浆进行过滤，然后调入牛奶、白糖，拌匀。

饮品功效

本饮品含有丰富的维生素C、钾、镁、纤维素，有清热生津、宁心安神、润肠通便、增强免疫力和预防心血管疾病的良好功效。

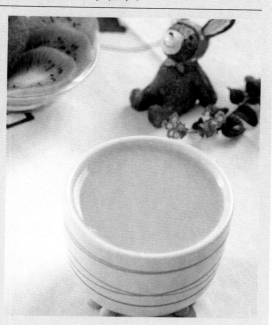

对症祛病饮品

二黑豆浆

材料 黑豆60g、黑芝麻10g、花生15g、白糖5g。

做法

① 将黑豆泡软，洗净；黑芝麻、花生洗净，黑芝麻碾碎。

② 将黑豆、黑芝麻、花生、白糖放入豆浆机中，添水至上、下水位线之间，按五谷豆浆键，打成豆浆。

③ 豆浆煮熟后用过滤器滤出豆渣，加入白糖拌匀即可。

饮品功效

本饮品含有丰富的蛋白质、维生素和矿物质，有润肠通便、乌发美容、滋润皮肤、活血利水、补肾益阴的功效。

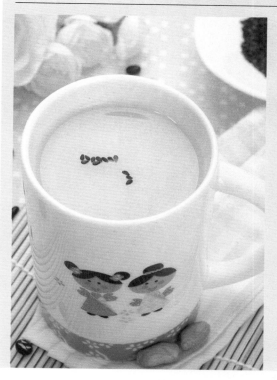

黑芝麻

滋阴养颜、乌发强身

骨质疏松

骨质疏松是因为构成骨成分的钙质、蛋白质随着年龄的变大而比例不断减少，从而使骨质变薄产生全身骨代谢障碍的疾病。好发于中老年人，更年期过后就更为常见。

☺ 推荐食材

玉米	核桃	红豆	甘薯
山药	杏仁	燕麦	奶酪

● 饮食宜忌

宜

➡ 宜多食鸡蛋、鹌鹑蛋、排骨、牛肉、瘦猪肉、鱼肉、大虾等含钙丰富的食物。

➡ 宜多喝牛奶和奶制品，多食用豆类食物及豆制品，以促进人体对钙的吸收。

忌

➡ 忌食菠菜、石榴等含酸类较多的蔬菜瓜果。

➡ 忌多喝浓咖啡；忌多吃糖，饮食也不应过咸。

☺ 生活老偏方

生活老偏方 1 取鲜猪骨 250g、黄豆 100g、生姜 15g、食盐 5g。黄豆泡好，将鲜猪骨洗净放入砂锅内，加生姜和盐，加水煮沸后，用文火煮至骨烂，加黄豆煮至豆烂。

生活老偏方 2 取虾皮 50g、嫩豆腐 200g、葱花及料酒各 10g。将虾皮洗净泡发，豆腐切成块，加葱花及料酒，一块放入油锅内煸香，加水烧成汤，即可食用。

☺ 食材图典

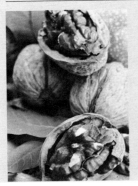

【名称】核桃

【别名】胡桃、羌桃、万岁子、长寿果

【性味】温、甘

【功效】乌发养颜、缓解疲劳、保肝护肝、补脑益智、强精固腰

【禁忌】高血压、高脂血症、冠心病患者及产妇应忌食

【挑选】以个头均匀、缝合线紧密、外壳白色而且光洁的为佳

保健小贴士 日常应该多吃钙片，同时还要多吃奶制品、胡萝卜、绿色蔬菜、禽蛋等富含维生素 D 的食物，不吃过咸或过甜的食物。还应该参加一些节奏缓慢的运动，如打太极拳、慢跑、散步等。

玉米核桃红豆豆奶

材料 玉米粒20g、核桃仁20g、红豆20g、鲜牛奶40ml、白糖5g。

做法

① 红豆洗净，浸泡4～6个小时；玉米粒洗净；核桃仁洗净。

② 将玉米粒、核桃仁和浸泡好的红豆放入豆浆机中，加水磨成浆。

③ 在豆浆里加入鲜牛奶，然后加入白糖即可饮用。

饮品功效

本饮品富含维生素B$_1$、维生素B$_2$、蛋白质及多种矿物质，能够清热解毒、健脾益胃、提神养脑、补肾强腰。

红豆

促进心脏血管的活化

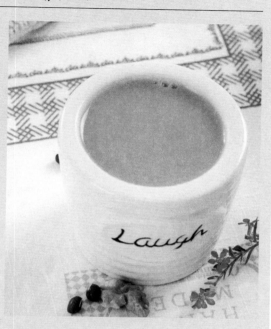

甘薯山药燕麦豆奶

材料 甘薯30g、山药20g、燕麦15g、黄豆30g、牛奶20ml。

做法

① 甘薯、山药均去皮，洗净，切片或切小块；燕麦洗净，控干水分；黄豆浸泡6个小时，洗净。

② 将甘薯、山药、燕麦、黄豆倒入豆浆机内，添水至上、下水位线之间，按五谷豆浆键，打成豆浆。

③ 趁热调入牛奶，搅拌均匀即可。

饮品功效

本品的营养成分有胡萝卜素、维生素、铁、钙等矿物质，有健脾胃益肺、补虚强身、抗癌防癌、延缓衰老的功效。

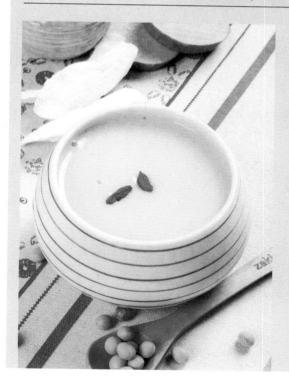

山药

固肾益精、聪耳明目

对症祛病饮品

中风

中风是中医学对急性脑血管疾病的统称。多见于老年人，尤其是高血压或明显动脉硬化者，有年轻化的趋向。本病常留有后遗症，是威胁人类生命和生活质量的重大疾患。

☺ 推荐食材

土豆	柚子	黄豆	豆腐
豆干	山楂	莲藕	平菇

◎ 饮食宜忌

宜

➡ 宜多食海带、紫菜、海藻、海苔、虾米等含碘丰富的食物，预防动脉硬化。

➡ 宜多食牛肉、瘦猪肉、牛奶、奶制品、鱼类及豆制品等富含蛋白质的食物。

忌

➡ 忌食猪油、牛油、奶油等动物的脂肪。

➡ 忌食生冷、不宜消化的食物，远离烟和酒。

➡ 忌食羊肉、鸡肉、韭菜、大葱、蒜等食物。

◎ 生活老偏方

生活老偏方 1 丝瓜 500g、桃仁 10g、天麻 5g、木耳 10g。木耳泡发洗净，桃仁、天麻加水煮 20 分钟，过滤取汁。丝瓜切块，放入煮汁内，加木耳煮熟，加调料即可。

生活老偏方 1 取珍珠母 120g、枸杞 15g、粳米 50g。枸杞、粳米用水冲洗干净，将珍珠母放入砂锅，加水煎煮 1 个小时，去渣留汁，再将枸杞、粳米倒入砂锅，文火煮成粥，即可食用。

☺ 食材图典

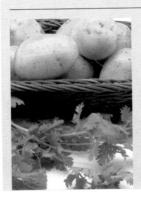

【名称】土豆

【别名】地蛋、山药蛋、馍馍蛋、薯仔

【性味】甘、辛、寒

【功效】养颜美容、益气强身、降糖降脂、延缓衰老

【禁忌】孕妇和肾小管损伤的患者慎食

【挑选】以个头光洁匀称、表面没有青淤和破损而且没有发芽的为最佳

保健小贴士 要注意日常饮食的护理，饮食宜清淡，避免肥厚油腻和辛辣刺激的食物，不暴饮暴食。平常要加强肢体功能的锻炼、语言功能训练。避免情绪剧烈波动，可参加一定的社会活动。

土豆豆浆

材料 土豆50g、黄豆100g。

做法

❶ 将土豆洗净，去皮，切成小碎丁；黄豆加水泡至发软，捞出洗净。

❷ 将土豆和黄豆放入豆浆机中，添水至上、下水位线之间，按五谷豆浆键，开始制作豆浆。

❸ 滤出豆浆即可饮用。

饮品功效

本饮品含有人体需要的微量元素、氨基酸、蛋白质、脂肪和优质淀粉等营养元素，有美容养颜、降压降脂、促进新陈代谢、延缓衰老的功效。

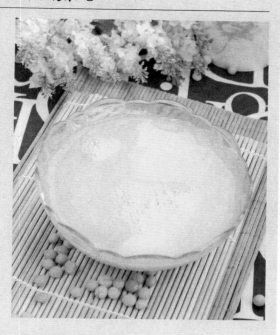

对症祛病饮品

软化血管+增强免疫

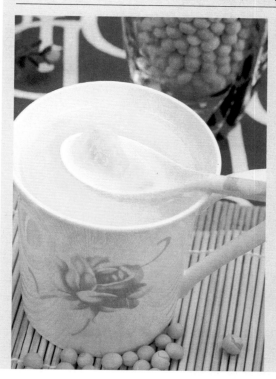

蜜柚黄豆浆

材料 黄豆50g、柚子60g、白糖5g。

做法

❶ 将黄豆提前用清水浸泡10~12个小时，捞出后沥干水分备用；柚子去皮去籽，将果肉掰成小块备用。

❷ 将准备好的黄豆、柚子放入豆浆机中，添水至上、下水位线之间，按五谷豆浆键，开始制作豆浆。

❸ 煮沸后用过滤网滤出蜜柚黄豆浆，然后加入白糖拌匀即可。

饮品功效

柚子可促进发育、理气化痰、降低血糖，搭配黄豆和白糖食用，有软化血管、降糖降脂、缓解疲劳、延缓衰老、增强免疫的良好功效。

癌症

癌症是由于控制细胞分裂增殖机制失常而引起的疾病，最常见的病症就是肿瘤。癌细胞的特点是无限制地增生，会使人体消瘦、贫血、发热以及脏器功能严重受损等。

☺ 推荐食材

白果	甘薯	南瓜	小米
绿豆	黑豆	高粱	西红柿

● 饮食宜忌

 宜

➡ 宜多食鸡蛋、牛奶、奶制品、肉类、豆制品等富含优质蛋白的食物。

➡ 宜多食胡萝卜、西红柿、草莓、葡萄等富含维生素和排毒功能的食物。

 忌

➡ 忌食熏肉、咸鱼、腌菜等熏制或腌制的食物。

➡ 忌食辛辣油腻的食品，远离烟酒。

● 生活老偏方

生活老偏方 1 取丝瓜 250g、油 10g、盐和味精各 5g。将丝瓜洗净去皮，切滚刀块，炒锅内放少许油，等油热后放入丝瓜翻炒，加盐、味精，炒熟出锅即可食用。

生活老偏方 2 取羊肉 200g、生姜 10g、白附子 3g、葱和盐各 5g。白附子用水煎 20 分钟去渣，羊肉切成小块，加葱少许，文火煎至肉烂，加盐调味，吃肉喝汤。

☺ 食材图典

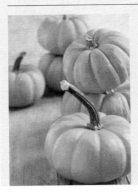

【名称】南瓜

【别名】麦瓜、番瓜、金瓜、伏瓜、窝瓜、金冬瓜

【性味】甘、温

【功效】补中益气、清热解毒、促进发育、降低血糖、防癌抗癌

【禁忌】胃热气炽者少食。脚气及黄疸患者忌食

【挑选】以表皮坚硬、外形完整，而且没有虫蛀或坏斑者为最佳

保健小贴士 平常生活要少抽烟甚至戒烟，不去有烟的公共环境。养成良好的饮食习惯，要多吃绿色食品，饮用新鲜、清洁的水，不吃过热、过硬或太咸食物。要多做运动，确保自身体魄强健。

降脂防癌+护肾利肺

冰糖白果豆浆

材料 黄豆70g、白果15g、冰糖5g。

做法

① 黄豆用清水浸泡10个小时，洗净；白果去外壳，洗净后用温水浸泡1个小时。

② 将黄豆和白果放入豆浆机中，加水，边打浆边煮沸。

③ 过滤，加入冰糖搅拌至溶化即可饮用。

饮品功效

本饮品有护肾利肺、防癌抗癌的功效。

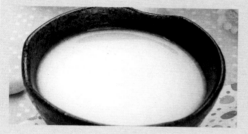

防癌抗癌+润肺益气

甘薯南瓜豆奶

材料 甘薯15g、南瓜20g、黄豆40g、牛奶40ml、白糖5g。

做法

① 甘薯、南瓜去皮，洗净，切丁；黄豆浸泡6个小时，洗净。

② 将上述材料倒入豆浆机内，添水搅打成浆，煮沸后进行过滤。

③ 加牛奶和白糖，搅拌均匀后即可饮用。

饮品功效

本饮品有促进细胞因子生成的功效。

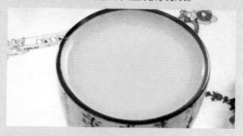

增强记忆+防治癌症

玉米渣小米绿豆奶

材料 玉米渣30g、小米25g、绿豆35g、牛奶20ml、冰糖5g。

做法

① 玉米渣、小米淘洗干净，控干水分；绿豆浸泡6个小时，洗净备用。

② 玉米渣、小米、绿豆加入豆浆机内，加牛奶至上、下水位线之间，搅拌成浆。

③ 豆奶过滤后加冰糖搅拌至冰糖化开即可。

饮品功效

有降低血脂、增强记忆、防治癌症的作用。

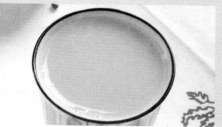

益肾补脾+降压防癌

玉米须燕麦黑豆奶

材料 玉米须10g、燕麦20g、黑豆50g、牛奶50ml、白糖5g。

做法

① 玉米须洗净，用刀切成短穗；燕麦泡好，控干水分；黑豆温水浸泡6小时，洗净。

② 将玉米须、燕麦、黑豆放入全自动豆浆机内，注入牛奶搅打成浆。

③ 待豆奶稍凉，调入白糖搅匀即可。

饮品功效

有补血安神、美容养颜、降压防癌。

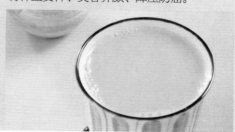

高粱小米豆奶

材料 高粱20g、小米15g、黄豆40g、牛奶45ml、白糖5g。

做法

1. 高粱、小米分别淘洗干净；黄豆用清水浸泡10个小时，捞出洗净。
2. 高粱、小米、黄豆放豆浆机内，加牛奶至上、下水位线之间，搅打成浆。
3. 过滤豆奶，加白糖调匀即可饮用。

饮品功效

本饮品含有B族维生素和锌等对人体有益的物质，有养肾健脾、温中消食、滋阴养血的功效。

小米
止痢、解烦渴

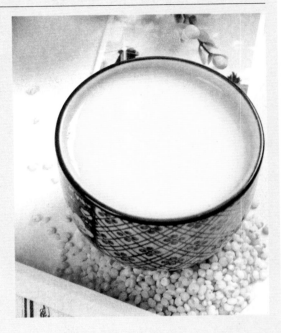

补血养虚+增强免疫

西芹豆浆

材料 黄豆50g、西芹40g。

做法

1. 黄豆提前在清水中浸泡8个小时，捞出洗净；西芹洗净，去皮切丁。
2. 西芹、黄豆放入豆浆机中，加水至上、下水位线之间，按豆浆键，开始制作豆浆。
3. 等豆浆机提示豆浆做好，滤出豆渣即可。

饮品功效

西芹可平肝降压、防癌抗癌，搭配黄豆食用，有补血养虚、增强免疫的功效。

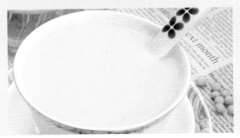

防癌抗癌+美容养颜

燕麦苹果豆浆

材料 黄豆40g、苹果1个、燕麦片15g、冰糖或白糖5g。

做法

1. 黄豆提前在清水中浸泡8个小时，捞出洗净；苹果取果肉，切成小块。
2. 苹果、黄豆放入豆浆机中，加水至上、下水位线之间，按豆浆键，开始制作豆浆。
3. 滤出豆渣，加入燕麦片、白糖搅匀即可。

饮品功效

养心益气、美白保湿、增强免疫、防癌抗癌。

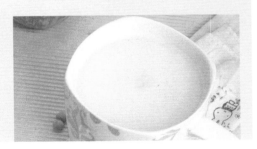

红薯豆浆

材料 红薯40g、黄豆30g、冰糖5g。

做法

❶ 黄豆提前在清水中浸泡8个小时，捞出洗净；红薯洗净，去皮切成小块。

❷ 将红薯、黄豆放入豆浆机中，加水至上、下水位线之间，按五谷豆浆键，开始制作豆浆。

❸ 等豆浆机提示豆浆做好后，滤出豆渣，调入冰糖搅匀即可。

饮品功效

本饮品有益气补中、润肠通便、增强免疫、延缓衰老的功效。

红薯

补虚乏、益气力

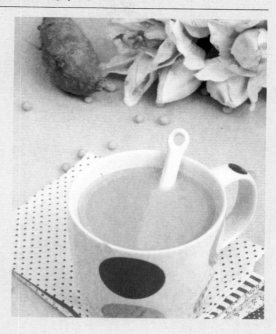

胡萝卜豆奶

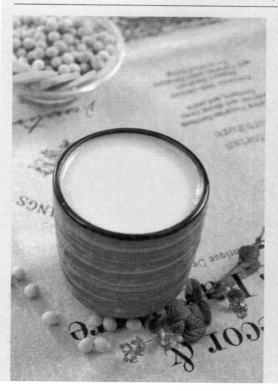

材料 胡萝卜30g、黄豆40g、牛奶100ml、蜂蜜5g。

做法

❶ 黄豆提前在清水中浸泡10~12个小时，捞出沥干水分备用；胡萝卜洗净，用刀切成小块备用。

❷ 将胡萝卜、黄豆放入豆浆机中，加水至上、下水位线之间，按五谷豆浆键，开始制作豆浆。

❸ 等豆浆机提示豆浆做好后，滤出豆渣，调入牛奶和蜂蜜搅匀即可。

饮品功效

此饮品具有润肠通便、保肝护肝、降糖降脂、增强免疫的功效。

蜂蜜

滋阴润燥、补虚润肺

对症祛病豆浆、豆奶推荐栏

菊花雪梨黄豆浆

材料 黄豆50g、菊花10g、雪梨20g。

功效
能解热解毒、增强免疫力。

制作要点
雪梨应以心小肉细、嚼之无渣、而且味甘甜者较好。

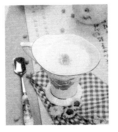

荞麦豆浆

材料 黄豆50g、荞麦40g。

功效
抗菌解毒、增强免疫。

制作要点
颗粒完整、形状饱满、色泽为褐色、散发清淡气息的荞麦为上品。

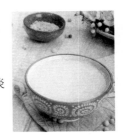

糯米百合藕豆浆

材料 黄豆、糯米各40g、藕片20g、鲜百合5g。

功效
安神活血、补心养血。

制作要点
加入糯米的豆浆较为黏稠，可适量多加入一些清水。

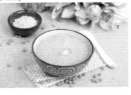

西芹芦笋豆浆

材料 西芹15g、芦笋20g、黄豆80g、白糖5g。

功效
平肝清热、利尿除湿。

制作要点
制作时应选用肉质洁白、质地细嫩的新鲜芦笋。

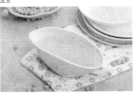

绿茶豆浆

材料 黄豆70g、绿茶茶叶5g、甘菊5朵、冰糖10g。

功效
提神醒脑、美容护肤、疏风散热。

制作要点
此豆浆制作时可适量加入一些小米，营养会更加丰富。

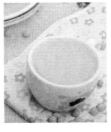

燕麦豆浆

材料 黄豆和青豆各30g、燕麦20g。

功效
益脾安神、补虚润燥。

制作要点
燕麦以浅土褐色、外观完整、散发出清淡香味的为佳。

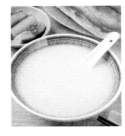

黄瓜雪梨豆浆

材料 黄瓜10g、雪梨1个、黄豆100g。

功效
止咳平喘、生津润燥、补肺益肾。

制作要点
黄瓜切成丁以后可先焯水，然后再放入豆浆机制作。

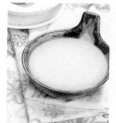

百合莲子二豆饮

材料 红豆、绿豆各30g，百合、莲子各20g。

功效
养胃生津、通便利尿。

制作要点
可加白糖调成可口豆渣，食用口感更好。

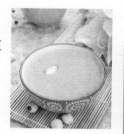

黄金米豆浆

材料 黄金米、黄豆各50g。

功效
润肠通便、提高免疫力、排毒养颜。

制作要点
黄金米只需微微淘洗一次即可，以免营养物质流失。

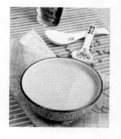

高粱小米豆浆

材料 黄豆50g、高粱和小米各25g。

功效
益脾养胃、软化血管。

制作要点
制作此豆浆时，可适量添加糙米，有助于预防便秘和肠癌。

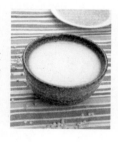

玉米须燕麦豆浆

材料 黑豆60g、燕麦30g、玉米须5g。

功效
补肾益阴、凉血泄热、降糖降脂。

制作要点
玉米须应选用柔软、有光泽而且没有异常气味的。

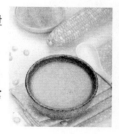

蜜柚黄豆浆

材料 黄豆50g、柚子60g、白糖5g。

功效
软化血管、增强免疫。

制作要点
应选用味道不太苦的柚子，太苦的柚子不适合用来做饮料。

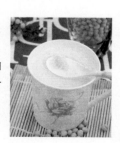

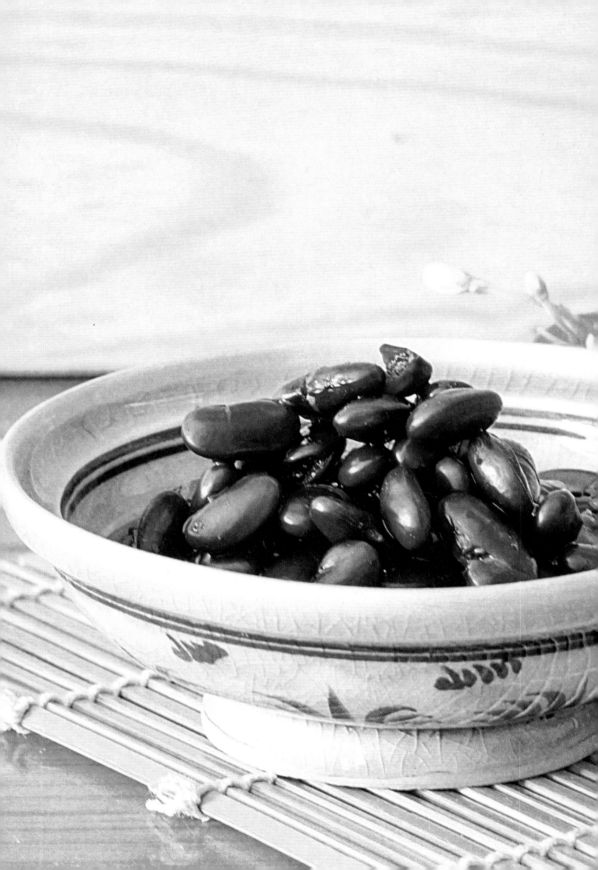

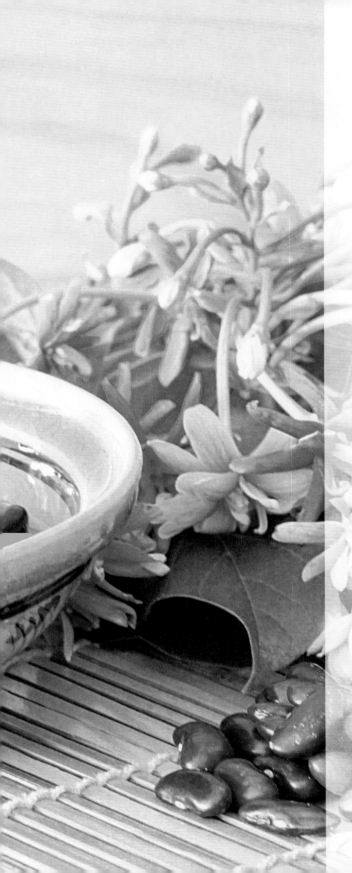

第三章 排毒养颜饮品

美丽是很多人尤其是女人的梦想。豆浆含有一种牛奶所没有的植物雌激素「黄豆苷原」，具有美容养颜的功效。选对适合自己的豆浆，可明显改善您的心态和身体素质，延缓皮肤衰老，使皮肤细白光洁，富有弹性，达到养颜美容的目的。

排毒

大气污染、农药残留、工业废气、化学防腐剂以及辐射等现代文明带来的毒副作用，都会使人体内毒素聚积。只有及时排除体内毒害物质，才能保持身体健康和肌肤的美丽。

☺ 推荐食材

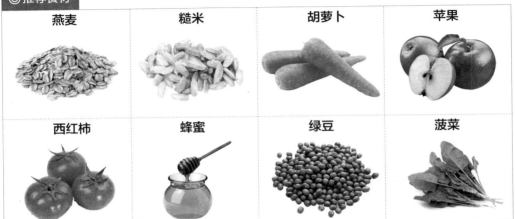

燕麦	糙米	胡萝卜	苹果
西红柿	蜂蜜	绿豆	菠菜

● 饮食宜忌

宜

➡ 宜多吃苹果、雪梨、柚子、土豆、玉米、芹菜等绿色无污染的水果和蔬菜。

➡ 每天应多饮水，以利于排出体内毒素。

忌

➡ 尽量避免食用过冷或过热的食品，例如冰镇饮品、热汤，造成过度刺激。

➡ 不应吃本身具有相克性质的两种食物。

● 生活老偏方

生活老偏方 1 取空心菜100g、葱10g、姜10g、油20ml、鸡精5g。空心菜洗净切段，葱、姜切成丝，炒锅内热油，爆香葱丝和姜丝，下空心菜翻炒，加盐、鸡精，炒熟即可。

生活老偏方 2 大米100g、大蒜20g、油10ml、盐5g、姜丝10g。大蒜去皮，于沸水中泡1分钟捞出。放进大米，在煮蒜水中煮粥。粥微熟时加入蒜、盐、姜丝和油，煮沸即可。

☺ 食材图典

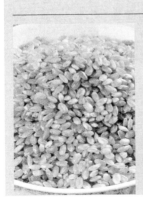

【名称】糙米

【别名】胚芽米、玄米

【性味】甘、温

【功效】健脾养胃、补中益气、净化体质、调和五脏、宁心安神

【禁忌】忌与牛奶同食，长期同食会导致夜盲症。糙米种皮也不宜食用

【挑选】以色泽晶莹透明、颗粒均匀、整体黄褐色的为最佳

保健小贴士 多喝酸奶，多吃芹菜、韭菜等粗纤维食物，促进肠道的蠕动，利于排便。还应养成定时排便的习惯。经常到户外或空气清新的地方，活动一下，做些深呼吸。控制情绪，缓解精神压力。

燕麦糙米豆浆

材料 黄豆、燕麦片各30g、糙米15g。

做法

① 黄豆预先浸泡至发软，捞出洗净；糙米洗净，泡软。

② 将黄豆、糙米放入豆浆机中，添水搅打成豆浆。

③ 烧沸后滤出豆浆，冲入燕麦片即可。

饮品功效

本饮品能有效的调节体内新陈代谢、内分泌异常，还能够降低和分解农药等放射性物质的功效，具有清热解毒、润燥消水、瘦身减肥、降糖降脂、增强免疫的功效。

糙米

消烦、活中、益精、健脾

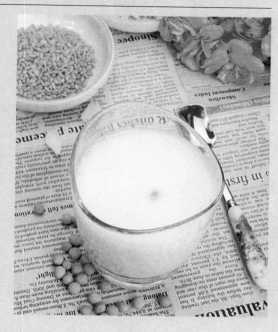

润肠通便＋瘦身减肥

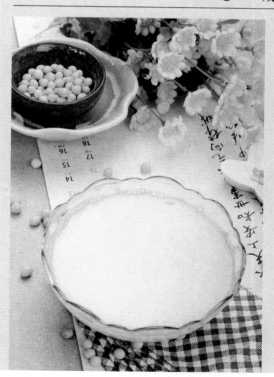

解毒胡萝卜豆浆

材料 黄豆50g、胡萝卜30g、白糖5g。

做法

① 黄豆用清水提前浸泡10~12个小时，捞出沥干水分备用；胡萝卜去皮洗净，用刀切成小块备用。

② 将胡萝卜、黄豆一起放入豆浆机中，添水至上、下水位线之间，按五谷豆浆键，开始制作豆浆。

③ 烧沸后，用过滤网滤出豆浆，加入白糖拌匀即可饮用。

饮品功效

胡萝卜有益肝明目、润肠通便、增强免疫的功效，搭配黄豆、白糖食用，具有润燥消水、瘦身减肥、降糖降脂、增强免疫力的功效。

排毒养颜饮品

瘦身

现代人容易暴饮暴食，食物中甜食、油腻食物较多，饮食习惯过于精细，从而导致体内脂肪大量积蓄，机体能量代谢失衡，这些极易引起体重上升，给人们生活和工作带来不便和困扰。

☺ 推荐食材

黄豆	黄瓜	荷叶	冬瓜
燕麦	杏仁	番薯	辣椒

● 饮食宜忌

 宜

➡ 宜多食苹果、雪梨、柑橘、黄瓜、冬瓜、土豆等低脂肪的新鲜水果和蔬菜。

➡ 多食用燕麦、麦片、玉米面、高粱、黄豆等富含维生素和膳食纤维的粗粮。

 忌

➡ 尽量少食糖类含量高的食物，摄入过高的糖类，会以脂肪的形式积聚于机体内。

➡ 少吃油条、油饼、炸鸡等油炸食物。

● 生活老偏方

生活老偏方 1　取干燥的鱼腥草 5g。锅中加入适量清水烧开，再放入鱼腥草，加热 5 分后就可饮用。可反复冲泡，每天坚持 8 杯，坚持两周以上，瘦身效果显著。

生活老偏方 2　取苦蒿 30g。在锅中加入适量清水，放入苦蒿，大火煮 10 分钟左右，关火，晾 5 分钟后再喝，一天三次，一次饮用一杯，也可当饮料随时饮用。

☺ 食材图典

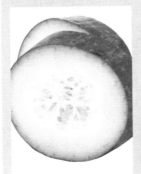

【名称】冬瓜

【别名】白瓜、东瓜、白冬瓜、枕瓜、水芝

【性味】甘、平、微寒

【功效】润肺生津，化痰止渴，消痈行水，清热祛暑，解毒排脓

【禁忌】脾胃虚弱及阳虚体质的人慎食

【挑选】以外形匀称、没有斑点、肉质较厚且瓜瓤较少的为最佳

保健小贴士　养成健康良好的饮食习惯，不吃甜食，不吃油腻食品，多吃点富含膳食纤维的蔬菜和食物，尽量少吃瘦猪肉。进餐时应细嚼慢咽。要坚持做有氧运动，早晚锻炼身体，关键就是要坚持。

黄瓜豆奶

材料 黄瓜70g、黄豆50g、牛奶50ml、
白糖5g。

做法

① 黄瓜去皮，洗净后切小块；黄豆泡8个
小时，洗净备用。

② 将黄瓜、黄豆放入豆浆机中，添水至
上、下水位线之间，按五谷豆浆键，
开始制作豆浆。

③ 煮沸后过滤加入白糖、牛奶，搅拌均
匀即可饮用。

饮品功效

黄瓜能够减肥强体、健脑安神、延缓衰老，
搭配黄豆、牛奶等食用，有利水利尿、清
热解毒、延缓衰老功效。

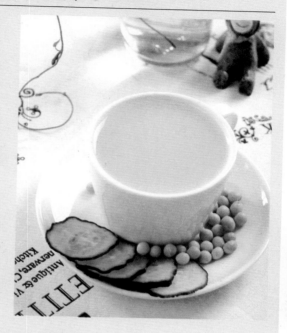

排毒养颜饮品

清肠排毒+瘦身美容

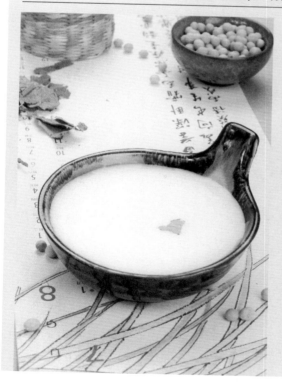

荷叶豆浆

材料 荷叶10g、黄豆60g、白糖5g。

做法

① 将黄豆用清水提前浸泡10~12个小时，
泡至发软时，捞出沥水备用；荷叶用清
水冲洗一下，用开水泡茶备用。

② 将黄豆放入豆浆机中，加入荷叶茶水，
再添水至上、下水位线之间，按五谷豆
浆键，开始制作豆浆。

③ 煮沸后滤出豆浆，加入白糖调味即可。

饮品功效

本饮品能够促进肠道蠕动，排出毒素，有
排水利尿、健康消脂的作用，同时还富含
茶瘦素，能促进新陈代谢，起到瘦身美容
的良好功效。

 黄豆

补脑益智、降低胆固醇

美白

任何时候女性的肌肤都不应该失去新鲜活力，养生调理会让你告别暗沉，淡化色斑。健康有效的美白方法，会让你无惧阳光侵袭，即使晒黑也能让你恢复白皙。

☺ 推荐食材

当归	桂圆	红枣	西红柿
胡萝卜	甘薯	葡萄	芦笋

● 饮食宜忌

宜

➡ 宜多吃黄瓜、西红柿、黑芝麻等，有助于改善肌肤暗黄，增强肌肤弹性。

➡ 多喝水，保持皮肤的水润清洁。

忌

➡ 少吃油条、薯条、油饼、炸鸡腿等油炸食品，少吃或者不吃柠檬等食物。

➡ 忌熬夜，避免在太阳毒辣的时候出门。

● 生活老偏方

生活老偏方 1 取黄瓜 30g、苦瓜 15g、西洋芹 10g、青苹果 30g。以上蔬果分别清洗干净，然后放入榨汁机中，制成美容蔬菜汁。此美容蔬菜汁对美白效果明显。

生活老偏方 2 取芦荟 100g、黄瓜 1 根、鸡蛋清 5g、珍珠粉 2g、面粉 10g。将芦荟、黄瓜榨汁后倒入小碗，放入蛋清、珍珠粉、适量面粉调成糊，作为面膜使用。

☺ 食材图典

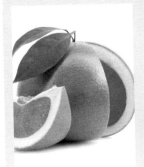

【名称】柚子

【别名】文旦、香抛、霜柚、臭橙

【性味】甘、酸、寒

【功效】促进发育、健脾止咳、降低血糖、降脂减肥、美肤养颜

【禁忌】脾胃虚寒者不宜多食

【挑选】表皮光洁、囊内紧实且水分较多、颜色呈现淡黄或橙黄的为最佳

保健小贴士 要注意多吃蔬菜水果，太阳毒热时出门应做好防晒措施。少抽烟、少喝刺激性饮料，保证充足的睡眠，这样才能够有效地缓解生活上的压力，同时起到保持肌肤柔嫩光润、美白的效果。

当归桂圆红枣豆奶

材料 当归10g，桂圆、红枣各15g，黄豆45g，牛奶500ml，白糖5g。

做法

① 当归洗净，煎汁备用；桂圆去壳去核，备用；红枣用温水洗净去核；黄豆泡软，洗净备用。

② 将桂圆、红枣、黄豆都放入豆浆机内，加入适量当归汁液，搅打成豆浆，煮沸后过滤。

③ 调入牛奶和白糖即可。

饮品功效

滋阴补肾、健脑益智、补血养颜。

桂圆
益气补血，安神定志

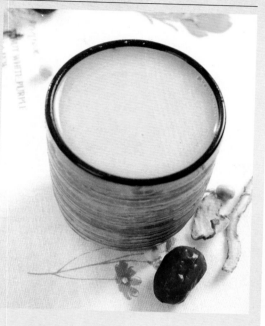

排毒养颜饮品

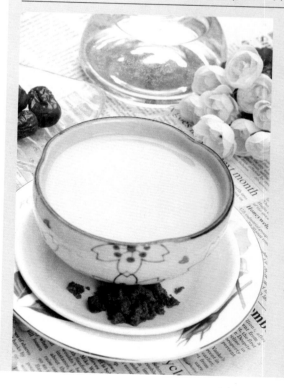

红枣豆奶

材料 红枣20g、干黄豆45g、牛奶50ml、红糖5g。

做法

① 红枣洗净去核；干黄豆洗净，用温水泡发6个小时，捞出。

② 将红枣、黄豆一起放入豆浆机中，添水至上、下水位线之间，按五谷豆浆键，开始制作豆浆。

③ 过滤后加入牛奶，添加少许红糖，拌匀即可饮用。

饮品功效

红枣含有蛋白质、脂肪，经常食用红枣能够促进人体造血。本饮品有生津润肠、美白肌肤、补血养颜的功效。

红糖
益气补血、健脾暖胃

护肤

随着人们对健康的追求日益高涨，以及皮肤医学的高速发展，带有更高安全性和有效性的医学护肤品已经成为不可阻挡的一股潮流。但是，饮食护肤仍是属于爱美人士的健康选择。

☺ 推荐食材

玫瑰花	油菜	黑豆	猕猴桃
橙子	鸡蛋	蜂蜜	红枣

● 饮食宜忌

宜
➜ 多食用猕猴桃、苹果、荔枝、芝麻等富含维生素 A 的食物，可以使皮肤保持滋润。
➜ 多食甜食、淀粉等富含蛋白质高的食物。

忌
➜ 尽量避免过量饮用咖啡或者饮用太浓的咖啡，否则皮肤容易变黑。
➜ 避免食用韭菜、大蒜、辣椒等食物。

○ 生活老偏方

生活老偏方 1 取柠檬 2 个、冰糖 10g。将柠檬去皮以后切成片，依据个人口味添加适量冰糖，泡水饮用。柠檬里含丰富的维生素 C，有助于肌肤恢复光泽与弹性。

生活老偏方 2 取红花、檀香各 5g，绿茶 5g，红糖 20g。将以上食材放入杯中，沸水冲泡，加盖闷 6 分钟即可饮用，每日一次。此方有助于使皮肤光滑细腻。

☺ 食材图典

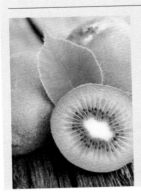

【名称】猕猴桃
【别名】猕猴梨、藤梨、羊桃、毛木果
【性味】甘、酸、寒
【功效】清热生津、止渴利尿、清除毒素、美白护肤
【禁忌】风寒感冒、痛经、闭经及小儿腹泻者不宜食用
【挑选】果形椭圆、表面光滑无皱、果脐小而圆并且向内收缩的为最佳

保健小贴士 饮食上，尽量少吃或者不吃辛辣食物，以绿色食物来改善皮肤的质量，使用化妆品应该适度。早睡早起，有助于养出水润肌肤。晚上洗完脸后，不要用毛巾擦脸，自然风干的效果最好。

舒肝解郁＋活血化淤

玫瑰花油菜黑豆浆

材料 黄豆50g、黑豆和油菜各20g、玫瑰花5g。

做法

1. 将黄豆、黑豆放在清水中浸泡10～12个小时，清洗干净；玫瑰花洗净浮尘，泡茶备用；油菜择洗干净，切成碎末。
2. 将上述材料先后放入豆浆机中，倒入玫瑰花茶，添水至上、下水位线之间，按五谷豆浆键，开始制作豆浆。
3. 待烧沸以后滤出豆浆即可。

饮品功效

本饮品有增强免疫、解毒消肿、活血化淤、美容保健、降低血脂的良好功效。

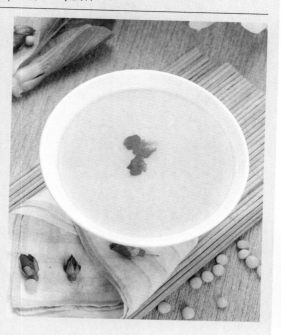

减肥健美＋美白护肤

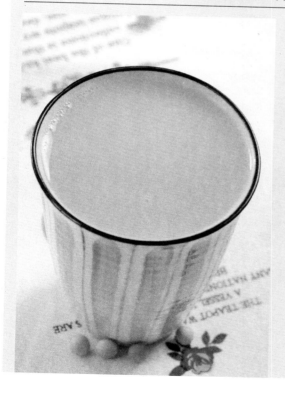

猕猴桃橙子豆奶

材料 猕猴桃50g、橙子30g、黄豆40g、牛奶10ml。

做法

1. 橙子剥皮，掰成一瓣一瓣；猕猴桃将表面绒毛洗净，去皮，切块；黄豆提前浸泡10~12个小时，洗净。
2. 将橙子、猕猴桃、黄豆一起放入豆浆机中，加水至上、下水位线之间，搅打成浆，并煮沸。
3. 将豆浆用过滤网进行过滤，装杯加入牛奶搅拌均匀即可。

饮品功效

本饮品有生津止渴、润肠通便、美白护肤、减肥健美的功效。

 橙子

和中开胃、降逆止呕

祛斑

当下五花八门的祛斑方法，成为时尚美容元素，但祛斑美白需要认清自身皮肤斑点形成的原因以及自身的皮肤性质，"对症下药"才能快速找到适合自己的祛斑产品与方法。

☺ 推荐食材

草莓	苹果	樱桃	西红柿
黄瓜	柠檬	猕猴桃	荔枝

◐ 饮食宜忌

宜

➡ 多喝水，多吃苹果、草莓、樱桃等蔬菜和水果。
➡ 多吃菠菜、西红柿、菜花、彩椒、苹果、草莓等富含维生素C的食物。

忌

➡ 应少吃辣椒、花椒、大蒜等辛辣刺激性食物，戒掉喝酒、熬夜等不良习惯。
➡ 尽量避免日光照射，保持脸部皮肤干净。

◐ 生活老偏方

生活老偏方 1 取粳米 90g、橘子 2 个、山楂 30g、白糖 15g。橘子剥成瓣，粳米浸泡 1 个小时，取出沥干。锅内加水、粳米、山楂，大火烧开后加入橘瓣，小火熬成粥，调入白糖即可。

生活老偏方 2 取黄瓜 2 根、大米 100g、生姜 5g。将黄瓜洗净，去皮去心切成薄片。大米淘洗干净，生姜洗净拍碎。放入锅中煮至汤稠，一日两次温服。

☺ 食材图典

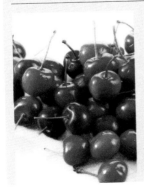

【名称】樱桃
【别名】含桃、珠桃、荆桃、莺桃、牛桃
【性味】甘、温、无毒
【功效】补中益气、健脾和胃、淡化色斑、祛风除湿
【禁忌】有溃疡症状者和上火者慎食，糖尿病患者少食
【挑选】果实大而皮薄、呈阔心脏形而且颜色紫红的为最佳

保健小贴士 首先要保持良好的心情。还应多吃水果，饮食以新鲜蔬菜及高蛋白、低脂肪的食物为主。多吃红色的食物，如红枣、红萝卜等，少吃甜食以及辣椒、大蒜等辛辣、刺激性食物。

草莓豆奶

材料 草莓40g、黄豆50g、牛奶60ml。

做法

❶ 草莓去蒂，洗净后切丁；黄豆置于水中浸泡8个小时，捞出洗净。

❷ 将草莓、黄豆放入豆浆机中，加少许水搅打成豆浆，烧沸后过滤。

❸ 待豆浆放至温热时，加入适量牛奶调匀，即可饮用。

饮品功效

草莓能润肺生津、养肝明目、补气养血，搭配黄豆、牛奶等食用，有清热解毒、补气养血、增强免疫的功效。

草莓
润肺生津、健脾和胃

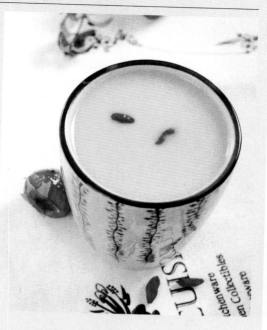

补益气血+美白肌肤

苹果豆奶

材料 苹果1个、黄豆45g、牛奶50ml、白糖5g。

做法

❶ 苹果洗净，去核后切成小块；黄豆预先用清水泡软，洗净备用。

❷ 将黄豆和苹果都放入全自动豆浆机中，添水搅打成豆浆并煮熟，然后过滤。

❸ 过滤后的豆浆中，加牛奶、白糖即可。

饮品功效

本饮品具有生津止渴、美白肌肤等功效。

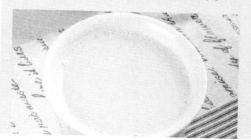

补血养颜+淡化色斑

樱桃豆奶

材料 樱桃30g、黄豆50g、牛奶50ml、冰糖或白糖10g。

做法

❶ 樱桃去蒂洗净备用；黄豆泡发捞出洗净。

❷ 将樱桃、黄豆放入豆浆机中，添水搅打成豆浆，趁热放入白糖拌匀。

❸ 待豆浆温时调入牛奶搅拌均匀即可。

饮品功效

樱桃全身皆可入药，搭配黄豆、牛奶等食用，有清热解毒、淡化色斑的功效。

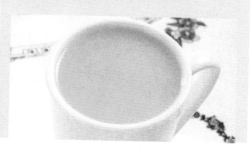

祛皱

随着年龄的增长，人们的皮肤都会变得越来越松弛，长出皱纹，这是岁月留下的印记，然而这印记并不是不可消除。通过饮食调理，我们可以美容祛皱，延缓皮肤衰老。

☺ 推荐食材

红枣	柚子	核桃	青豆
葡萄	樱桃	杏仁	黄瓜

● 饮食宜忌

宜

 宜多吃卷心菜、海带、核桃、杏仁、红枣等含有抗氧化物质的水果和蔬菜。

➡ 宜多食猪蹄、鸡皮、猪皮、鱼皮、鸡爪、排骨等富含胶原蛋白的食物。

忌

 避免食用过期或霉变的食物。

➡ 尽量少吃烧烤或辛辣食物，忌烟戒酒。

○ 生活老偏方

生活老偏方 1 取猪蹄 500g。猪蹄用小火炖煮，等到皮酥骨烂，滤去杂质即成。白天用此胶浆洗脸部，晚上用胶浆调和澡豆，当面膜涂在面上，次日早晨洗去，可连续使用。

生活老偏方 2 取枸杞 20g、葡萄酒 500ml。把干枸杞放入葡萄酒中密封一个星期左右，每日晚餐或睡觉前适量饮用。此方可祛除皱纹，美容护肤。

☺ 食材图典

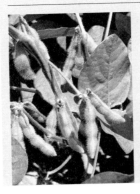

【名称】青豆

【别名】豌豆、毕豆、雪豆、冬豆、青大豆

【性味】甘、平

【功效】润燥消水、补脑益智、防癌抗癌、健脾宽中

【禁忌】胃酸过多者及痛风患者不宜多吃

【挑选】以颗粒较为饱满、干燥而且坚硬、没有杂质和虫蛀者为最佳

保健小贴士 烈日强光下，应佩戴太阳镜或遮阳帽。可将温热的米饭揉成团，吸出面部毛孔内的油脂和污物。多做面部按摩，用少许按摩霜，以中指由眉心开始轻轻往外向下按压，坚持就有效果。

红枣养颜豆浆

材料 黄豆70g、去核红枣2颗、白糖或冰糖5g。

做法

① 黄豆洗净，用清水浸泡7~8个小时，捞出待用；红枣洗净。

② 将泡好的黄豆、红枣放入豆浆机中，添水至上、下水位线之间，按五谷豆浆键，开始制作豆浆。

③ 滤出豆浆，加入白糖拌匀即可。

饮品功效

红枣能够补中益气、补益脾胃、滋阴养血、补脑益智，搭配黄豆等食用，有补气养虚、滋阴养血、美容养颜的功效。

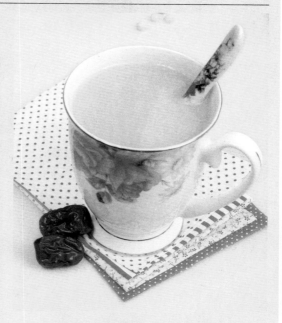

排毒养颜饮品

滋润肌肤+补脑益智

青豆豆浆

材料 青豆70g、白糖5g。

做法

① 青豆洗净。

② 将青豆放入全自动豆浆机中，加水，按五谷键，将原料搅打煮熟成豆浆。

③ 豆浆过滤，依个人口味加入白糖调匀。

饮品功效

本饮品有润燥消水、润肺止咳、健脾宽中、滋润肌肤、补脑益智的良好功效。

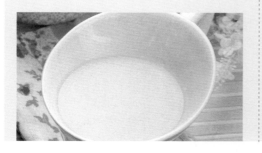

养颜润肤+缓解疲劳

养颜燕麦核桃豆浆

材料 黄豆65g、核桃仁25g、燕麦20g、冰糖5g。

做法

① 黄豆预先用清水浸泡至软，捞出洗净；核桃仁、燕麦洗净。

② 将泡好的黄豆、核桃仁、燕麦放入豆浆机中，添水搅打成豆浆。

③ 滤出豆浆，加入冰糖拌匀即可。

饮品功效

有润肠通便、补血养颜、补脑益智的功效。

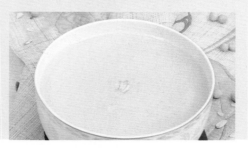

祛痘

青春期受到男性荷尔蒙影响，女性生理期前受黄体素刺激，工作的压力及偏好油炸类食物等因素，会使脸上长出痘痘。其中，皮肤过敏是造成痘痘的主要"元凶"。

☺ 推荐食材

花生仁	黑芝麻	荷叶	桂花
绿豆	苦瓜	胡萝卜	菠菜

◎ 饮食宜忌

宜

➡ 多食苦瓜、绿豆、菊花等清热解毒的食物。

➡ 多食富含维生素 A、B 的食物，以调节皮肤汗腺功能，消除粉刺。

忌

➡ 忌食辣椒、大蒜、花椒、洋葱等辛辣类的刺激性食物，防止造成痤疮复发。

➡ 忌食五花肉、香肠等富含油脂的食物。

◎ 生活老偏方

生活老偏方 1 取茄子 150g、粳米 200g。茄子洗净切薄片，粳米洗净。锅中加清水，投入茄片、粳米，用旺火烧沸后改用文火煮约 1 个小时，盛出即可食用。

生活老偏方 2 取粳米 200g、山楂 80g、山药 100g。将粳米、山楂、山药分别洗净，一同放于砂锅，加水适量，烧开后，转小火熬粥，加白糖调溶，即可食用。

☺ 食材图典

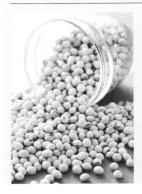

【名称】黄豆

【别名】大豆、黄大豆、菜用大豆、枝豆

【性味】甘、平

【功效】通肠利便、降糖降脂、保肝护肝、增强免疫

【禁忌】消化不良者及慢性消化道疾病者应少食

【挑选】以颗粒饱满、色泽鲜亮、表皮干净而且没有霉变和虫蛀者为最佳

保健小贴士 注意保持脸部及全身的清洁，要使用适合自己肤质的清洁剂洗脸。洗脸时，应轻轻按摩患处，有助于毛孔畅通。注重膳食的调理，多吃蔬菜、水果，少吃油条、辣椒、大蒜等油炸及辛辣食物。

乌发养颜+润肺排毒

养颜豆奶

材料 黄豆40g，绿豆30g，花生仁10g，黑芝麻10g，牛奶80ml，蜂蜜5g。

做法

❶ 黄、绿豆浸泡10~12个小时洗净；花生仁洗净控水；黑芝麻洗净，控干水分。

❷ 将黄豆、绿豆、花生仁和洗净的黑芝麻一起装入豆浆机内，添水至上、下水位线之间，按豆浆键，开始制作豆浆。

❸ 用过滤网过滤豆浆，加入牛奶、蜂蜜，拌匀即可饮用。

饮品功效

本饮品有润肺排毒、活血利水、滋润皮肤、延缓衰老的功效。

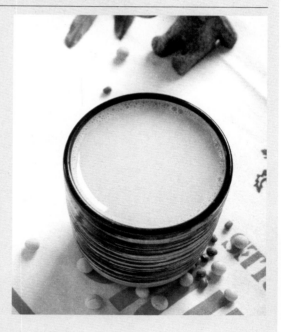

止渴消暑+清热解毒

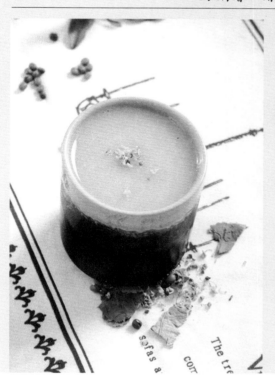

荷叶桂花绿豆豆奶

材料 干荷叶2g、桂花2g、绿豆20g、黄豆10g、牛奶40ml。

做法

❶ 黄豆、绿豆用清水洗净，浸泡10~12个小时，沥干水分备用；将干荷叶和桂花用水冲洗一下，泡成荷叶桂花茶备用。

❷ 将绿豆、牛奶倒入豆浆机，再加入荷叶桂花茶，添水至上、下水位线之间，按五谷豆浆键，开始制作豆浆。

❸ 用过滤网滤出残渣，倒入准备好的杯子中即可饮用。

饮品功效

本饮品有利水消肿、清热解毒、祛除色斑、美白肌肤的功效。

桂花
健胃、化痰、生津

明目

长时间注视屏幕、用眼过度或不正确等都会引起眼睛的疲劳和疼痛。当身体里的肝火过旺的时候，也会影响到眼睛，如果想改善这些症状，就要从清肝明目做起。

☺ 推荐食材

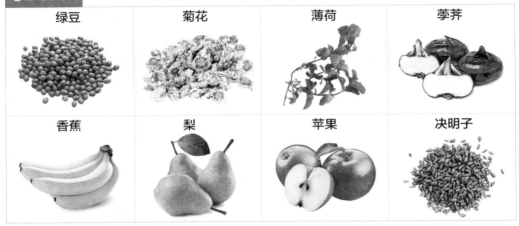

| 绿豆 | 菊花 | 薄荷 | 荸荠 |
| 香蕉 | 梨 | 苹果 | 决明子 |

◉ 饮食宜忌

宜

➡ 饮食要以清淡的蔬菜与水果为主。

➡ 宜多吃鱼类、鸡肝、猪肝、鸭肝、胡萝卜、猕猴桃等富含维生素A的食物。

忌

➡ 忌吃辛辣的食物，以避免体内肝火加重。

➡ 应少吃大蒜、韭菜、辣椒、大葱等温热性的食材，否则增加眼睛的疼痛感。

○ 生活老偏方

生活老偏方1 取黑木耳100g、冰糖10g。把黑木耳洗净，用清水浸泡12小时后取出，蒸1小时，蒸熟后加入冰糖调用。每晚睡前服用，可连续服用至症状缓解。

生活老偏方2 取羊肝300g、调料20g。将羊肝用清水洗净后切成片状，用包芡素油爆炒，炒熟后调以佐料，即可食用。此方能起到明目、抗疲劳的作用。

☺ 食材图典

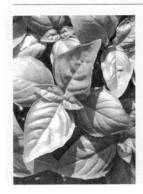

【名称】薄荷

【别名】人丹草、升阳菜、香花菜、香荷叶

【性味】辛、凉

【功效】疏散风热、杀菌防腐、清咽利喉、消食健胃

【禁忌】薄荷味辛，多食会对肺有所损害。体虚多汗者也不宜食用

【挑选】挑选无杂质、浮尘，味道香浓的为最佳

保健小贴士 看书学习、用电脑和手机时应正确用眼。在揉眼睛之前，应先洗手，时刻保持眼睛部位的卫生。不应当长时间在阳光下而无防护措施。定期去医院做检查，发现眼部疾病时应及时进行治疗。

绿豆豆奶

材料 绿豆40g、鲜牛奶20ml、白糖或冰糖5g。

做法
1. 将绿豆洗净,浸泡10~12小时。
2. 将浸泡好的绿豆倒入豆浆机,加水,启动机器,磨成豆浆。
3. 再放入准备好的鲜牛奶搅匀,煮沸,过滤,依个人口味加入白糖即可饮用。

饮品功效
牛奶能生津润肠、美白肌肤、补虚益肺,搭配绿豆、白糖等食用,有清热解毒、利水消肿、保肝护肝、缓解疲劳的功效。

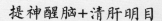

冰糖
补中益气、和胃润肺

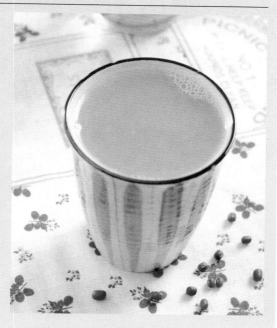

提神醒脑+清肝明目

菊花绿豆浆

材料 绿豆65g、杭白菊10朵。

做法
1. 绿豆清洗干净,然后放入清水里泡软;杭白菊洗净浮尘。
2. 将绿豆、杭白菊一块放入豆浆机中,加适量清水制作成豆浆。
3. 滤出豆浆,即可饮用。

饮品功效
杭白菊能散风清热、宁心安神,搭配绿豆等食用,有止渴健胃、清肝明目的功效。

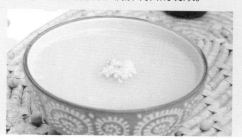

疏散风热+清利头目

清凉薄荷绿豆豆奶

材料 薄荷20g、绿豆50g、牛奶20ml、冰糖或白糖5g。

做法
1. 绿豆用温水浸泡6小时,清洗干净;薄荷洗净,用开水泡好,加入白糖拌匀。
2. 将绿豆、薄荷水倒入豆浆机内,加适量牛奶至上、下水位线之间,搅打成浆。
3. 煮沸后倒入杯中即可饮用。

饮品功效
本饮品具有防腐杀菌、健胃和助消化等功效。

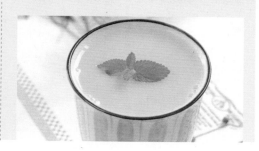

乌发

黑亮的头发是青春和健康的标志之一。营养不良、用脑过度以及遗传因素都会引起白发。现在人们由于工作生活压力大、精神紧张、严重失眠等造成头发不健康，白发、脱发等屡见不鲜。

☺ 推荐食材

芝麻	糯米	核桃	黑豆

大麦	莲子	红枣	黑木耳

● 饮食宜忌

宜
- 宜多吃黑芝麻、核桃等"黑色"的食物。
- 应多吃鸡蛋、牛奶、奶制品、牛肉、瘦猪肉等富含蛋白质的食物，有助于生发。

忌
- 忌食糕点、快餐食品以及碳酸饮料等。
- 忌食花椒、肥肉等辛辣和油腻的食物。
- 忌食冰冷生硬的食物，戒烟戒酒。

◐ 生活老偏方

生活老偏方 1 取黑芝麻 500g、核桃仁 200g、白糖 200g。将黑芝麻、核桃仁分别拍成碎末，烧开水后，把黑芝麻、核桃仁一起放入热水中，加入白糖，即可饮用。

生活老偏方 2 取何首乌 500g、红枣和杞子各 200g、桂圆 100g、白酒 100g。将以上材料放入适量的白酒中，浸泡 10 天可饮用。每天睡觉前饮 1 小杯药酒，有生发乌发的功效。

☺ 食材图典

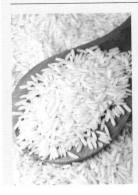

【名称】糯米

【别名】元米、江米

【性味】甘、温

【功效】健脾养胃、补益中气、温补强壮、滋补养血

【禁忌】咳嗽发热及腹胀者忌食，脾胃虚弱者以及糖尿病患者应少食

【挑选】以颜色雪白、不透明而且没有发黄和黑点的为最佳

保健小贴士 要养成正确梳头的好习惯。经常头部按摩，可使头部营养供给充足。尽量少染发、烫发及使用吹风机。劳累或焦虑不安时，可外出散步或深呼吸，消除疲劳和焦虑，头发才会光彩乌黑。

健脑益智+增强免疫力

芝麻核桃黑豆豆奶

材料 黑豆40g、芝麻20g、核桃仁
25g、牛奶10ml。

做法

① 黑豆洗净，用清水泡软；芝麻洗净，
控干水分；核桃仁碾碎。

② 将上述材料放入豆浆机中，添水至
上、下水位线之间，按五谷豆浆键，
开始制作豆浆。煮沸后进行过滤。

③ 装杯，调入适量牛奶，搅匀即可。

饮品功效

本饮品含有丰富的维生素和多种矿物质，
有补虚强体、消炎杀菌、养护皮肤、增强
人体免疫能力的功效。

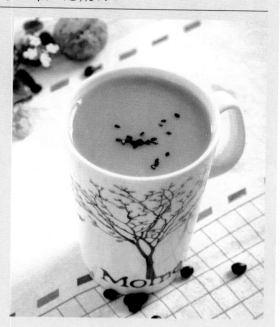

排毒养颜饮品

降低血糖+乌发黑发

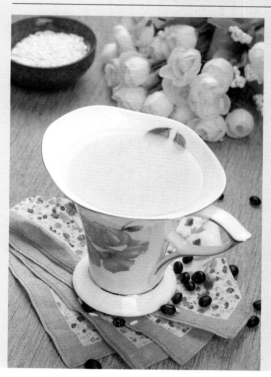

黑豆糯米豆浆

材料 黑豆50g、糯米20g、白糖5g。

做法

① 黑豆入水浸泡8小时，捞出洗净；糯米
洗净泡软。

② 将黑豆、糯米放入全自动豆浆机中，添
水至上、下水位线之间，按五谷豆浆
键，开始制作豆浆。

③ 用过滤网滤出豆浆，装入杯中，加入适
量白糖调匀即可。

饮品功效

本饮品含有丰富的蛋白质和不饱和脂肪
酸、维生素等营养元素，有消肿下气、健
脾养胃、润肺去热、活血利水、乌发黑发
及延年益寿的功效。

丰胸

女人胸部偏小有可能是先天遗传，也有可能是后天营养不良，但是这都可以通过食物来调节。健康而饱满的胸部，能大大提升女性的个人魅力。因此，丰胸也是一直流行的元素和话题。

☺ 推荐食材

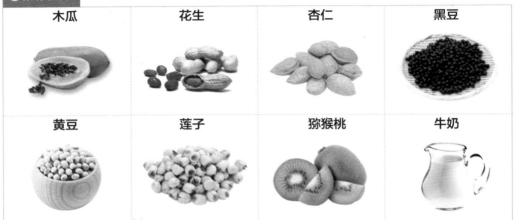

| 木瓜 | 花生 | 杏仁 | 黑豆 |
| 黄豆 | 莲子 | 猕猴桃 | 牛奶 |

● 饮食宜忌

宜

➡ 宜多吃木瓜、牛奶、奶制品，特别是在生理期间食用酒酿，能够促进胸部发育。
➡ 应多吃鸡爪、猪蹄等富含胶原蛋白的食物。

忌

➡ 少吃大麦芽等食物。这些食物会减少乳汁分泌，影响乳房的发育。
➡ 少吃较咸的食物和油炸食物，少喝咖啡、啤酒、可乐、雪碧等刺激性饮料。

○ 生活老偏方

生活老偏方 1 木瓜 300g、排骨 150g、盐 5g、葱 10g、姜 10g、料酒 10ml。木瓜去皮切块，排骨切块，热水烫去腥味。锅中水滚后，放入以上食材，炖 2 小时，调入精盐。

生活老偏方 2 取酪梨半个、鲜奶 250ml、核桃 20g、蜂蜜 10g。将酪梨用清水洗净，挖出果肉，加入鲜奶、核桃，将以上材料放入豆浆机中，搅打成汁，加入蜂蜜调味。

☺ 食材图典

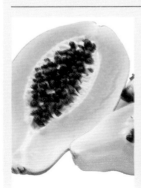

【名称】木瓜
【别名】番瓜、万寿果、文冠果、木冬瓜、乳瓜
【性味】酸、温
【功效】健脾消食、补充营养、增强免疫、通乳丰胸
【禁忌】孕妇及过敏人士应忌用
【挑选】以果皮鲜亮、橙色均匀、没有色斑和缺损而且果肉结实者为最佳

保健小贴士 首先要使胸部放松，给自己的胸部选择有调整功能的内衣也很重要。平常要给胸部多做按摩，晚上应采取仰卧姿势睡觉，多吃丰胸类食物，经常做健胸运动等。

木瓜莲子黑豆豆奶

材料 木瓜50g、莲子20g、黑豆45g、牛奶20ml、白糖10g。

做法

① 木瓜去皮去籽，洗净，切小块；将去芯的莲子泡至发软，洗净；黑豆浸泡8小时，洗净备用。

② 将上述材料一起放入豆浆机中，加水搅打成汁，过滤。

③ 加入牛奶调匀，放白糖即可。

饮品功效

本饮品富含木瓜酶和凝乳酶，可刺激女性荷尔蒙分泌，促进乳腺发育，使乳腺畅通，达到丰胸的效果。

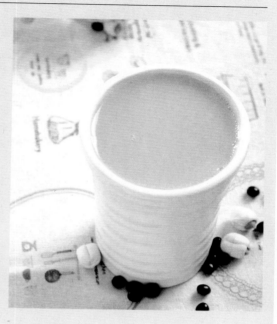

花生豆奶

材料 黄豆40g、花生仁30g、牛奶50ml、蜂蜜5g。

做法

① 黄豆预先泡水10～12小时，捞出洗净；花生仁洗净。

② 将黄豆、花生仁一起放入豆浆机中，添水至上、下水位线之间，按五谷豆浆键，开始制作豆浆。

③ 煮沸后，用过滤网过滤出豆浆，装入杯中，加入牛奶、蜂蜜搅匀即可。

饮品功效

牛奶可补钙壮骨、美白肌肤、生津润肠，搭配黄豆、花生等食用，有养颜补血、补钙强身、丰满胸部、增强免疫的功效。

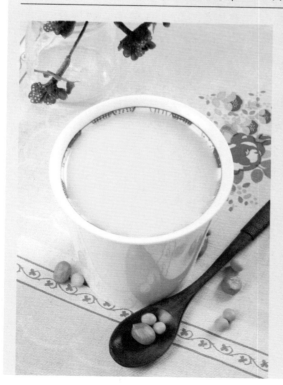

牛奶

安神补脑、强健骨骼

排毒养颜饮品

排毒养颜豆浆、豆奶推荐栏

解毒胡萝卜豆浆

材料 黄豆50g、胡萝卜30g、白糖5g。

功效
润肠通便、增强视力、瘦身减肥。

制作要点
胡萝卜切成碎丁后可先入沸水锅中焯水，再倒入豆浆机中。

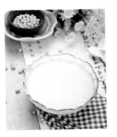

荷叶豆浆

材料 荷叶10g、黄豆60g、白糖5g。

功效
清肠排毒、瘦身美容。

制作要点
黄豆应充分浸泡，在保证口感细腻的同时，也能减少黄豆对豆浆机的磨损。

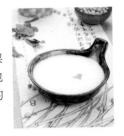

当归桂圆红枣豆奶

材料 当归10g，桂圆、红枣各15g，黄豆45g，牛奶、白糖各5g。

功效
补血养颜、祛除色斑。

制作要点
新鲜的牛奶呈乳白色或稍带微黄色，没有凝结和沉淀。

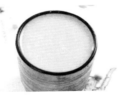

玫瑰花油菜黑豆浆

材料 黄豆50g、黑豆20g、油菜20g、玫瑰花5g。

功效
舒肝解郁、活血化淤。

制作要点
可按个人的口味加适量的蜂蜜，味道会更好。

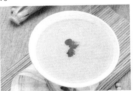

猕猴桃橙子豆奶

材料 猕猴桃、橙子、黄豆各30g，牛奶10ml。

功效
减肥健美、软化血管、美白护肤。

制作要点
牛奶不宜在豆浆滚烫时加入，否则容易破坏牛奶的营养。

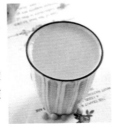

草莓豆奶

材料 草莓40g、黄豆50g、牛奶60ml。

功效
润肺生津、清热解毒。

制作要点
用盐水浸泡草莓10分钟，再用清水冲洗，能更好地洗净草莓。

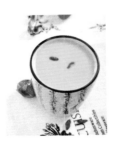

清凉薄荷绿豆豆奶

材料 黄瓜1根、薄荷20g、绿豆50g、牛奶和白糖各5g。

功效 疏散风热、疏肝解郁、清利头目。

制作要点 新鲜薄荷叶忌久煮。如果用干薄荷叶，可先加开水泡成薄荷茶后再加入豆浆。

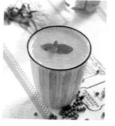

芝麻核桃黑豆豆奶

材料 黑豆40g、芝麻20g、核桃仁25g、牛奶10ml。

功效 健脑益智、增强免疫。

制作要点 不宜撕去核桃仁表面那层褐色的薄皮，会损失一部分营养。

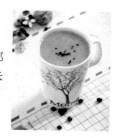

木瓜莲子黑豆豆奶

材料 木瓜50g、莲子20g、黑豆45g、牛奶和白糖各10g。

功效 护肝降酶、疏肝利胆、通乳丰胸。

制作要点 选择完整、颜色亮丽、无损伤的木瓜。

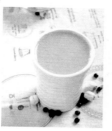

苹果豆奶

材料 苹果1个、黄豆45g、牛奶50ml、白糖5g。

功效 补益气血、美白肌肤。

制作要点 削皮后苹果最好先放入凉水里浸泡，以免被氧化变黑。

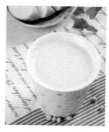

樱桃豆奶

材料 樱桃30g、黄豆50g、牛奶20ml、白糖10g。

功效 补血养颜、护肤美容、淡化色斑。

制作要点 应选颜色鲜艳、果粒饱满、表面有光泽和弹性的樱桃。

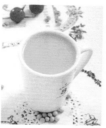

养颜豆奶

材料 黑豆30g、花生仁10g、黑芝麻10g、牛奶5g。

功效 润肺排毒、活血利水。

制作要点 黑芝麻清洗的时候，用清水冲洗干净即可，忌长时间浸泡，否则易造成营养流失。

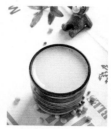

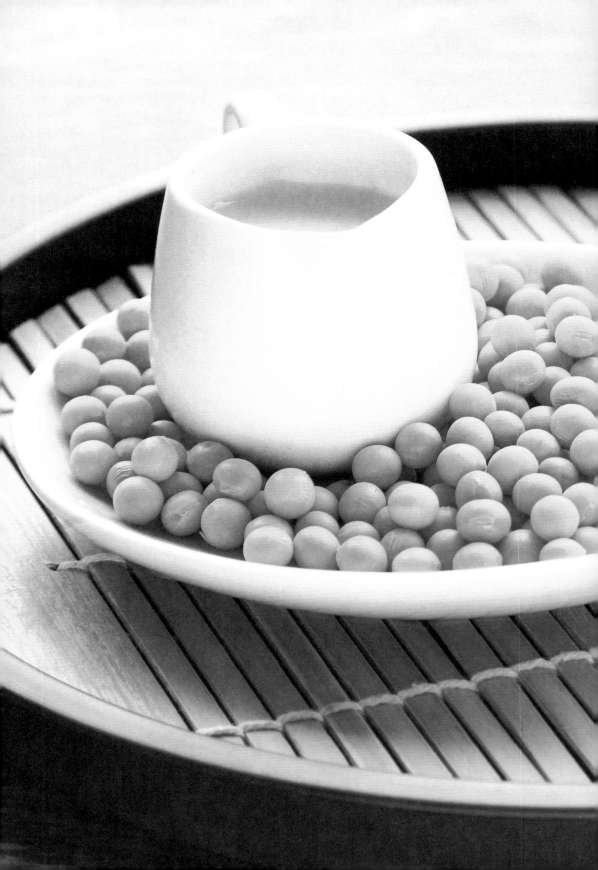

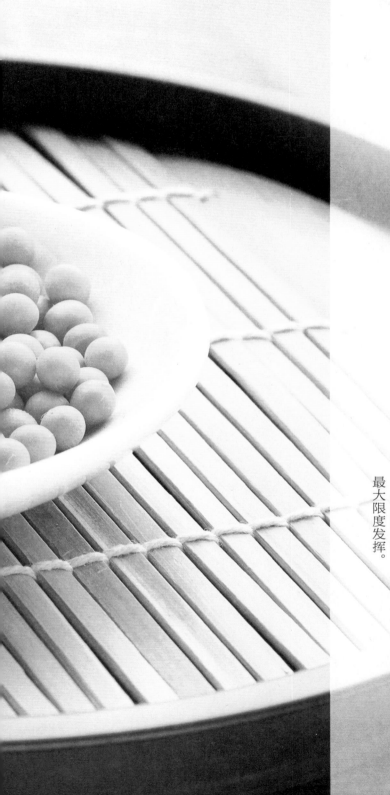

第四章
体质调养饮品

不同体质的人适宜饮用的豆浆会有所不同。比如，气虚体质的人可以喝些补气养气补虚食材的豆浆，阳虚体质的人可以喝些加入壮阳食材的豆浆。

不同体质的人喝些适合自己的豆浆，不仅能强身健体，还能使豆浆的营养功效得到最大限度发挥。

气虚体质

精、气和神是人体正常活动当中不可或缺的三种东西。其中人们更是离不开"气"，气不足就显得此人没有精神，萎靡不振。身体中的气不足就是我们通常所说的气虚。

☺ 推荐食材

黑米	桑叶	红薯	山药
红枣	百合	桂圆	荔枝

● 饮食宜忌

宜

➡ 宜吃板栗、牛奶、桂圆等有补气作用的食物。
➡ 宜吃营养丰富、易于消化吸收的平补食品；多食用一些补气食物，例如小米、糯米、豆腐、土豆、百合、红枣、桂圆等。

忌

➡ 忌吃生冷大凉食物，例如雪糕、冰镇饮料；忌吃油腻、辛辣香燥的食物。
➡ 不宜吃有损精气、破气和耗气的食物。

● 生活老偏方

生活老偏方 1 取山药 300g、红枣 10 枚、蜂蜜 50g。把山药、红枣用清水洗净，一起放入盆中，加水适量，隔水旺火烧开，文火蒸 30 分钟，加入蜂蜜调匀即可。

生活老偏方 1 取山药、黄芪各 15g，红糖 10g。把山药、黄芪分别去杂洗净，一起放入锅中，加水适量，旺火烧开，文火煎煮 20 分钟，过滤取汁，加入红糖溶化即可。

☺ 食材图典

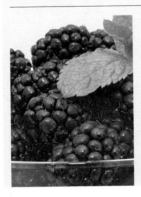

【名称】桑葚
【别名】桑果、桑枣、桑葚子、文武果
【性味】苦、甘、寒
【功效】补肝益气、乌发明目、滋阴养血、增强免疫
【禁忌】肠胃不好的人应少食，糖尿病患者慎食
【挑选】以个头较大、肉质肥厚、颜色紫红而且糖分足者为最佳

保健小贴士 多吃大枣、山药等具有补益作用的食物。加强锻炼，比如晨跑、打羽毛球等较为轻松的运动。穴位按摩，也可宽胸理气。取穴风池、大椎、肩井、命门及曲池，采取擦、摇、拍击等手法。

益气宽中+增强免疫

黑米桑叶豆奶

材料 黑米30g、桑叶10g、黄豆45g、牛奶20ml、白糖5g。

做法

① 黑米、黄豆浸泡7小时；桑叶洗净切细。

② 将上述材料放入豆浆机中，加水至上、下水位线之间，按下功能键。

③ 滤出豆渣，加入牛奶，加白糖搅匀即可。

饮品功效

益气宽中、增强免疫。

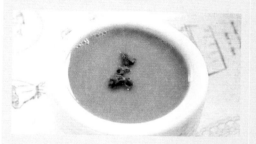

益气养心+宁心安神

百合红豆豆浆

材料 百合10g、红豆80g。

做法

① 红豆淘洗干净，用清水浸泡6个小时；鲜百合择洗干净，分瓣。

② 红豆、百合放入豆浆机中，加水至上、下水位线之间，按豆浆键，开始制作豆浆。

③ 豆浆机发出蜂鸣声时，滤出豆渣即可。

饮品功效

本饮品具有养心安神、行气活血的功效。

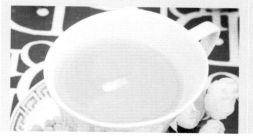

滋补元气+增强免疫

红薯山药豆浆

材料 黄豆40g，红薯、山药各20g，大米、小米各15g，燕麦片5g。

做法

① 黄豆浸泡6小时捞出；大米、小米浸泡至软；红薯、山药洗净，去皮切丁备用。

② 将原材料和燕麦片一起放入豆浆机中，添加适量的清水搅打成豆浆，煮沸。

③ 用网罩滤出豆浆，装杯即可。

饮品功效

润肠通便、补虚益气、滋阴益肾。

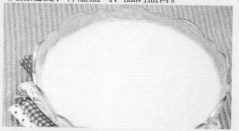

益气生津+安心宁神

红枣米润豆浆

材料 黄豆、大米各40g，红枣2颗，冰糖或白糖5g。

做法

① 黄豆水中浸泡10~12个小时，捞出洗净；大米淘洗干净；红枣去核洗净，切块。

② 将上述材料放入豆浆机中，加水至上、下水位线之间，按豆浆键，开始制作豆浆。

③ 滤出豆渣，根据口味添加白糖搅匀即可。

饮品功效

补脾和胃、益气生津、安心宁神。

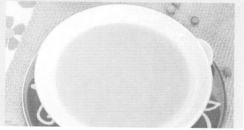

血虚体质

血液是人体生命活动的重要物质基础。血虚体质是比较常见的体质，常表现为面色苍白或萎黄、头晕眼花、失眠健忘、月经量少或是经闭等症状，应该从生活和饮食上多加调理为宜。

☺ 推荐食材

枸杞	葡萄	百合	黄芪
红枣	黑芝麻	桂圆	荔枝

● 饮食宜忌

宜

➡ 宜多吃营养丰富、性平偏温、具有健脾养胃作用的食物，例如桂圆、荔枝、黑米等。
➡ 宜多吃高铁、高蛋白、维生素C含量高的食物，例如葡萄、黑芝麻等。

忌

➡ 晚饭不要吃辛辣以及油腻性的食物。
➡ 不宜吃绿豆、苦瓜、西瓜等性质较凉，或是滋腻味厚难以消化的食物。

● 生活老偏方

生活老偏方 1 取山楂 15g、红糖 5g。待水烧开后，把山楂放入热水中，再加些红糖搅匀即可服用。此方可以起到活血散淤、益气补血、缓中止痛的功效。

生活老偏方 2 取红枣 10 颗、党参 20g、鲜鸡 1 只。把鸡去毛清洗干净，红枣、党参洗净泡好后和鸡一起放在锅里，大火炖两个小时左右，即可食用。

☺ 食材图典

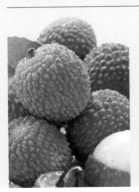

【名称】荔枝
【别名】丹荔、丽枝、离枝、火山荔
【性味】甘、涩、温
【功效】补脾益肝、理气补血、温中止痛、补心安神
【禁忌】患有慢性扁桃体炎和咽喉炎的人不宜多吃荔枝
【挑选】以个大核小、色泽鲜艳、皮薄肉厚而且质嫩多汁的为最佳

保健小贴士 饮食方面要多吃桑葚、黑木耳等补血养血的食物，在精神方面适当做些集中注意力的小游戏，同时还要进行中药方面的药理调补。将中药和补血的食物一起做成可口的药膳。

增强免疫+益气补血

补虚饴糖豆浆

材料 黄豆100g、饴糖50g。

做法

① 将黄豆提前在清水中浸泡6个小时以上，然后洗净。

② 将黄豆放入豆浆机中，加水至上、下水位线之间，按下功能键，搅打成豆浆。

③ 滤出豆渣，加入饴糖拌匀即可饮用。

饮品功效

有补血养颜、益气宽中、增强免疫的功效。

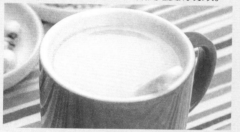

安神养血+美容养颜

枸杞豆浆

材料 黄豆70g、枸杞15g。

做法

① 豆提前在清水中浸泡6个小时以上及至泡软；花生用清水洗净。

② 将黄豆、枸杞放入豆浆机中，加水至上、下水位线之间，搅打成豆浆。

③ 滤出豆渣，即可饮用。

饮品功效

有安神养血、缓解疲劳、延缓衰老的功效。

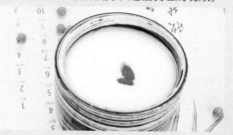

补益气血+延缓衰老

葡萄豆浆

材料 黄豆50g、葡萄40g、白糖5g。

做法

① 黄豆用清水浸泡10~12个小时，至其发软后，洗净；葡萄洗净，去皮去籽备用。

② 将上述材料放入豆浆机中，加水至上、下水位线之间，加水搅打成豆浆。

③ 滤出葡萄豆浆，加入白糖即可饮用。

饮品功效

本饮品有润肠通便、增强免疫的功效。

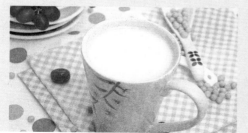

滋补养血+美容养颜

桂圆红枣豆浆

材料 黄豆65g、桂圆30g、红枣3颗。

做法

① 黄豆用清水泡软，捞出洗净；桂圆去壳去核洗净；红枣洗净，去核。

② 将上述食材放进全自动豆浆机中，加水至上、下水位线之间，搅打成豆浆。

③ 待豆浆机提示豆浆做好，滤出豆渣即可。

饮品功效

有消除疲劳、补虚益气、美容养颜的作用。

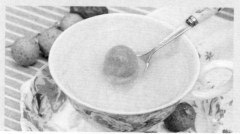

体质调养饮品

阴虚体质

我们身体当中，各种津液是必不可少的。津液能起到润滑的作用，当身体中的各种津液减少，身体的阴就会亏虚，形成阴虚体质。阴虚主要表现为盗汗、两颊发红、身体消瘦、舌红少苔等。

☺ 推荐食材

绿豆	红豆	核桃	花生
黄豆	莲子	瘦肉	百合

● 饮食宜忌

 宜
➡ 宜多食黄瓜、百合、绿豆、莲子及山药等甘凉滋润、生津养阴的食物。
➡ 宜多食新鲜蔬菜、瓜果及富含优质蛋白质的食物，例如菠菜、苹果、核桃等。

 忌
➡ 忌食牛肉、羊肉等"热性"的肉食。
➡ 忌食炸鸡、烤肠等煎炸、爆烤之类的食物。

✪ 生活老偏方

生活老偏方 1 取大枣 30g、粳米 50g、冰糖 5g。先将大枣洗净，然后去除内核，与粳米一起放入砂锅中煮粥，待粥熟时，加入适量冰糖，即可

生活老偏方 2 取银耳花 3 朵、莲子和干百合各 20g、冰糖 100g、枸杞 10g。上述食材分别泡发，将银耳撕成小片，一起入锅，开大火煮，待粥浓稠后，放入冰糖即可。

☺ 食材图典

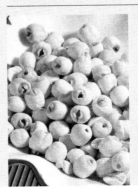

【名称】莲子
【别名】白莲、莲实、莲米、水芝、莲宝、莲蓬子
【性味】平、甘
【功效】改善睡眠、滋养补虚、强心安神、止遗涩精
【禁忌】便秘患者或腹部胀满的人忌食
【挑选】以外表干燥、颜色白中带黄、莲孔较小而且味道清香的为最佳

保健小贴士 尽量吃热食，少吃凉食，少吃较为麻辣的火锅。烹调方式尽量选用焖、蒸、煮和炖，有助于改善体质。工作环境避开烈日酷暑，不适宜出太多汗水，合理地安排自己的工作和生活。

润燥消水+补虚生津

五色滋补豆浆

材料 黄豆35g，绿豆、黑豆、薏米、红豆各20g。

做法

❶ 黄豆、绿豆、黑豆、红豆泡软，洗净；薏米洗净，浸泡。

❷ 将黄豆、绿豆、黑豆、红豆、薏米放入豆浆机中，加水至上、下水位线之间，按下功能键，搅打成豆浆。

❸ 烧沸后滤出豆浆即可。

饮品功效

黄豆能够润燥消水、清热解毒、益气宽中，搭配绿豆、红豆等食用，有润肠通便、益气宽中、补虚生津的功效。

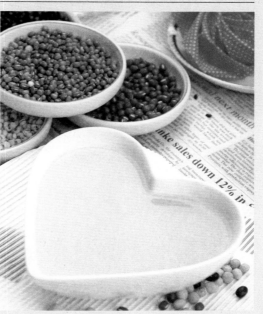

清热生津+增强免疫

八宝豆浆

材料 黄豆50g，红豆40g，核桃仁1个，芝麻5g，莲子3粒，花生、薏米、百合、冰糖各5g。

做法

❶ 黄豆、红豆、莲子、薏米、百合、花生仁泡软，洗净；核桃仁洗净；将黄豆、红豆、莲子、薏米、百合、花生仁、核桃仁放入豆浆机中。

❷ 加水至上、下水位线之间，按五谷豆浆功能，搅打成豆浆。

❸ 煮至豆浆机提示豆浆做好，滤出豆渣，加入冰糖拌匀即可饮用。

饮品功效

此八宝豆浆美味营养，有补脑益智、清热生津、增强免疫的功效。

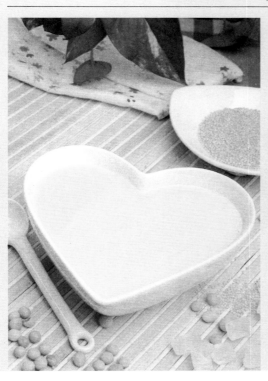

阳虚体质

阳虚即为阳气不足，属性阳的那部分比较虚弱。现代人经常熬夜，离不开空调，过度控制饮食等都是造成阳虚体质的原因。本症主要表现为面色苍白、畏寒怕冷、食欲不振、脉虚弱等。

☺ 推荐食材

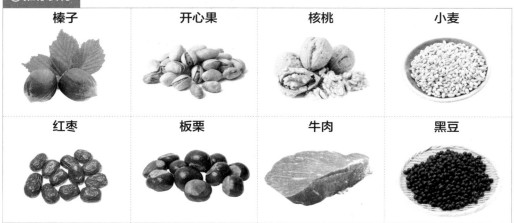

榛子	开心果	核桃	小麦
红枣	板栗	牛肉	黑豆

● 饮食宜忌

宜

➡ 宜多食韭菜、黑豆等具有温阳散寒作用的食物，以补充体内耗费的阳气。

➡ 宜多食羊肉、狗肉等有壮阳作用的食物。

忌

➡ 忌食决明子、菊花、苦丁、绿茶、柿子、柚子、香蕉等性寒生冷的食物。

➡ 少喝各种冷饮，少食用各种生冷肉食等。

○ 生活老偏方

生活老偏方 1 取核桃仁 50g，猪腰 200g，葱、姜、蒜各 10g。猪腰子切片，核桃仁过油，大火爆出葱香味，之后下入材料，加酱油、盐、味精适量，翻炒出锅。

生活老偏方 2 取当归 20g、生姜 30g、羊肉 500g、食盐 5g。将当归、生姜洗净，羊肉洗去血水后捞出切片。上述食材放入砂锅中，炖至肉烂，调入食盐食用。

☺ 食材图典

【名称】 开心果

【别名】 胡榛子、阿月浑子、无名子、必思答

【性味】 辛、涩、温

【功效】 润肠通便、增强体质、延缓衰老、壮阳补虚

【禁忌】 高脂血症患者及肥胖人士不宜多食

【挑选】 以个头较大、果壳淡黄、果仁为绿色而且没有异味的为最佳

保健小贴士 日常可多食用羊肉、鸡肉、带鱼、核桃、韭菜等补阳食物，以强壮体质。善于调节自己的感情，加强体育锻炼。天冷时，注意防寒保暖。也可借助自然界，多做空气浴或日光浴等。

干果豆浆

材料 黄豆40g、榛子20g、松子和开心果各15g、牛奶50ml。

做法

❶ 黄豆提前在清水中浸泡10~12个小时以上及至其泡软，然后洗净；松子、榛子、开心果均去壳取仁。

❷ 将黄豆、榛子仁、松子仁、开心果放入豆浆机中，加水至上、下水位线之间，按下功能键，搅打成豆浆。

❸ 烧沸后滤出豆浆，加入牛奶调匀即可。

饮品功效

此豆浆有提神健脑、补虚养身、增强体质的功效。

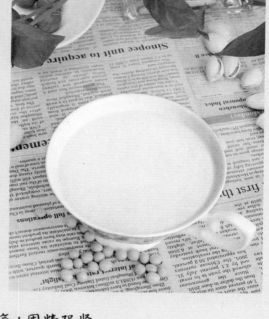

榛子

益脾胃、补血气

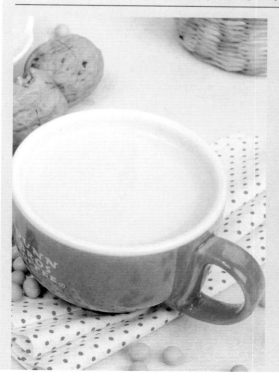

小麦核桃红枣豆浆

材料 黄豆50g、小麦仁20g、核桃2个、红枣4枚、蜂蜜5g。

做法

❶ 黄豆、小麦仁洗净，泡软；核桃去壳，取仁；红枣洗净，去核，去肉。

❷ 将黄豆、小麦仁、核桃仁、红枣肉放入豆浆机中，加水至上、下水位线之间，按五谷豆浆功能，搅打成豆浆。

❸ 煮至豆浆机提示豆浆做好，用过滤网滤出豆渣，倒入准备好的杯中，加入蜂蜜搅拌均匀，即可饮用。

饮品功效

本饮品有滋阴养血、补中益气、固精强肾、增强免疫的功效。

核桃

健胃、补血、润肺

体质调养饮品

气郁体质

我们的各项生命活动，都是依靠气在人体内运行而实现的。气郁多由忧郁烦闷、心情不畅所导致。长期气郁会导致血循环不畅，严重影响人们的身心健康，因此应该加以重视。

☺ 推荐食材

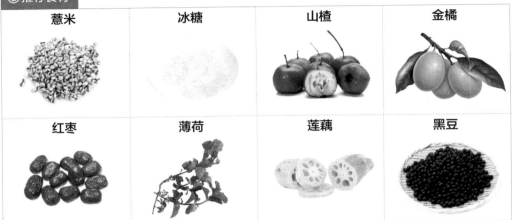

薏米	冰糖	山楂	金橘
红枣	薄荷	莲藕	黑豆

◉ 饮食宜忌

宜

➡ 宜多食用大麦、荞麦、薏米、黑豆、莲藕等具有理气解郁功能的食物。
➡ 可少量饮用葡萄酒，以活动血脉，提高情绪。
➡ 宜加强饮食调补，常吃红枣桂圆汤、百合莲子汤、百合银耳汤、红枣花生汤等。

忌

➡ 少食雪糕、冰激凌、冰冻饮料等冰冷食物。
➡ 少食乌梅、南瓜、泡菜等收敛酸涩的食物。

○ 生活老偏方

生活老偏方 1 取玉米粒 100g、糯米 50g、红砂糖 45g。将玉米和糯米用水浸泡 2 个小时，然后加清水适量，大火煮沸，转小火煮至软熟，加入糖煮 5 分钟即可。

生活老偏方 2 取橘皮 50g、粳米 100g。粳米用清水洗净，加清水煮粥，橘皮研成末。粥成时加入橘皮，再煮 10 分钟，即成佐餐食用。此方有理气健脾的良好功效。

☺ 食材图典

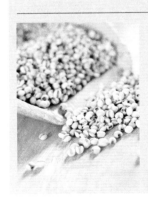

【名称】薏米
【别名】薏仁、仁米、土玉米、草珠珠、六谷米
【性味】甘、淡、微寒
【功效】健脾利水、清热排脓、美白肌肤、防癌抗癌
【禁忌】虚寒体质者不宜长期食用，汗少及便秘者忌食
【挑选】以颗粒饱满、质硬有光泽而且颜色为白色或黄白色为最佳

保健小贴士 保持积极乐观的生活态度，学会情绪发泄及自我调养，不过分计较得失与名利。可多参加户外的运动锻炼以及社会娱乐活动。多读积极的、能展现美好生活前景的书籍。

薏米豆浆

材料 黄豆70g、薏米20g、大米20g、冰糖5g。

做法

① 黄豆预先浸泡10~12个小时至发软，捞出洗净；薏米洗净提前浸泡10个小时左右；大米用水冲洗干净。

② 将薏米、大米、黄豆放入豆浆机中，加水至上、下水位线之间，按下五谷豆浆键，开始制作豆浆。

③ 烧沸后用滤网滤出豆渣，加冰糖搅匀，豆浆即可进行饮用。

饮品功效

本饮品有健脾利湿、清热排脓、益气宽中、美容养颜、延缓衰老的良好功效。

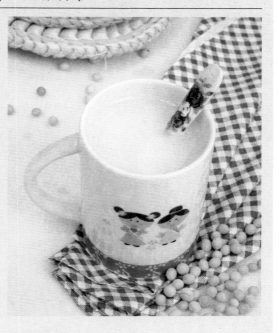

薏米红枣豆浆

材料 黄豆60g、薏米仁30g、红枣2颗、蜂蜜5g。

做法

① 黄豆、薏米仁用清水浸泡10~12个小时，捞出沥干水分备用；红枣用清水洗净，去核取果肉。

② 黄豆、薏米仁、红枣放入豆浆机中，加水至上、下水位线之间，搅打成豆浆。

③ 煮至豆浆机提示豆浆做好，用过滤网滤出豆渣，倒入准备好的杯中，加入蜂蜜搅拌均匀即可饮用。

饮品功效

本饮品有清热解毒、润燥消水、滋补养虚、降糖降脂、益智健脑的功效。

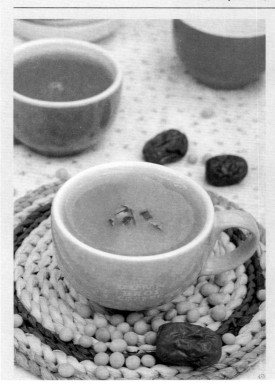

红枣

补中益气、健脾胃

体质调养饮品

血淤体质

血淤的主要症状是血行迟缓不畅，有淤血。大多是因为情绪意志长期抑郁、工作环境寒冷、久病体虚以及脏腑功能失调等导致，本症多发于体形较为瘦弱的人群。

☺ 推荐食材

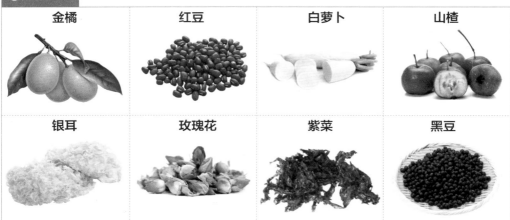

金橘	红豆	白萝卜	山楂
银耳	玫瑰花	紫菜	黑豆

● 饮食宜忌

宜

➡ 宜多食山楂、玫瑰花、金橘、红豆等有活血散淤、疏肝解郁作用的食物。

➡ 宜多食螃蟹、海参、牡蛎等水产品，它们有消散外伤后余留淤血的功能。

忌

➡ 少食肥肉等油腻食物，否则会加重病情。

➡ 忌食狗肉等辛温、助热的食物。

♢ 生活老偏方

生活老偏方 1 取绿豆 200g、莲藕 150g、食盐 5g。用清水把绿豆和藕淘洗干净，再把绿豆装入藕孔内，放入锅中，加入适量的清水，炖至熟透，调以食盐即可。

生活老偏方 2 取山楂 150g、红糖 100g。先将山楂冲洗干净，除内去核后打成碎末，然后放入锅中，加清水煮约 20 分钟，调以红糖，即可食用，此方可活血化淤。

☺ 食材图典

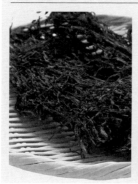

【名称】紫菜

【别名】紫英、子菜、灯塔菜、索菜

【性味】甘、咸、凉

【功效】补肾养心、清热利水、降低血脂、增强免疫、防癌抗癌

【禁忌】脾胃虚寒及腹痛便溏的人忌食

【挑选】以颜色紫黑、口感柔软、滋味鲜美而且清洁没有杂质者为最佳

保健小贴士 可多食山药、红糖、当归等活血养血的食物，少吃寒凉冷冻的食物。常做头部、面部及脚部的保健按摩。多洗热水澡，多运动锻炼，做有益于心脏血脉的活动，有助于改善淤血体质。

行气解郁+降压降脂

金橘红豆浆

材料 红豆50g、金橘1个、冰糖10g。

做法

❶ 红豆加水浸泡4小时后捞出，洗净沥干；金橘去皮、去籽撕碎。

❷ 将红豆、金橘放入豆浆机中，加适量水搅打成豆浆，煮沸后滤出豆浆，加入冰糖拌匀即可。

饮品功效

有润肠通便、行气解郁、益气补肾的功效。

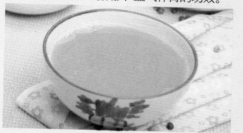

补血养颜+滋阴润肺

山楂银耳豆浆

材料 黄豆60g、山楂1个、银耳20g。

做法

❶ 黄豆用清水泡软，捞出洗净；山楂洗净，去核切粒；银耳泡发洗净。

❷ 将上述材料放入豆浆机中，加适量水搅打成豆浆，煮沸后滤出豆浆即可饮用。

饮品功效

银耳能滋阴润肺、补脑益智，搭配黄豆、山楂等食用，有补血养颜、补脑益智的功效。

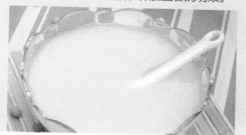

益气生津+补血养颜

白萝卜豆浆

材料 黄豆70g、白萝卜30g。

做法

❶ 黄豆洗净，用清水泡软；白萝卜洗净，去皮切丁。

❷ 将上述材料放入豆浆机中，加水至上、下水位线之间，搅打成豆浆。

❸ 滤出豆渣，即可饮用。

饮品功效

有益气生津、补血养颜、增强免疫的功效。

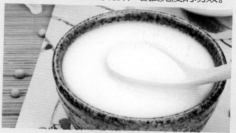

补气活血+美容养颜

玫瑰薏米豆浆

材料 黄豆、薏米各30g，干玫瑰花5朵。

做法

❶ 黄豆泡软洗净；薏米淘洗干净，浸泡2小时；干玫瑰花洗净。

❷ 将上述材料放入豆浆机中，加水至上、下水位线之间，搅打成豆浆。

❸ 滤出豆渣，即可饮用。

饮品功效

本饮品有柔肝醒胃、美容养颜的良好功效。

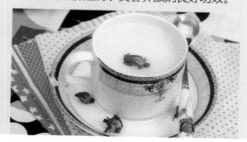

体质调养饮品

痰湿体质

长期生活在潮湿的环境，外湿内侵，加上运动较少，会使人的体质偏向痰湿。主要表现为身体虚胖、脸色暗黄、食欲不振并伴有反胃及呕吐等。

☺推荐食材

山药	枸杞	木瓜	白果
红豆	白萝卜	薏米	南瓜

◉饮食宜忌

宜

➲ 宜多食山药、薏米、银耳、南瓜、胡萝卜、枸杞等健脾养胃的食物。

➲ 宜多食柿子、杏仁、苹果等化痰祛湿的食物。

➲ 可以用陈皮泡水当茶饮用，有利于健脾利水。

忌

➲ 少食咸酸、寒凉以及腻滞敛涩的食物。

➲ 忌油腻，生活忌复杂，不能恣情纵欲。

❂ 生活老偏方

生活老偏方 1 取韭菜 250g、鲜虾仁 100g、胡椒粉 5g。将韭菜用清水洗净。锅中油热，放入韭菜翻炒，菜熟后加入鲜虾仁，一块翻炒片刻，加入胡椒粉，即可食用。

生活老偏方 2 取虾仁 20g、海马 10g、童子鸡 1 只、葱 5g、姜 5g。将虾仁与海马用温水洗净，泡 10 分钟后放在已洗干净的童子鸡上，加少许葱与姜，蒸熟到烂。

☺ 食材图典

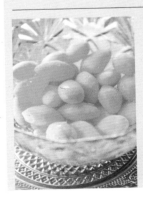

【名称】白果

【别名】银杏、公孙树、鸭脚树、蒲扇

【性味】甘、苦、涩、平

【功效】抑菌杀菌、镇咳解毒、敛肺定喘、润泽肌肤、降压降糖

【禁忌】孕妇、幼儿都不适宜吃白果

【挑选】以外壳光滑洁白、大小均匀、果仁饱满而且没有霉斑为最佳

保健小贴士 可以多吃白萝卜、紫菜、扁豆、包菜等健脾利湿、化痰祛痰的蔬菜和水果。经常参加跑步、快走、打球等锻炼活动。卧室应干燥通风，尤其在阴雨季节，要注意预防湿邪的侵袭。

山药枸杞豆浆

材料 黄豆和山药各70g、枸杞10g、蜂蜜5g。

做法

1. 将黄豆泡软，洗净；山药去皮，洗净切块，泡在清水里；枸杞洗净。
2. 黄豆、山药、枸杞放豆浆机中，加水至上、下水位线之间，搅打成豆浆。
3. 煮至豆浆机提示豆浆做好，用过滤网滤出豆浆，加入蜂蜜拌匀即可。

饮品功效

山药能健脾养胃、滋肾益精、强筋壮骨，搭配黄豆和枸杞食用，有益气宽中、润燥消水、滋肾益精、延年益寿的功效。

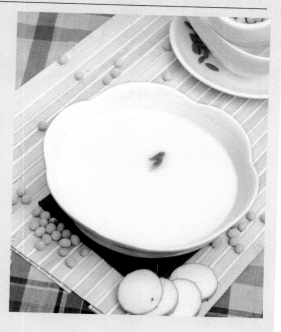

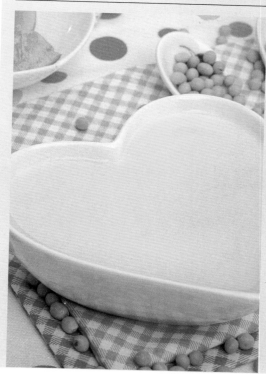

木瓜豆浆

材料 黄豆80g、木瓜1个、白糖3g。

做法

1. 黄豆提前用清水浸泡10~12个小时至发软，捞出沥干水分备用；木瓜去皮去籽，洗净后切成小碎丁备用。
2. 将黄豆、木瓜放入豆浆机中，加水至上、下水位线之间，搅打成豆浆。
3. 煮至豆浆机提示豆浆做好，用过滤网滤出豆渣，倒入准备好的杯中，加入白糖搅拌均匀即可饮用。

饮品功效

木瓜能健脾消食、通乳丰胸，搭配黄豆和白糖食用，有益气宽中、补血养颜、增强免疫的功效。

 木瓜
清心润肺、健胃益脾

特禀体质

特禀体质以生理缺陷、过敏反应等为主要特征，容易出现季节性过敏。常见症状有哮喘、风团、咽痒、鼻塞、喷嚏等。这一体质在春天极易出现，因此在春季要做好防护措施。

☺ 推荐食材

香蕉	燕麦	小米	黄豆
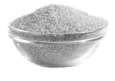			
扁豆	蚕豆	泥鳅	红枣
	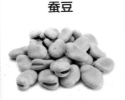	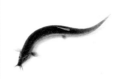	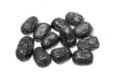

● 饮食宜忌

宜
➡ 宜多食用糙米、蔬菜等益气固表的食物。
➡ 宜饮食清淡，多吃水果、蔬菜，以达到营养均衡，粗细搭配适当，荤素配伍合理。

忌
➡ 忌食带有食品添加剂和抗氧化剂的食物。
➡ 少食容易引起过敏的荤腥类食物，如牛肉、鹅肉、鸭肉、螃蟹、大虾等食物。

○ 生活老偏方

生活老偏方 1 取绿豆 30g、水发海带 50g、糯米 100g、红糖 10g。将糯米、绿豆洗净后泡发，海带洗净，将糯米和绿豆煮成粥，加入海带，煮 3 分钟，加入红糖即可。

生活老偏方 2 取新鲜韭菜 100g、鸭蛋 2 个。将韭菜用清水洗净，将韭菜压榨取汁，加上鸭蛋清涂擦患处。病情较重的，可将韭菜汁和鸭蛋清口服，内服、外涂要严格分开。

☺ 食材图典

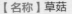

【名称】草菇
【别名】稻草菇、秆菇、麻菇、包脚菇
【性味】甘、寒
【功效】降低血压、清热解暑、补益气血、护肝健胃、增强免疫
【禁忌】肾功能不全的人不宜吃草菇
【挑选】菇身粗壮均匀、质地脆嫩、色泽淡黄而且没有霉变的为最佳

保健小贴士 积极参加各种体育锻炼，增强体质。天气冷时进行锻炼要注意防寒保暖，防止感冒。在春天要少出去走动，特别是对花草要保持距离，这是因为花草当中含有的致敏物质较多。

润肠通便＋养阴生津

香蕉豆奶

材料 香蕉半个、黄豆50g、牛奶70ml、白糖5g。

做法

1. 香蕉去皮，切小块；黄豆预先用水泡发6个小时，洗净后备用。
2. 将香蕉、黄豆放入豆浆机中，添适量水搅打成豆浆，煮熟后过滤。
3. 调入牛奶和白糖拌匀即可。

饮品功效

香蕉果肉含多种微量元素和维生素，能够增强对疾病的抵抗力，是维持正常的生殖力和视力所必需的，同时还能有助于消化、缓解紧张的情绪。

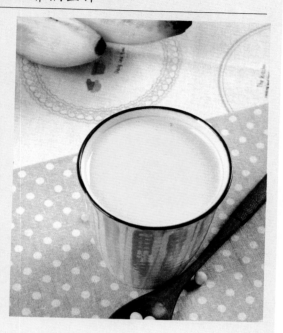

补气养血＋滋阴润燥

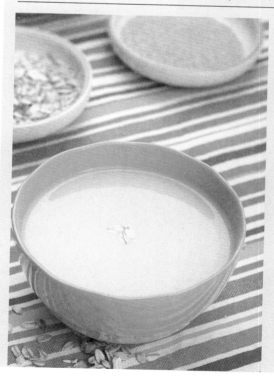

燕麦小米豆浆

材料 黄豆40g、燕麦10g、小米30g、冰糖或白糖3g。

做法

1. 黄豆、小米用清水泡软，捞出洗净；燕麦洗净。
2. 将准备好的黄豆、燕麦、小米放入豆浆机中，加水至上、下水位线之间，搅打成豆浆，并煮熟。
3. 煮至豆浆机提示豆浆做好，用过滤网滤出豆渣，倒入准备好的杯中，加入白糖搅拌均匀即可饮用。

饮品功效

本饮品具有防治消化不良、滋阴养血的功效，能够减轻色斑色素的沉着，还能起到抑制血糖上升的作用。

体质调养豆浆、豆奶推荐栏

黑米桑叶豆奶

材料 黑米30g、桑叶10g、黄豆45g、牛奶20ml、白糖5g。

功效
能益气宽中、增强免疫力。

制作要点
黑米以颜色黑亮、颗粒饱满、表面似有膜包裹者为佳。

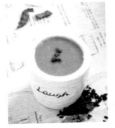

红薯山药豆浆

材料 黄豆40g、红薯和山药各20g、大米和小米各15g、燕麦片5g。

功效
滋补元气、增强免疫。

制作要点
红薯含有"气化酶"，故一次不要食用过多，以免引起胃不适。

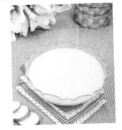

补虚饴糖豆浆

材料 黄豆100g、饴糖50g。

功效
增强免疫、益气补血。

制作要点
黄豆应煮熟、煮透，若黄豆半生不熟时食用，常会引起恶心、呕吐等症状。

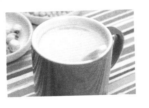

葡萄豆浆

材料 黄豆50g、葡萄40g、白糖5g。

功效
补益气血、延缓衰老。

制作要点
洗葡萄时将葡萄一颗颗剪下，放入清水中浸泡，然后洗净。

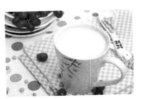

五色滋补豆浆

材料 黄豆35g，绿豆、黑豆、薏米、红豆各20g。

功效
润燥消水、健脾益胃、补虚生津。

制作要点
绿豆能厚肠胃、滋脾胃。脾胃不好者制作此豆浆时可适量多添加一些绿豆。

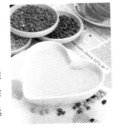

八宝豆浆

材料 黄豆50g，红豆40g，核桃仁1个，芝麻5g，莲子3粒，花生、薏米、百合、冰糖各5g。

功效
清热生津、增强免疫。

制作要点
花生霉变后含有大量致癌物质，一定注意不能选用霉变花生。

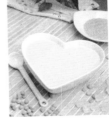

干果豆浆

材料 黄豆40g、榛子仁20g、松子仁和开心果各15g、牛奶50ml。

功效 提神健脑、延缓衰老、补虚养身。

制作要点 这道干果豆浆油脂的含量较高，饮用时需特别注意。

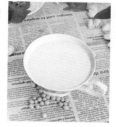

小麦核桃红枣豆浆

材料 黄豆50g、小麦仁20g、核桃2个、红枣4枚。

功效 补中益气、固精强肾。

制作要点 核桃一次吃太多不易消化，制作本豆浆时2个正好适合。

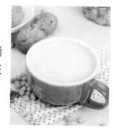

薏米红枣豆浆

材料 黄豆60g、薏米30g、红枣2颗。

功效 润燥消水、健脾利湿、滋补养虚。

制作要点 薏米性凉，宜把薏米炒一下再使用，健脾效果好。

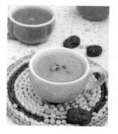

金橘红豆浆

材料 红豆50g、金橘1个、冰糖10g。

功效 行气解郁、降压降脂。

制作要点 以果皮脆甜、肉嫩汁多而且味道较浓的金橘为最佳。

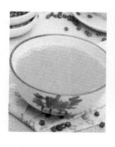

白萝卜豆浆

材料 黄豆70g、白萝卜30g。

功效 益气生津、利尿通便、补血养颜。

制作要点 白萝卜种类繁多，生吃或榨豆浆以汁多辣味少者为好。

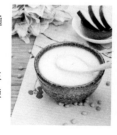

香蕉豆奶

材料 香蕉半个、黄豆50g、牛奶70ml、白糖5g。

功效 润肠通便、养阴生津。

制作要点 应选没有黑斑的香蕉食用，肥大饱满的较好。

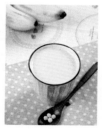

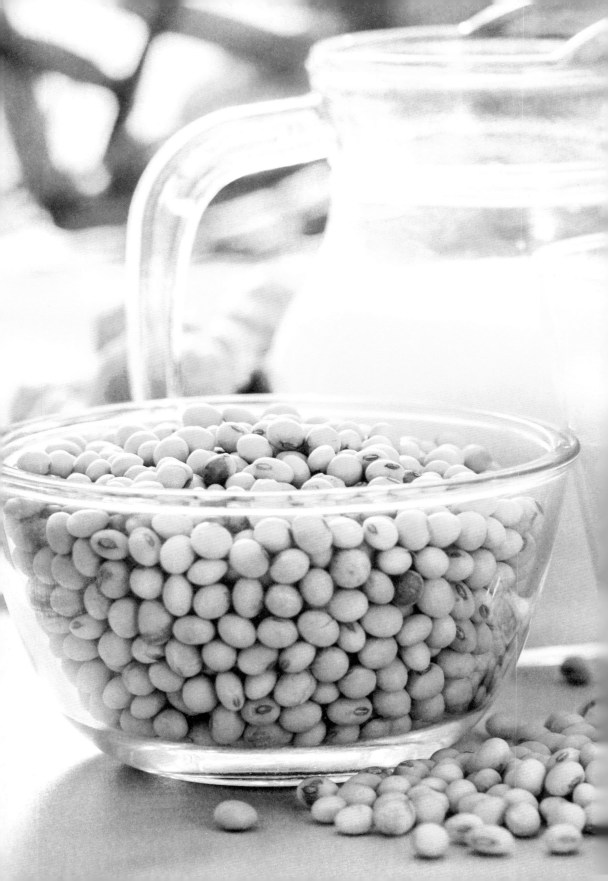

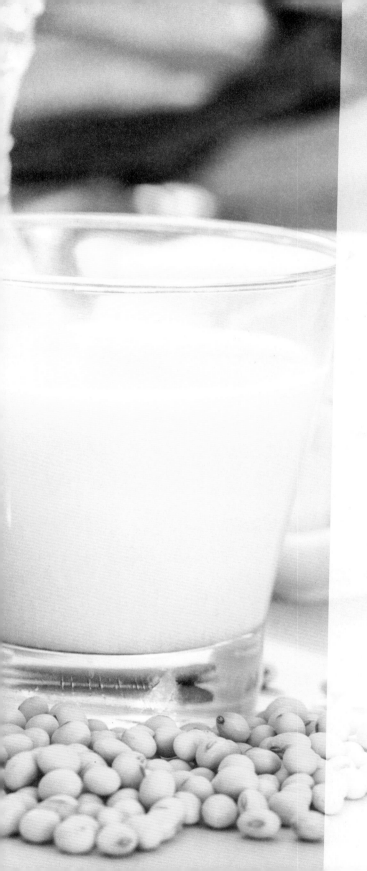

第五章

不同人群饮品

不同体质的人适宜饮用的豆浆不同。同理，不同的人群适宜饮用的豆浆也会不同。比如，孕妇适宜喝加入水果和粗粮的豆浆。因此，不同人群应根据自身的需求，有针对性地选择适合自己的豆浆。

儿童

儿童时期处于人生的关键时期，是一个备受关怀的年龄段。在这个年龄，父母要特别注意孩子的营养补充和身体的发育，及时预防和治疗各种疾病，增强免疫力。

☺ 推荐食材

黑米	芝麻	大米	胡萝卜
牛奶	鸡蛋	腰果	鲫鱼

◉ 饮食宜忌

宜

➡ 宜多食胡萝卜、西红柿、生菜、花椰菜、土豆、菠菜、大白菜、香菇等蔬菜。

➡ 宜多食猪瘦肉、牛肉、鸡肉、鲫鱼、鸡蛋、鹌鹑蛋、牛奶等肉蛋类食物。

忌

➡ 儿童饮食忌挑食偏食、暴饮暴食。

➡ 忌多食过甜过凉的食物，忌饮用碳酸性饮料。

☺ 生活老偏方

生活老偏方 1 取豆腐皮 100g、榨菜 50g、姜适量、其余调料各适量。豆腐皮切块，沸水里烫一烫，装盘，榨菜切细末，放豆腐皮上。姜切成末。加调料调匀，浇在榨菜上。

生活老偏方 2 取菠菜 200g、虾皮 100g、调料 10g。菠菜洗净，用开水烫一下，沥干水分，切成丝，装盘。虾皮洗净，放在菠菜丝上，再浇上各种调料，拌匀即成。

☺ 食材图典

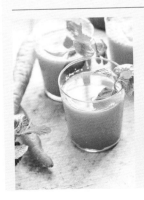

【名称】胡萝卜

【别名】红萝卜、红根、丁香萝卜、金笋

【性味】甘、辛、微温

【功效】健脾消食、润肠通便、益肝明目、降糖降脂、增强免疫

【禁忌】胡萝卜不宜与含酒精的饮品同时吃

【挑选】以外表光滑、个头细小、颜色紫红而且没有伤疤的为最佳

保健小贴士 及早养成健康的饮食习惯，不吃高糖、高盐、高脂肪类零食。饭前要洗手，饭前尽量少吃糖果、饼干等零食和饮料，饭后要漱口。吃饭的时候要细嚼慢咽，不在吃饭的同时做别的事情。

燕麦芝麻豆浆

材料 黄豆35g、熟黑芝麻10g、燕麦30g、冰糖5g。

做法

1. 将黄豆提前在清水中浸泡6个小时以上及至其泡软，然后洗净；燕麦淘洗干净，用清水浸泡2小时；黑芝麻擀碎。
2. 述材料放豆浆机中，加水至上、下水位线之间，按功能键，搅打成豆浆。
3. 煮至豆浆机提示豆浆做好，用过滤网滤出豆渣，倒入准备好的杯中，加入冰糖搅拌均匀即可饮用。

饮品功效

能润燥消水、益气宽中、降糖降脂、增强免疫力。

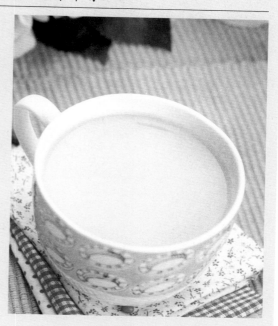

滋养杞米豆浆

材料 黄豆50g、小米30g、枸杞10g。

做法

1. 黄豆提前在清水中浸泡6个小时以上及至泡软；小米加水浸泡3小时，捞出洗净；枸杞用温水洗净。
2. 上述材料放入豆浆机中，加水至上、下水位线之间，按豆浆键，搅打成豆浆。
3. 滤出豆渣，即可饮用。

饮品功效

本饮品有滋补调养、增强免疫的良好功效。

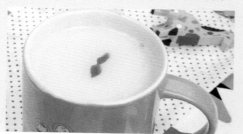

胡萝卜豆浆

材料 黄豆50g、胡萝卜30g。

做法

1. 黄豆用清水浸泡10~12个小时待至其发软后，洗净；胡萝卜洗净后切成黄豆大小。
2. 将上述材料放入豆浆机中，加水至上、下水位线之间，加水搅打成豆浆。
3. 滤出豆渣盛出即可饮用。

饮品功效

胡萝卜能增强机体的免疫力，是机体生长的要素，对婴幼儿的生长发育有重要的意义。

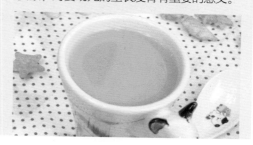

不同人群饮品

女性

女人如果想永葆青春，应想法保住日渐减少的雌激素，使月经停止较晚。这是因为雌激素赋予了女人第二性征，比如乳房的丰满、月经按时来潮以及皮肤柔嫩、细腻等。

☺ 推荐食材

红枣	小米	莲子	糯米
红豆	枸杞	圣女果	羊肉

◉ 饮食宜忌

宜

➡ 经期可适量食用鱼、瘦肉、红枣、红豆等富含铁且容易被吸收的食物。

➡ 宜多食鸡蛋、羊肉、牛肉等富含蛋白质和矿物质的食物，可以滋气养血。

忌

➡ 忌食生冷食物，否则会伤脾胃或者引起痛经。

➡ 忌食咸菜、罐装咸食品、腊肠等含盐量较高的食物，以免引起头痛或水肿。

◎ 生活老偏方

生活老偏方 1 取猪瘦肉 250g、黑木耳 30g、红枣 6 个、调味料 5g。将木耳用水浸泡，猪瘦肉洗净切块；红枣去核。把食材放入锅内，加水煮沸后，再以文火煲 2 小时，调味即可。

生活老偏方 2 取生姜 15g、艾叶 10g、鸡蛋 2 个。将以上食材加入适量的清水，放入锅中煮热，把鸡蛋壳剥去，放进锅中再煮，即可喝汤吃鸡蛋。

☺ 食材图典

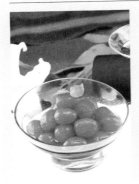

【名称】圣女果

【别名】小西红柿、珍珠小番茄、樱桃小番茄

【性味】甘、酸、微寒

【功效】生津止渴、健胃消食、补血养血、增进食欲

【禁忌】急性肠炎、菌痢及溃疡患者不宜吃圣女果

【挑选】以色泽深红饱满、果实坚硬、果皮光洁没有伤疤的为最佳

保健小贴士 女性在月经期间，要合理搭配饮食，多吃一些补血、调经的食物。还应注意调节心情、缓解压力，以免出现月经不调；女性在经期身体较为虚弱，要注意保暖，应该避免接触冷水。

红枣枸杞豆浆

材料 黄豆45g、红枣15g、枸杞10g。

做法

1. 黄豆水中浸泡6～16个小时，捞出；红枣洗净后去掉枣核；把枸杞洗净备用。
2. 上述材料装入豆浆机内搅匀，杯体内加入清水，启动豆浆机，打成浆并充分煮熟。
3. 将渣滓过滤干净后，倒进杯子即可饮用。

饮品功效

益气养血、滋阴强肾、健脾补虚。

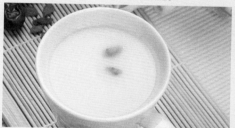

小米红枣豆浆

材料 黄豆40g、小米25g、红枣10g、冰糖或白糖5g。

做法

1. 黄豆浸泡6个小时，捞出；小米洗净，沥干；红枣洗净，去核，切碎。
2. 将整理好的材料一起放入豆浆机中，添水搅匀，打成豆浆，并加热至熟。
3. 过滤掉渣滓，加入白糖调味即可。

饮品功效

清热解毒、益血补虚、宁心安神、增强免疫。

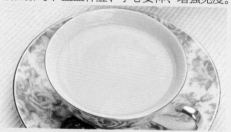

莲枣红豆浆

材料 红豆40g、莲子20g、红枣10g、冰糖或白糖5g。

做法

1. 红豆水中泡软，捞出；把莲子泡软，去掉莲心；红枣温水泡发，洗净去核，切块。
2. 将上述材料全部放入豆浆机中，加水并搅匀，打成豆浆，煮沸后再加热3~5分钟。
3. 滤出渣滓，加入适量白糖调匀即可。

饮品功效

健脾补肾、安神解乏、补虚益气。

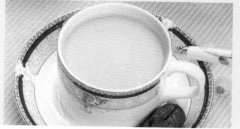

黄豆红枣糯米豆浆

材料 黄豆40g、糯米和红枣各15g、白糖或冰糖10g。

做法

1. 黄豆、糯米用清水洗净，水中泡软，捞出并沥干；红枣温水浸泡，去核，切块。
2. 将上述材料倒入全自动豆浆机中，加入适量水打成豆浆，煮沸后，将豆浆倒入杯中，趁热调入冰糖即可。

饮品功效

滋养气血、温补脾胃。

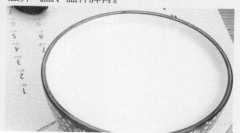

不同人群饮品

男性

肾是生命之源，精为人之根本。青年男性要保持一个良好的身体就应该懂得怎样照顾自己，这样不仅有利于自己的健康，还能让家人过得幸福，因此温肾固精就变得较为重要。

☺ 推荐食材

黑芝麻	花生	黑豆	葡萄
燕麦	韭菜	冬瓜	猪肉

● 饮食宜忌

宜
→ 宜吃有补气作用的食物，食物应味甘或甘温。
→ 宜吃核桃、板栗等营养较为丰富的平补食品。
→ 宜吃牛肉、韭菜、黑豆等有助阳作用的食物。

忌
→ 忌吃生冷性凉食物，例如冰镇饮料、雪糕等，这类食物不利于气血的恢复。
→ 忌吃油腻味厚以及辛辣的食物。

◎ 生活老偏方

生活老偏方 1 取甲鱼 1 只、猪脊髓 300g、葱花 10g、胡椒粉 5g。将甲鱼、猪骨髓加葱花、胡椒粉各适量，炖熟，吃肉喝汤。此方有滋阴补髓、固肾益精功效。

生活老偏方 2 取韭菜籽 15g、粳米 100g、细盐 5g。将韭菜籽用文火烧熟，与粳米、细盐少许，一起放砂锅内加清水，待粥熟即可。每日温服 2 次。此方可温肾助阳。

☺ 食材图典

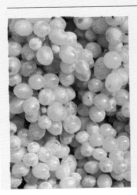

【名称】葡萄
【别名】草龙珠、蒲桃、山葫芦
【性味】甘、酸、平
【功效】补益气血、通利小便、强筋壮骨、滋肾益肝
【禁忌】糖尿病患者应特别注意忌食葡萄
【挑选】以颗粒饱满、果梗硬朗、果粒间紧密而且表面有白霜的为最佳

保健小贴士 适当放松，减轻工作的压力。养成健康合理的饮食习惯，尽量少加班熬夜。晚上坚持用热水泡脚，用手按摩脚底和脚趾；每天中午坚持做扭腰运动，这些都有助于身体的健康。

益脾固精+滋补肾气

黑芝麻花生豆浆

材料 黄豆50g、花生仁25g、黑芝麻5g、冰糖5g。

做法

1. 黄豆水中浸泡6个小时，洗净；黑芝麻略冲洗，晾干水后碾碎；花生仁洗净。
2. 将上述材料放入豆浆机中，加水至上、下水位线之间，按下功能键，搅打成豆浆。
3. 滤出豆渣，加冰糖搅匀，即可饮用。

饮品功效

滋补肾气、益脾固精、美容养颜。

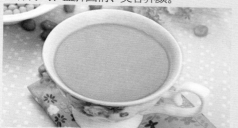

益气健脾+补肾强筋

栗子燕麦豆浆

材料 黄豆50g、栗子25g、燕麦片15g、白糖5g。

做法

1. 黄豆用清水浸泡10~12个小时待至其发软后，洗净；栗子去壳，洗净切小块。
2. 将上述材料放入豆浆机中，加水至上、下水位线之间，加水搅打成豆浆。
3. 滤出豆渣盛出，加燕麦，调入白糖即可。

饮品功效

本饮品有益气健脾、延年益寿的功效。

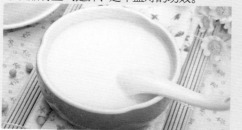

补肾益阴+补血安神

黑豆豆浆

材料 黑豆70g、白糖5g。

做法

1. 黑豆清水中浸泡6个小时以上及至泡软。
2. 将黑豆放入豆浆机中，加水至上、下水位线之间，按豆浆键，搅打成豆浆。
3. 煮至豆浆机提示豆浆做好，滤出豆渣，添加符合个人口味的白糖，即可饮用。

饮品功效

本饮品有润肺清热、补肾益阴的功效。

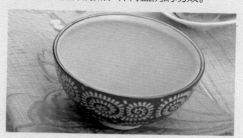

益气补血+增强免疫

果仁豆浆

材料 黄豆100g、腰果25g、榛子30g、白糖或冰糖3g。

做法

1. 将黄豆泡发洗净备用；腰果、榛子洗净，浸泡半小时。
2. 将上述食材放入豆浆机中，加少许水，搅打成较浓稠的豆浆，煮沸并过滤。
3. 加入冰糖搅拌均匀即可。

饮品功效

有开胃消食、益气补血、增强免疫的功效。

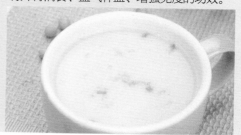

不同人群饮品

老年人

老年人常常会感觉到自己腿疼、腰痛，这些症状一旦出现在一起，就有可能是骨质疏松了。骨质疏松的症状多发生在更年期以后，这些主要是因为激素变化所造成的结果。

☺ 推荐食材

燕麦	紫薯	黄芪	豌豆
山药	核桃	黑芝麻	豆腐

● 饮食宜忌

宜

➡ 宜食用排骨、脆骨、核桃、葵花子、牛奶等含钙量丰富的食物，补充钙质。

➡ 宜多食用黄豆、豌豆、青豆等豆类以及各种豆制品，补充足够的蛋白质。

忌

➡ 忌辛辣、过咸、过甜等刺激性食物。

➡ 忌食用较凉以及坚硬不易消化的食物。

➡ 忌食油条、油饼、蛋糕、肥肉等油腻食物。

○ 生活老偏方

生活老偏方 1 新鲜螃蟹2只，瘦肉300g，粳米100g，生姜和醋各5g。蟹洗净取出蟹肉，把瘦肉、粳米放入锅中，待粥熟时，入熟蟹肉，再加以适量生姜、醋即可食用。

生活老偏方 2 猪骨头1000g，黄豆200g，盐、姜各5g。把猪骨头放入热水烫去腥味，黄豆洗净泡发，把骨头、黄豆放入锅中，加水小火烧烂，加盐、姜调味。

☺ 食材图典

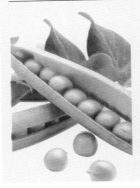

【名称】豌豆

【别名】寒豆、淮豆、麻豆、青小豆、留豆

【性味】甘、平

【功效】益气补血、润肠通便、增强免疫、防癌抗癌

【禁忌】豌豆不宜搭配醋食用，易引起人体消化不良

【挑选】荚果扁圆形、新鲜度高、手握时有响声而且没掺杂的为最佳

保健小贴士 饮食应均衡，多食高蛋白、高维生素和低脂肪、低胆固醇的食物，防止肥胖。戒烟控酒，保持良好的生活习惯，防止腰腿受凉以及过度劳累。休息时应选用硬板床，保持脊柱的生理弯曲。

营养燕麦紫薯浆

材料 黄豆和燕麦各30g、紫薯10g、白糖3g。

做法

① 将黄豆提前在清水中浸泡6个小时以上及至其泡软，然后洗净；燕麦淘洗干净；紫薯蒸熟，去皮切小块。

② 上述材料放入豆浆机中，加水至上、下水位线之间，按功能键，搅打成豆浆。

③ 煮至豆浆机提示豆浆做好，用过滤网滤出豆渣，倒入准备好的碗中，加入白糖搅拌均匀即可饮用。

饮品功效

本饮品有润肠通便、降糖降脂、增强免疫、延年益寿的功效。

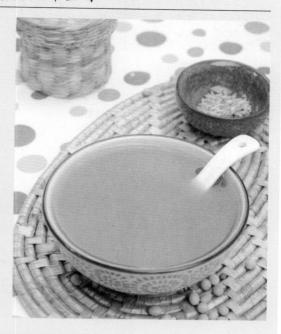

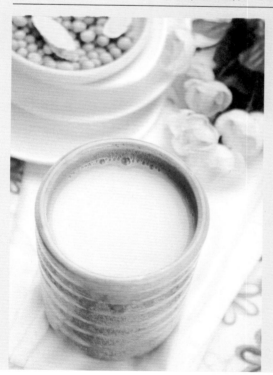

黄豆黄芪大米豆浆

材料 黄豆50g、大米30g、黄芪15g。

做法

① 黄豆提前清水中浸泡6个小时以上及至泡软；大米淘洗干净；黄芪洗净浮尘。

② 将黄豆、大米、黄芪一起放入豆浆机中，加水至上、下水位线之间，按五谷豆浆功能键，搅打成豆浆。

③ 煮至豆浆机提示豆浆做好，用过滤网滤出豆渣，倒入准备好的杯中，即可。

饮品功效

本饮品有增强免疫力、降低血糖、延缓衰老的功效。

黄芪
保肝、利尿、抗衰老

不同人群饮品

上班族

人类精神活动的中心是大脑，脑力充沛的时刻人会精力旺盛、思维活跃；脑力不足的时候，人们就会有精神萎靡的状况出现。对于上班族来讲，补脑提神才能提高工作的效率。

☺ 推荐食材

木耳	核桃	百合	莲子
花生	海带	黑芝麻	鸡蛋

◉ 饮食宜忌

宜

➲ 宜多食用富含蛋白质的食物，例如鸡蛋、花生等，有助于提神醒脑。

➲ 宜多吃鱼肉、大虾、核桃等富含不饱和脂肪酸和卵磷脂，有补脑作用的食物。

忌

➲ 忌吃冰淇淋等生冷大凉的食物。

➲ 忌吃辣椒、大蒜等辛辣香燥食品，否则会让人肝火旺盛，产生急躁的心态。

◎ 生活老偏方

生活老偏方1 取鲜梨2个、砂糖20g。将梨清洗干净，去除外皮，切成片状，加水煎煮20分钟，然后以砂糖调味，分2次服用，即可吃梨肉喝甜汤。

生活老偏方2 取甘草10g、大枣5枚、小麦10g。将以上食材用冷水浸泡后，用小火煎煮，半小时为1煎，共煎煮2次，合并煎液。每日2次，早晚温服，喝汤食枣。

☺ 食材图典

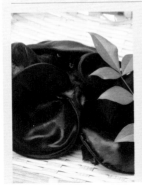

【名称】木耳

【别名】落葵、西洋菜、豆腐菜、承露

【性味】淡、微甘、凉

【功效】滋养益胃、补气强身、补血止血、增强免疫、防癌抗癌

【禁忌】出血性疾病患者及腹泻者应忌食

【挑选】颜色灰黑或灰褐、肉厚朵大而且没有杂质和霉烂的为佳

保健小贴士 上班族由于长时间从事一份工作，容易产生疲惫、厌烦的感觉，需注重调整心态，困倦时可以适当地做些运动，或者是听节奏感较强的音乐以刺激听觉。

糯米红枣豆奶

材料 糯米30g、红枣20g、黄豆30g、牛奶35ml。

做法

① 糯米浸泡10个小时，洗净；黄豆浸泡6个小时，洗净；红枣略泡，洗净去核。

② 上述材料放入豆浆机中，加水至上、下水位线之间，按豆浆键，搅打成豆浆。

③ 煮至豆浆机提示豆浆做好，用过滤网滤出豆渣，倒入准备好的杯中，加入牛奶搅拌均匀即可饮用。

饮品功效

本饮品有温暖脾胃、补益中气、补血养颜、增强免疫的功效。

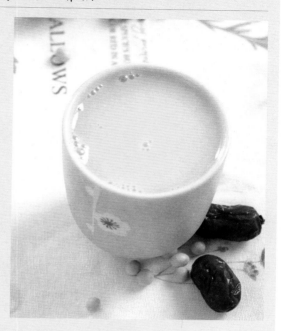

提神健脑+增强免疫

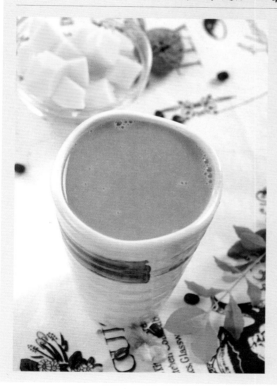

核桃土豆红豆豆奶

材料 核桃仁25g，土豆、红豆各40g，牛奶20ml、白糖3g。

做法

① 红豆洗净，放入温水中浸泡6个小时；核桃仁洗净；土豆去皮洗净，切小块。

② 将核桃仁、土豆、红豆放入豆浆机中，加水至上、下水位线之间，按五谷豆浆功能键，搅打成豆浆。

③ 煮至豆浆机提示豆浆做好，用过滤网滤出豆渣，倒入准备好的杯中，加入牛奶、白糖搅拌均匀即可饮用。

饮品功效

此饮品具有和中养胃、减肥瘦身、补脑益智、温暖脾胃、补益中气、增强免疫力的良好功效。

不同人群饮品

熬夜族

熬夜在现代社会是比较常见的。黑白颠倒、不分昼夜是令人非常难受的事情，容易使人精神萎靡、头痛感冒，进而发展到肾虚腰酸，最终容易罹患高血压、糖尿病等慢性疾病。

☺ 推荐食材

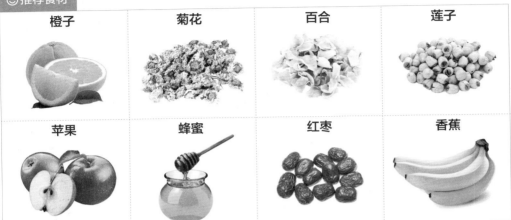

橙子	菊花	百合	莲子
苹果	蜂蜜	红枣	香蕉

● 饮食宜忌

 宜

➡ 宜多食具有补肾壮腰、强筋健骨功效的食物。
➡ 宜多食桂圆、山药、鸡肝、猪肝、红枣、枸杞等对视力有益的食物。
➡ 宜多喝菊花茶、决明子茶等饮品。

 忌

➡ 忌食生冷大凉之物，忌食辛辣香燥类的食物。
➡ 忌食过咸的食物，忌食葱、蒜等刺激性食物。

♻ 生活老偏方

生活老偏方 1 取胡萝卜300g、苹果400g、牛乳100ml、鸡蛋黄1个、人参酒30ml、蜂蜜10g。将胡萝卜、苹果榨汁后，加入牛乳、蛋黄、人参酒和蜂蜜，搅拌均匀即可饮用。

生活老偏方 2 取羊肉250g、大蒜50g、食盐5g。将羊肉洗干净切成碎块，大蒜剥去皮，一起放进锅中炖熟，加食盐调味后即可食用。此方适用于肾虚等症。

☺ 食材图典

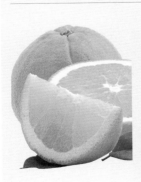

【名称】橙子
【别名】金球、柳橙、甜橙、黄果、金环、柳丁
【性味】甘、酸、凉
【功效】生津止渴、健脾和胃、宁心安神、促进消化
【禁忌】糖尿病患者不宜多吃橙子
【挑选】以实皮较中等个头、色泽闪亮、肚脐较小而且果薄的为最佳

保健小贴士 平时可食用核桃、大枣、花生等有抗疲劳功效的干果，晚餐时可补充富含胶原蛋白的食物，有助于皮肤恢复弹性和光泽。熬夜时，应让室内空气保持通畅和一定的湿度。

绿桑百合豆浆

材料 黄豆、红豆、黑豆各20g，百合10g、干桑叶3片、白糖5g。

做法

1. 黄豆、红豆、黑豆、百合用水浸泡，捞出洗净；干桑叶洗净，泡茶备用。
2. 将黄豆、红豆、黑豆、百合放入豆浆机中，加桑叶水，加水至上、下水位线之间，按下功能键，搅打成豆浆。
3. 煮至豆浆机提示豆浆做好，用过滤网滤出豆渣，倒入准备好的杯中，加入白糖搅拌均匀即可饮用。

饮品功效

本饮品甘凉清润，主入肺心，有清肺润燥、明目健脾、镇静安神的功效。

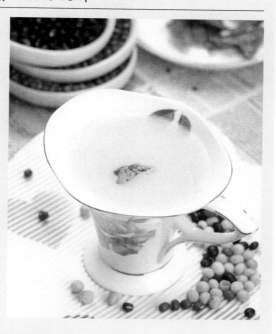

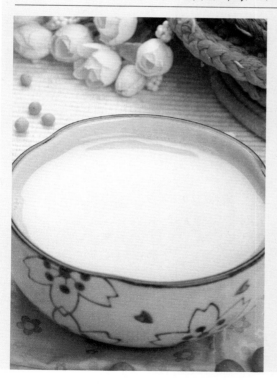

莲子花生豆浆

材料 黄豆50g、莲子和花生各10g，冰糖或白糖5g。

做法

1. 黄豆清水中浸泡6个小时以上及至泡软；莲子加水泡软，去心洗净；花生去壳，洗净。
2. 将上述所有材料放入豆浆机中，加水至上、下水位线之间，按五谷豆浆功能键，搅打成豆浆。
3. 煮至豆浆机提示豆浆做好，用过滤网滤出豆渣，倒入准备好的杯中，加入白糖搅拌均匀即可饮用。

饮品功效

本饮品具有清热解毒、调理五脏、滋补养虚、增强记忆的功效。

不同人群饮品

特殊人群豆浆、豆奶推荐栏

滋养杞米豆浆

材料 黄豆50g、小米30g、枸杞10g。

功效 改善睡眠、养胃健脾、滋补调养。

制作要点 此豆浆还可加粳米，营养价值还会更高。

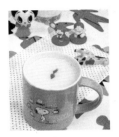

杏仁坚果红豆豆奶

材料 杏仁15g、红豆30g、牛奶35ml、核桃粉15g、白糖5g。

功效 养心润肺、养颜瘦身。

制作要点 将泡好的红豆放入锅中，加水煮沸后捞出过凉，可以减少榨汁时的豆腥味。

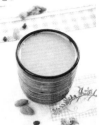

花生腰果豆奶

材料 花生仁和腰果各20g、黄豆40g、鲜牛奶40ml。

功效 增强免疫、补脑益智。

制作要点 花生以粒圆饱满、无霉变、发芽以及虫蛀的为佳。

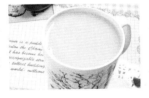

小米红枣豆浆

材料 黄豆40g、小米25g、红枣10g、白糖5g。

功效 益气补虚、养血调经。

制作要点 黄豆豆浆可加白糖调味，最好不要加红糖调味，否则不利于豆浆中营养物质的吸收。

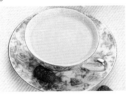

黄豆红枣糯米豆浆

材料 黄豆40g、糯米和红枣各15g、冰糖10g。

功效 滋养气血、补血养颜、温补脾胃。

制作要点 制作本豆浆时，糯米不可添加太多，多食糯米容易引起腹胀。

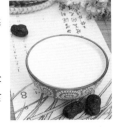

果仁豆浆

材料 黄豆100g、腰果和榛子各30g、冰糖3g。

功效 益气补血、增强免疫。

制作要点 腰果的浸泡时间可以长一些，浸泡5个小时左右最佳。

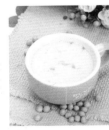

营养燕麦紫薯浆

材料 黄豆和燕麦各30g、紫薯10g。

功效
能增强免疫力、延年益寿。

制作要点
紫薯糖分含量高，吃多了可刺激胃酸大量分泌，使人感到胃部灼热，不可添加过多的紫薯。

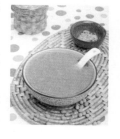

豌豆绿豆大米豆浆

材料 大米75g、豌豆10g、绿豆15g、冰糖5g。

功效
润肠通便、益气消肿。

制作要点
豌豆略带清甜，可以不加冰糖，制成豆浆后应尽快饮用。

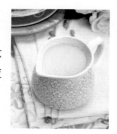

糯米红枣豆奶

材料 糯米30g、红枣20g、黄豆30g、热牛奶35ml。

功效
健脾养胃、改善睡眠、补血养颜。

制作要点
糯米以米粒饱满、色泽白、没有杂质和虫蛀现象者为佳。

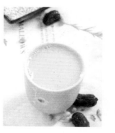

核桃土豆红豆豆奶

材料 核桃仁25g，土豆、红豆各40g，牛奶20ml，白糖5g。

功效
提神健脑、增强免疫。

制作要点
应选用表皮光滑、个头大小一致、没有发芽的土豆为好。

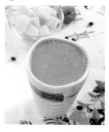

绿桑百合豆浆

材料 黄豆、红豆、黑豆各20g，百合10g，干桑叶3片。

功效
温肺养肾、清心安神、明目健脾。

制作要点
制作本豆浆时，最好选用蜜制的百合。

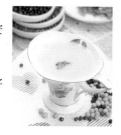

莲子花生豆浆

材料 黄豆50g，莲子和花生各10g，白糖5g。

功效
清热解毒、滋补养虚。

制作要点
黄豆可换成红豆，如此则有补血养颜的功效。

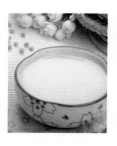

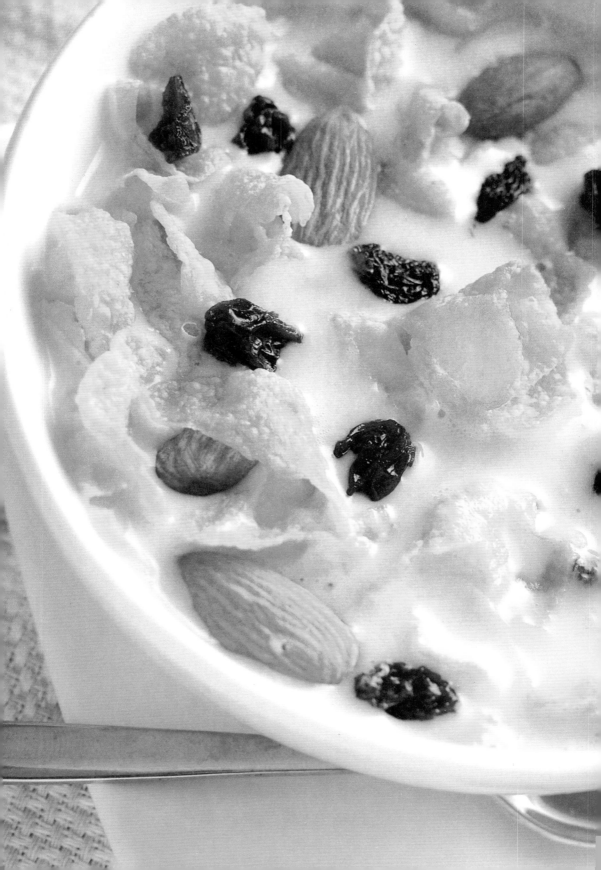

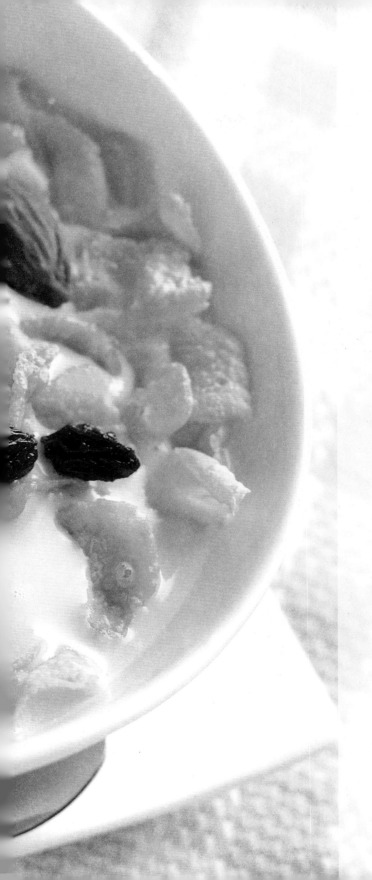

第六章

四季养生饮品

豆浆营养丰富，是许多人补充营养、养生保健的理想选择。「春温、夏长、秋收、冬藏」是四季的特点。遵循自然规律，适时搭配不同豆浆，可最大程度发挥豆浆这一养生佳品的功效，融防病、保健于一体。

春季：温补养阳

春季，人体阳气顺应自然，向上向外疏发，因此要注意保护体内阳气，谨防肾阳虚，我们要通过各种方法颐养生命，对人体进行科学调养，保持生命健康活力，从而达到延年益寿的目的。

☺ 推荐食材

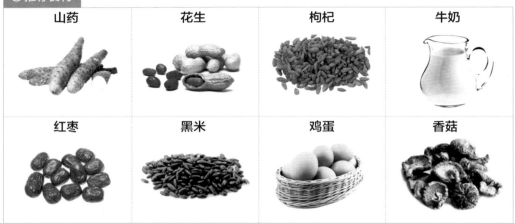

山药	花生	枸杞	牛奶
红枣	黑米	鸡蛋	香菇

● 饮食宜忌

➡ 宜多食红枣、黑米、花生、山药等有补益肾阳、温暖脾胃功能的食物。
➡ 宜多食核桃仁、枸杞等既温补又通便的食物。

➡ 晚饭不宜吃辣椒、猪肉等辛辣油腻性的食物。
➡ 尽量少食粳米、荞麦等易伤阳气或肥肉、油炸食物等滋腻味厚的食物。

✿ 生活老偏方

生活老偏方 1 取鲜山药 60g、糯米 50g、白糖 10g。山药洗净，去皮切成片，与淘净的糯米一起放入砂锅中，加水煮粥，粥煮好后放入白糖调匀，即可食用。

生活老偏方 2 取山药 500g、母鸡 1 只。将母鸡宰杀，去毛、内脏洗净，切成块，放入砂锅内，用旺火煮至五成熟，山药去皮切成块，放入砂锅中煮至熟烂即可。

☺ 食材图典

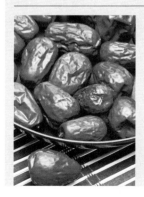

【名称】红枣
【别名】美枣、枣子、大枣、良枣
【性味】甘、温
【功效】滋阴养血、消除疲劳、健脑益智、宁心安神
【禁忌】糖尿病患者、体质燥热的妇女及经期女性不宜食用
【挑选】以皮色紫红，颗粒大而均匀、果形短壮而且皱纹比较少的为最佳

保健小贴士 春天要多吃黄豆芽、春笋、芹菜等蔬菜和野菜，补充多种维生素及微量元素。尽量避免熬夜，养成良好的作息习惯，早睡早起，有利于肾精的养护。

活血明目+增强记忆

花生豆浆

材料 黄豆50g、花生仁35g。

做法
1. 黄豆提前在清水中浸泡6个小时以上及至泡软；花生用清水洗净。
2. 将上述材料放入豆浆机中，加水至上、下水位线之间，按豆浆键，搅打成豆浆。
3. 滤出豆渣，即可饮用。

饮品功效
有健脾宽中、润肺化痰、滋养调气的功效。

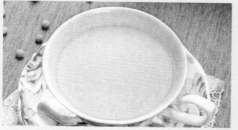

养血活血+改善睡眠

五豆红枣浆

材料 黄豆35g，黑豆、青豆、豌豆、花生仁共35g，红枣5颗。

做法
1. 将五豆预先用清水浸泡10~12个小时，捞出洗净；红枣应洗净去核，切成小块。，
2. 将上述材料一同放进全自动豆浆机中，加水至上、下水位线之间，搅打成豆浆。
3. 待豆浆机提示豆浆做好，滤出豆渣即可。

饮品功效
健脾益胃、养血活血、增强免疫。

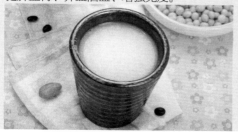

强肾补气+延年益寿

牛奶花生豆浆

材料 黄豆50g、花生仁20g、牛奶250ml、白糖5g。

做法
1. 黄豆用清水浸泡10~12个小时待至其发软后，洗净；花生仁用水洗净。
2. 将上述材料放入豆浆机中，加水至上、下水位线之间，加水搅打成豆浆。
3. 滤出豆渣，加牛奶、白糖调匀即可饮用。

饮品功效
本品能补虚益肺、生津润肠。

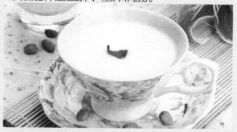

护肾润肺+养心养神

松花蛋黑米豆浆

材料 黄豆30g、松花蛋1个、黑米40g、盐和鸡精各5g。

做法
1. 黄豆浸泡10~12个小时，至发软时洗净；黑米略泡，洗净；松花蛋去壳，切小块。
2. 将上述材料放入全自动豆浆机中，添加适量清水，搅打成豆浆。
3. 滤出豆渣，加盐、鸡精调味，即可。

饮品功效
养心养神、护肾润肺、降压活血。

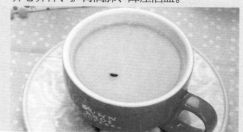

夏季：清热祛暑

夏季炎热天气的侵袭会引起人体器官的不适，导致中暑。中暑多发生在长时间在太阳暴晒下的劳动者和运动人士身上。出现中暑现象需要及时补充水分和休息，否则会出现热衰竭和休克，危及生命安全。

☺ 推荐食材

冬瓜	绿豆	苦瓜	百合
荸荠	紫薯	丝瓜	西瓜

● 饮食宜忌

宜
➡ 宜多吃荸荠、苦瓜、地瓜、西瓜、南瓜、绿豆、雪梨、柚子等凉性的蔬菜和水果。
➡ 做菜时可适当多调入些食盐，以补充出汗带走的盐分，但忌一次放盐过多。

忌
➡ 少吃荔枝、桂圆、樱桃、番石榴等温热性水果。
➡ 少吃冰淇淋等冰冷食物，可能诱发头痛、腹痛、腹泻等。

✚ 生活老偏方

生活老偏方 1 取绿豆 100g、红糖 20g。将绿豆用清水冲洗干净，放入锅中煮烂后，用勺子在锅中将绿豆捣成烂泥，然后用文火煮至汤汁收干，加入红糖调味，即可食用。

生活老偏方 2 取鲜杨梅 500g、白糖 50g。将杨梅洗净，和白糖一起装入瓷罐，捣烂并加盖，发酵10 天。用纱布绞汁，即成杨梅酒，然后倒入锅内煮沸，密封保存。

☺ 食材图典

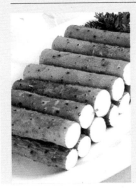

【名称】山药
【别名】怀山药、淮山药、土薯、山薯
【性味】甘、平
【功效】补血养颜、改善睡眠、清凉退火、止血散淤
【禁忌】山药有收涩的作用，大便干燥者不宜食用
【挑选】以表皮光滑、茎干笔直粗壮、分量较足而且切口呈乳白色的为佳

保健小贴士 多补充水分，饮食宜清淡，少吃多餐。多吃小米、燕麦、地瓜等杂粮，为身体排毒。身体出汗时可用热毛巾擦身，洗热水澡，也可以用热水洗脚，喝热茶。宜静养，避免剧烈运动。

山药栗子豆浆

材料 黄豆和山药各40g、薏米25g、冰糖或白糖5g。

做法

❶ 先把黄豆、薏米放入清水中浸泡至发软，然后从水中捞出来洗净之后控干；再把山药洗净，切成片状。

❷ 将上述挑选好了的材料全部放入全自动豆浆机中，添水搅打成豆浆。

❸ 煮至豆浆机提示豆浆做好，用过滤网滤出豆渣，倒入准备好的杯中，加入白糖搅拌均匀即可饮用。

饮品功效

山药能补脾胃、益肺肾，搭配黄豆等食用，有益气健脾、补肾强筋的功效。

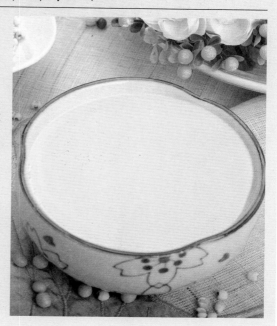

益气健脾+养胃生津

去火润燥+改善睡眠

大米百合荸荠豆浆

材料 黄豆40g、大米30g、荸荠20g、百合5g。

做法

❶ 把黄豆在清水中泡软，洗净；把百合泡发，洗净，并分瓣；大米洗净；把荸荠去皮，洗净，切小块丁状。

❷ 将上述已经准备好的材料放入豆浆机中，添水搅打成豆浆。

❸ 待烧沸后滤出豆渣即可。

饮品功效

本品具有养心安神、润肺止咳的功效。

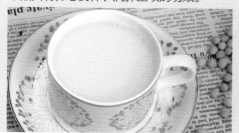

凉血解暑+祛湿健体

紫薯南瓜豆浆

材料 黄豆35g、紫薯15g、南瓜20g、白糖或冰糖10g。

做法

❶ 黄豆在清水当中泡至发软，洗净；把新鲜的紫薯、南瓜去皮洗净，切成小块丁状。

❷ 将黄豆、紫薯、南瓜、白糖放入豆浆机中，添水搅打成豆浆。

❸ 滤出豆渣，根据个人口味加入白糖即可。

饮品功效

南瓜能补中益气、保肝护肝，搭配紫薯等食用，有清热解毒、保肝护肝的功效。

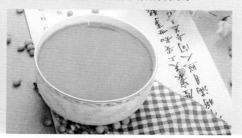

四季养生饮品

秋季：生津防燥

秋季的天气比较干燥，人体容易出现"秋燥"。"秋燥"是一种季节病，秋季空气湿度发散过快，容易使人体脱水，进而引发口干舌燥、喉痛、便秘、痔疮等一系列上火的症状。

☺ 推荐食材

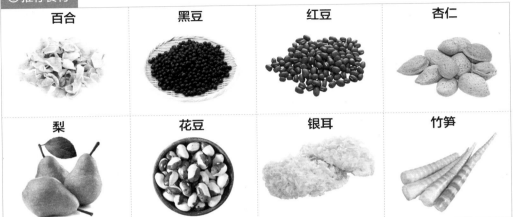

百合	黑豆	红豆	杏仁
梨	花豆	银耳	竹笋

● 饮食宜忌

宜
- ➡ 宜多食豆浆、猪肺、银耳等清心润燥的食物。
- ➡ 宜多食菠菜、上海青、油麦菜、花椰菜、芹菜、苋菜、胡萝卜等深色蔬菜。

忌
- ➡ 忌食辣椒、大葱、大蒜、花椒、茴香、芥末、肉桂等辛辣、爆炒的燥热食物。
- ➡ 忌食狗肉、羊肉等温性食物，否则容易上火。

✚ 生活老偏方

生活老偏方 1 取白萝卜400g、蜂蜜10g。萝卜洗净切碎，洁净纱布包好榨汁，每次取60g外加蜂蜜一匙，调匀吞服，一日三次，连服5天。对燥咳及便秘者疗效较好。

生活老偏方 2 取雪梨1个、川贝末6g、冰糖10g。雪梨洗净，横断切开，去核后放入川贝末，然后将两瓣并拢，放入碗中加冰糖，隔水炖煮30分钟即可。

☺ 食材图典

- 【名称】银耳
- 【别名】白木耳、雪耳、银耳子
- 【性味】甘、平、淡
- 【功效】有滋阴润肺、生津止渴、壮身补肾、美容嫩肤、延年益寿
- 【禁忌】外感风寒、出血症、糖尿病患者慎用
- 【挑选】以耳花大而松散、耳肉肥厚且蒂头无黑斑或杂质的为佳

保健小贴士 秋季易伤津液，平时要适当多饮些开水、淡茶、豆浆以及牛奶等饮料。多吃百合、香蕉等润肺生津、养阴清燥的食物。根据自己的体质和爱好，选择比较适合在秋冬进行的运动。

养心安神+镇静安眠

宁心百合红豆浆

材料 红豆70g、百合10g、白糖5g。

做法

1. 红豆提前清水中浸泡6个小时以上，然后用清水冲一遍，捞出；百合洗净，切小片。
2. 将红豆和百合等食材放入豆浆机中，加水至上、下水位线之间，按下功能键。
3. 滤出豆渣，加入适量白糖即可。

饮品功效

本饮品具有润肺止咳、镇静安眠的功效。

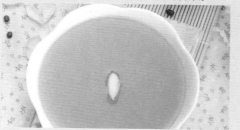

强精补肾+滋阴润燥

花生百合莲子浆

材料 花生仁50g，百合、莲子、银耳各10g，冰糖5g。

做法

1. 银耳泡6个小时，去杂质，分成朵；莲子泡软去心洗净；百合洗净；花生仁洗净。
2. 将上述材料放入豆浆机中，加水至上、下水位线之间，按豆浆键，搅打成豆浆。
3. 滤出豆渣，过滤后加冰糖调味，即可。

饮品功效

强精补肾、润肺生津、美容嫩肤。

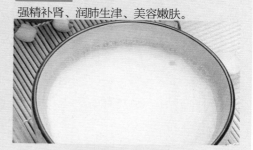

润肠通便+滋养脾胃

绿红豆百合豆浆

材料 红豆、绿豆各30g，百合10g。

做法

1. 将红豆、绿豆用清水清洗干净，浸泡至发软；百合洗净以后，用手瓣成小朵。
2. 将上述材料一块放进全自动豆浆机中，加水至上、下水位线之间，搅打成豆浆。
3. 待豆浆机提示豆浆做好，滤出豆渣即可。

饮品功效

有解毒清热、润肠通便、健脾利水的功效。

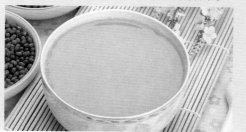

益气宽中+止咳润肺

杏仁大米豆浆

材料 杏仁15g、大米和黄豆各30g、冰糖或白糖5g。

做法

1. 黄豆提前用清水浸泡10~12个小时，洗净；大米淘洗干净，杏仁略泡并洗净。
2. 将上述食材放入全自动豆浆机中，加水至上、下水位线之间，搅打成豆浆。
3. 滤出豆渣，加适量白糖调匀即可饮用。

饮品功效

有益气宽中、润肺止咳的功效。

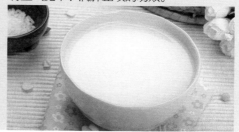

四季养生饮品

甘润莲香豆浆

材料 黄豆50g、莲子20g、冰糖5g。

做法

❶ 黄豆提前清水中浸泡8个小时以上，发软时拿出；莲子加水泡软，去心洗净。

❷ 将所有材料放入全自动豆浆机中，加水至上、下水位线之间，搅打成豆浆。

❸ 煮至豆浆机提示豆浆做好，趁热加入冰糖搅拌至化开即可饮用。

饮品功效

本饮品有滋补养虚、止遗涩精、降低血压、保肝护肝的功效。

莲子
补脾止泻、养心安神

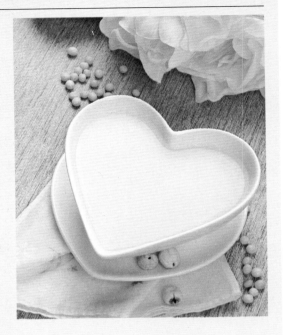

润肺清热+健脾开胃

莲藕雪梨豆浆

材料 黄豆30g、雪梨和莲藕各15g。

做法

❶ 黄豆提前在清水中浸泡8个小时，捞出洗净；雪梨洗净以后，去皮去核，切成小块；莲藕去皮洗净，切成片状。

❷ 将上述材料放入豆浆机中，加水至上、下水位线之间，按豆浆键，开始制作豆浆。

❸ 等豆浆机提示豆浆做好，滤出豆浆即可。

饮品功效

本饮品有健脾开胃、增强免疫的功效。

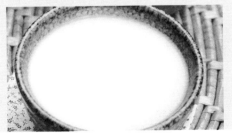

清心安神+滋补养血

薏米百合银耳豆奶

材料 薏米、百合、银耳各20g，黄豆30g，牛奶20ml、白糖10g。

做法

❶ 黄豆提前在清水中浸泡8个小时，捞出洗净；百合、银耳均泡发洗净，撕成小朵；薏米淘洗干净。

❷ 将上述材料放入豆浆机中，加入牛奶，按五谷豆浆键，开始制作豆奶。

❸ 滤出豆渣，调入白糖搅匀即可。

饮品功效

本饮品有润肺止咳、滋补养血的功效。

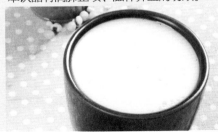

马蹄雪梨豆奶

材料 马蹄25g、雪梨1个、黄豆40g、牛奶40ml。

做法

① 黄豆提前在清水中浸泡8个小时，捞出洗净；马蹄洗净，去皮，切小块；梨洗净，去皮、核，切片。

② 将马蹄、雪梨、黄豆放入豆浆机中，加水至上、下水位线之间，按五谷豆浆键，开始制作豆浆。

③ 煮至豆浆机提示豆浆做好，用过滤网滤出豆渣，倒入准备好的杯中，加入牛奶搅拌均匀即可饮用。

饮品功效

润燥生津、健脾宽中。

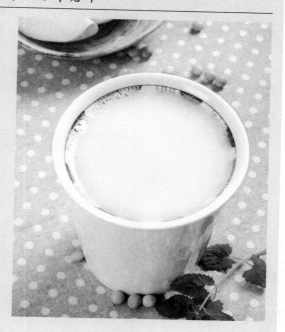

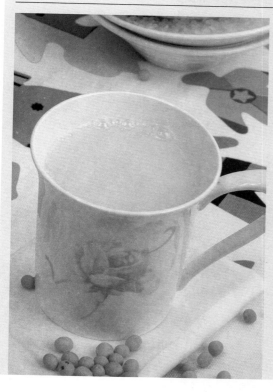

苹果水蜜桃豆浆

材料 苹果1个、水蜜桃1个、黄豆60g、白糖5g。

做法

① 黄豆提前在清水中浸泡8个小时，捞出洗净；苹果、水蜜桃均去皮去核，洗净后切小丁。

② 将苹果、水蜜桃、黄豆放入豆浆机中，加水至上、下水位线之间，按五谷豆浆键，开始制作豆浆。

③ 煮至豆浆机提示豆浆做好，用过滤网滤出豆渣，倒入准备好的杯中，加入白糖搅拌均匀即可饮用。

饮品功效

此饮品酸甜可口，有补脑益智、养心益气、生津止渴的功效。

四季养生饮品

冬季：驱寒进补

冬季天气寒冷，阴盛阳衰，人体的各项生理功能和食欲等均会发生变化。合理地调整饮食，保证人体必需营养素的充足，才能提高中老年人的耐寒能力和免疫功能，平安过冬。

☺ 推荐食材

人参	黑米	红豆	南瓜
红薯	芝麻	芋头	狗肉

● 饮食宜忌

宜

➡ 宜适当食用富含碳水化合物和脂肪的食物。

➡ 宜多进食羊肉、牛肉、瘦猪肉、鸡蛋、鱼类、豆类等富含优质蛋白质的食物。

忌

➡ 避免过多食用绿豆、苦瓜、黄瓜、菊花、西瓜、柚子等寒性食物，否则不利于驱寒保暖。

➡ 少食油炸食物，以免会加重体内积滞之热。

✪ 生活老偏方

生活老偏方 1 取嫩母鸡肉 100g，党参、黄芪、香菇各 30g，生姜、料酒、食盐各 5g。鸡肉切成小块，香菇泡发，生姜切薄片。将以上材料拌匀，放入锅中，加水蒸 2 个小时即可。

生活老偏方 2 取红枣 30g，水发香菇、粳米各 100g。将香菇切成碎末，然后与红枣、粳米一起放入锅中，加适量水熬粥，待米煮熟即可，作为晚饭时食用。

☺ 食材图典

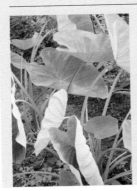

【名称】芋头

【别名】青芋、芋艿、里芋、香芋、毛芋

【性味】平、甘、辛

【功效】增强免疫、解毒消肿、益脾健胃、调中补气

【禁忌】身体虚弱、消化吸收能力弱的人不宜吃芋头

【挑选】以个头较圆、外形大小适中而且表皮圆润无坑洼的为佳

保健小贴士 冬季穿衣不宜过厚，否则会降低机体对外界温度变化的适应能力。室外锻炼时，可先通过慢跑等做好热身活动，出汗多时应把汗及时擦干。

养血补虚+增强免疫

人参红豆紫米豆浆

材料 黄豆20g、人参5g、红豆30g、紫米20g、蜂蜜10g。

做法

1. 黄豆、红豆清水中浸泡6个小时捞出；紫米洗净浸泡；人参洗净煎汁，留汁备用。
2. 将上述食材放入豆浆机中，加水至上、下水位线之间，按下功能键。
3. 滤出豆渣，放入适量蜂蜜即可饮用。

饮品功效

养血补虚、增强免疫。

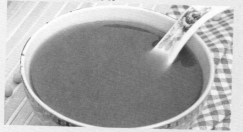

改善气虚+补充气血

黄芪大米豆浆

材料 黄豆60g，黄芪25g，大米20g，蜂蜜或白糖5g。

做法

1. 黄豆提前在清水中浸泡6个小时以上；大米淘洗干净；黄芪煎汁备用。
2. 材料放入豆浆机中，淋入黄芪汁，加水至上、下水位线之间，搅打成豆浆。
3. 过滤晾凉，加入蜂蜜调味后即可饮用。

饮品功效

此豆浆能对人体进行有效的气血补充。

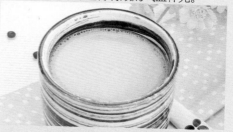

补中益气+滋补肝肾

黑米南瓜豆浆

材料 黄豆50g，黑米、南瓜各30g。

做法

1. 黄豆用清水浸泡10个小时，洗净；黑米浸泡至软；南瓜洗净，去皮去瓤，切丁。
2. 将上述材料放入豆浆机中，加水至上、下水位线之间，搅打成豆浆。
3. 滤出豆渣盛出即可饮用。

饮品功效

补中益气、化痰排脓、润肠通便。

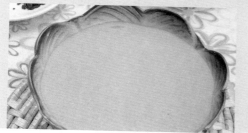

益气生津+补脾健胃

红薯芝麻豆浆

材料 黄豆、红薯各40g，黑芝麻15g。

做法

1. 黄豆清水浸泡10~12个小时，洗净；红薯洗净，去皮后切成丁状；黑芝麻洗净。
2. 将上述材料一同放进全自动豆浆机中，加水至上、下水位线之间，搅打成豆浆。
3. 待豆浆机提示豆浆做好，滤出豆渣即可。

饮品功效

本饮品具有益气生津、延缓衰老的功效。

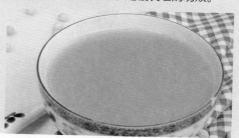

四季养生豆浆、豆奶推荐栏

花生豆浆

材料 黄豆50g、花生仁35g。

功效 活血明目、延缓衰老、增强记忆。

制作要点 花生仁颗粒饱满、肥厚而有光泽者为佳。

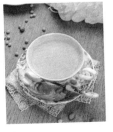

牛奶花生豆浆

材料 黄豆50g、花生仁20g、牛奶250ml、白糖5g。

功效 强肾补气、延年益寿。

制作要点 牛奶不能够在豆浆滚烫时加入，会破坏牛奶的营养。

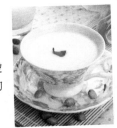

五豆红枣浆

材料 黄豆35g，黑豆、青豆、豌豆、花生仁共35g，红枣5颗。

功效 养血活血、改善睡眠。

制作要点 可以用红枣片来代替红枣制作本豆浆。

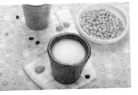

松花蛋黑米豆浆

材料 黄豆30g、松花蛋1个、黑米40g、盐和鸡精各5g。

功效 护肾润肺、养心养神。

制作要点 松花蛋放入豆浆机前，可以切碎与其他材料混合然后再放入。

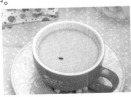

板栗燕麦豆浆

材料 黄豆35g、板栗20g、燕麦片15g、白糖5g。

功效 温补养阳、健脾益胃、美容养颜。

制作要点 陈年板栗上的毛一般比较少，只在尾尖有一点点。

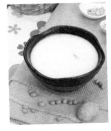

大米百合荸荠豆浆

材料 黄豆和大米各30g、荸荠50g、百合10g。

功效 去火润燥、改善睡眠。

制作要点 荸荠是水生蔬菜，极易受到污染，应彻底清洗干净再制作。

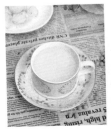

紫薯南瓜豆浆

材料 黄豆35g、紫薯15g、南瓜10g、糖10g。

功效 凉血解暑、促进消化、祛湿健体。

制作要点 处理南瓜前要仔细检查，若表皮有溃烂，或切开后散发出酒精味等，则不可食用。

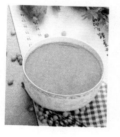

宁心百合红豆浆

材料 红豆70g、百合10g、白糖5g。

功效 养心安神、镇静安眠。

制作要点 鲜百合应注意冷藏，干百合使用时最好先用温水略泡一泡。

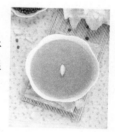

花生百合莲子浆

材料 花生仁50g，百合、莲子、银耳各10g，冰糖5g。

功效 强精补肾、益气清肠、滋阴润燥。

制作要点 花生百合莲子浆的豆渣具有丰富的营养，可加白糖调成可口豆渣，搭配食用。

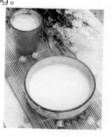

绿红豆百合豆浆

材料 红豆、绿豆各30g，百合10g。

功效 润肠通便、滋养脾胃。

制作要点 此豆浆适量加些甘草，还能起到解毒清热的养生功效。

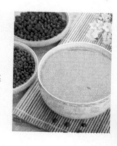

苹果水蜜桃豆浆

材料 苹果1个、水蜜桃1个、黄豆60g、白糖5g。

功效 养心益气、护肤美容、生津止渴。

制作要点 水蜜桃如果冷冻过，则不需清洗。

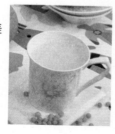

人参红豆紫米豆浆

材料 黄豆20g、人参5g、红豆30g、紫米20g、蜂蜜或白糖10g。

功效 养血补虚、增强免疫。

制作要点 人参可以用高丽参、水参、红参代替。此豆浆滋补性较强，不宜天天饮用。

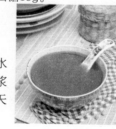

四季养生饮品

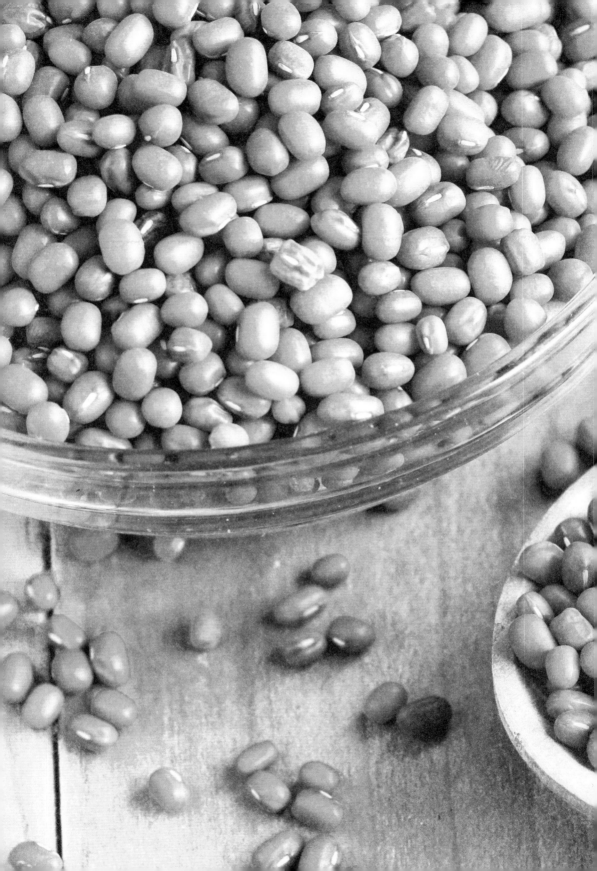

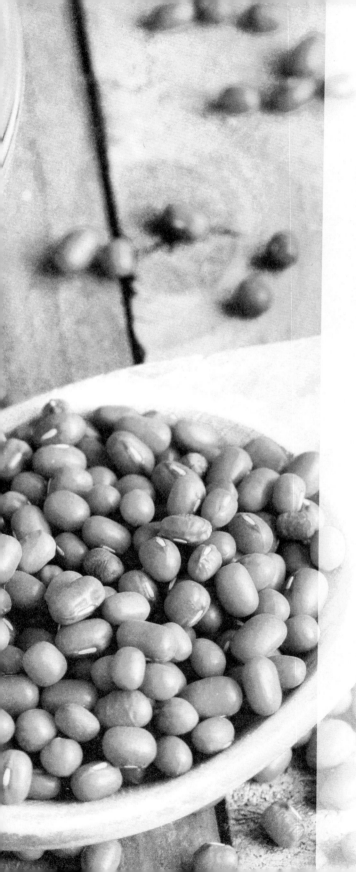

第七章
豆类养生菜

豆类的食用方法很多，不仅能制作美味营养的豆浆，还能做成美味的菜肴，让我们大饱口福的同时，还有很好的养生作用。

美容养颜

想要拥有白皙的皮肤和姣好的面容，就要保证身体和皮肤里有足够的水分、微量元素和维生素。除了应有的健康饮食习惯外，还要多食补益气血、排毒抗衰的食物。

☺ 推荐食材

蘑菇	大豆	香蕉	薏米
酸奶	银耳	山药	猕猴桃

● 饮食宜忌

宜

➡ 多喝一些热开水，以补充体内的水分。

➡ 多吃板栗、阿胶、西红柿、柠檬、香蕉等富含维生素、铁和胶质的食物。

忌

➡ 避免食用油饼等油炸、煎炒的食物。

➡ 忌过量饮酒、食用生冷食物。

➡ 避免过多食用辛辣、易上火的食物。

○ 生活老偏方

生活老偏方 1 取猪蹄 600g，胡萝卜 50g，花椒、油、蒜各 5g。花椒、猪蹄洗净，胡萝卜切丝。锅中油热，爆香花椒和蒜，加猪蹄炒至变色，加水煮，倒入胡萝卜丝炒即可。

生活老偏方 2 取豆腐 200g，牛奶 200ml，白糖少许。将牛奶倒入锅，加少许水，再放入豆腐，中火开始煮。等牛奶沸腾后，加入白糖即可食用。

☺ 食材图典

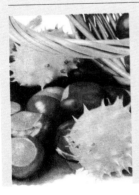

【名称】板栗

【别名】大栗、栗果、毛栗、棋子

【性味】甘、温

【功效】养胃健脾、补肾强筋、活血止血、延年益寿

【禁忌】糖尿病患者忌食，脾胃虚弱及消化不良者不宜多食

【挑选】以外壳红润、手感坚硬、尾部绒毛多而且气味清香者为最佳

保健小贴士 注重后天坚持不懈的保养，才能拥有健康完美的肌肤。此外，女士们在注重外在美容与保养之外，还应重视内在的调理。养成良好的饮食习惯，保持心情舒畅，按时休息和起床。

银杏青豆

材料 银杏果100g，青豆100g，胡萝卜100g，盐3g，醋、香油各5g。

做法
❶ 胡萝卜洗净切丁；银杏果、青豆洗净。
❷ 胡萝卜、青豆放沸水中余烫后控水，和银杏果放盘中，加盐、醋、香油拌匀。

食谱功效
银杏能润肺止咳、益肾固精，搭配青豆等食用，有益肾固精、增强免疫的功效。

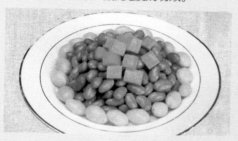

红豆炒鲜笋

材料 红豆200g，竹笋200g，盐3g，鸡精2g，香油3g。

做法
❶ 红豆泡发洗净；竹笋洗净备用。
❷ 锅下油烧热，放入竹笋翻炒一会，加盐、鸡精调味，待熟，摆好盘。另起油锅，放入红豆炒至快熟时，加调味料装盘即可。

食谱功效
本食谱有润肠通便、降低血压的功效。

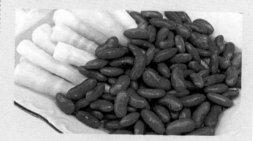

红豆杜仲鸡汤

材料 红豆200g，杜仲15g，鸡腿1只，盐5g，枸杞10g。

做法
❶ 鸡腿剁块，沸水中余烫，捞起冲净。
❷ 红豆洗净，和鸡肉、杜仲、枸杞一起放入煲内，加水盖过材料，大火煮开，转小火慢炖。炖40分钟，加盐调味即成。

食谱功效
本品有润肺生津、延缓衰老的功效。

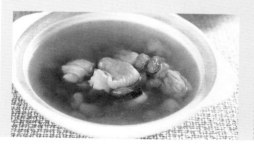

胡萝卜拌黄豆

材料 胡萝卜300g，黄豆100g，盐10g，味精3g，香油5g。

做法
❶ 将胡萝卜削去头、尾，洗净，切成8mm见方的小丁，放入盘内。
❷ 胡萝卜丁和黄豆入沸水中焯烫后，捞出。
❸ 加盐、味精、香油，拌匀即可。

食谱功效
本食谱有清热解毒、养颜润肤、降糖降脂、益肝明目的功效。

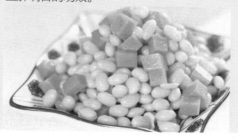

豆类养生菜

排毒瘦身

在我们的生活环境中，毒素是无处不在的。我们的体内也都聚积了不同程度的毒素，只有清理掉那些不断在体内堆积的毒素，我们才能达到既健康又减肥的效果。

☺ 推荐食材

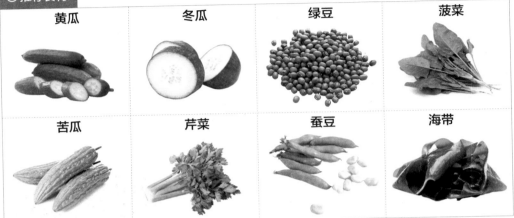

| 黄瓜 | 冬瓜 | 绿豆 | 菠菜 |
| 苦瓜 | 芹菜 | 蚕豆 | 海带 |

● 饮食宜忌

 宜

➡ 宜多食黄瓜、冬瓜、土豆及苦瓜等食物。

➡ 多食香蕉、苹果、柠檬、草莓等新鲜水果，保证无机盐和维生素的需要。

➡ 饮食宜细嚼慢咽、少食多餐、七分饱；饭后也可饮杯茶水，帮助消化。

 忌

➡ 避免食用油炸、煎炒等脂肪含量高的食物。

➡ 忌暴饮暴食，忌食含糖量较高的食物。

○ 生活老偏方

生活老偏方 1 取出木瓜 1 个、银耳 100g、牛奶 150ml、冰糖 5g。将银耳浸泡，木瓜切丁。将银耳、木瓜、冰糖放进炖盅，加水在大锅炖 30 分钟，再加牛奶稍炖即可。

生活老偏方 2 绿豆 35g、薏米 30g、冰糖 5g。绿豆、薏米洗净，各浸泡半小时左右，锅中加薏米和适量水，大火煮开，加绿豆小火煮，待绿豆熟烂，加冰糖即可。

☺ 食材图典

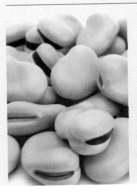

【名称】蚕豆

【别名】胡豆、夏豆、罗汉豆、南豆、马齿豆、佛豆

【性味】甘、平

【功效】补脑益智、止血降压、补中益气、清热排毒

【禁忌】肠胃不好及蚕豆过敏者不要吃

【挑选】以外形扁平、向内凹陷、呈现黄色而且没有异味的为最佳

保健小贴士 每天要保持补充足够的水分，帮助排毒。用餐前 1 小时可吃些水果。进餐时应先喝汤和吃蔬菜，细嚼慢咽，不可边吃饭边做别的事情。另外不要在家里准备零食。

茴香蚕豆

材料 蚕豆300g、茴香30g、盐3g、鸡精3g、香油5g、醋2g。

做法

1. 将蚕豆去掉外壳，清洗干净以备用；将小茴香草嫩叶摘下，洗净，用净水泡洗干净，沥水待用。
2. 锅中加适量清水，水烧开后，放入蚕豆焯熟，捞出沥干，装入盘中。
3. 加盐、香油、鸡精、醋、茴香一起搅拌均匀，即可食用。

食谱功效

此食谱具有健脾益胃、温中散寒、润肠通便、减肥瘦身的功效。

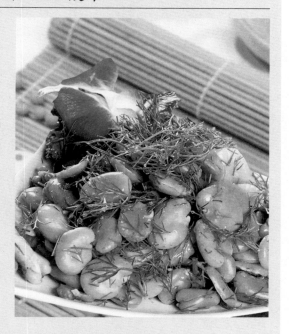

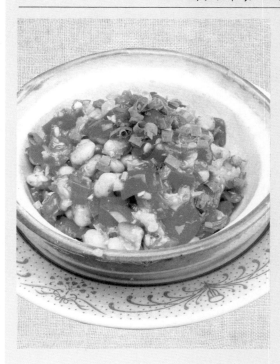

腊八豆

材料 腊八豆250g、红椒30g、油5g、盐3g、葱5g、鸡精2g、醋5g、水淀粉5g、大蒜3瓣。

做法

1. 腊八豆洗净；红椒用清水冲洗干净，去蒂用刀切成小丁；葱用清水洗净，切碎；蒜去皮洗净，切片。
2. 锅中加油烧热，放入腊八豆，炒至五成熟时，放入红椒翻炒片刻，然后加盐、鸡精、醋炒至入味。
3. 快熟时，用水淀粉勾芡，装盘，撒上葱花即可食用。

食谱功效

本食谱有清热解毒、益气宽中、行气活血、燃烧脂肪的功效。

豆类养生菜

开胃消食

当人们肝胃不和、饮食不节制以及感受外邪而损伤脾胃时，容易出现食欲不振、消化不良等状况。这会影响人体营养的正常吸收，不利于人们的健康生活，应该引起足够的重视。

☺ 推荐食材

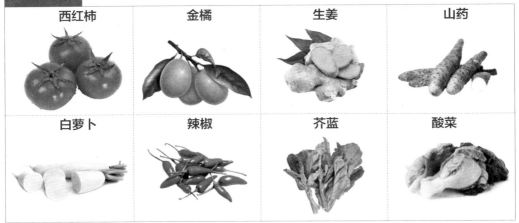

西红柿	金橘	生姜	山药
白萝卜	辣椒	芥蓝	酸菜

◉ 饮食宜忌

 宜

➡ 宜多食山楂、金橘、柠檬等酸性食物，可刺激肠胃黏膜分泌，帮助消化。
➡ 多吃性平味甘而且易消化的平补食品。

 忌

➡ 避免食用油炸、煎炒等刺激性的食物。
➡ 忌吃生冷食物，戒烟戒酒，以免损伤肠胃。
➡ 忌吃油腻或者甜腻的食物，例如肥肉、油炸食物、蛋糕、奶酪、巧克力等。

◎ 生活老偏方

生活老偏方 1 取桂皮 6g、山楂 10g、红糖 30g。将桂皮、山楂放入锅中，加适量清水大火开煮，等煮沸后，滤汁去渣，放入红糖，每日 2 次，调匀热饮。此方可健脾益胃。

生活老偏方 2 取半个洋葱、卷心菜 100g、苹果 1 个、盐 5g。将洋葱、卷心菜、苹果分别清洗干净，一同榨汁，用少许盐调味饮用。此方可开胃消食。

☺ 食材图典

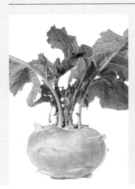

【名称】芥蓝
【别名】甘蓝菜、盖蓝菜
【性味】甘、平
【功效】除邪祛热、清心明目、健胃消食、润肠通便
【禁忌】忌一次性大量食用芥蓝，阳痿患者忌食
【挑选】以粗细中等、节间较疏、苔叶细嫩浓绿且没有黄叶的为最佳

保健小贴士 养成良好的饮食习惯，避免暴饮暴食。饮食方面，主食以粳米、玉米、豆腐等为主；蔬菜以山药、马铃薯、洋葱、平菇等为主。另外，饭后可以适当地外出散散步，有助于食物的消化。

增进食欲+润燥消水

芥蓝拌腊八豆

材料 芥蓝50g，黄豆200g，红辣椒4g，盐2g，醋、味精各1g，香油5g。

做法

① 芥蓝去皮洗净，切成碎段；黄豆洗净；红辣椒洗净，切段。

② 锅内加水，旺火烧开后，把芥蓝放入水中焯过捞起控干；再将黄豆放入水中煮熟捞出。

③ 黄豆、芥蓝置于碗中，将盐、醋、味精、香油、红辣椒段混合调成汁，浇在上面即可。

食谱功效

增进食欲、润肠通便、润燥消水。

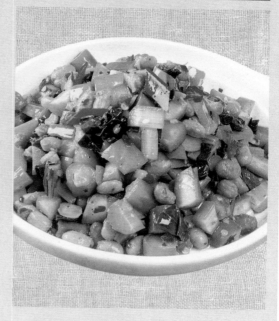

健胃消食+清热解毒

拌黄豆

材料 黄豆100g，白糖、盐各5g，新鲜红椒、姜片各3g。

做法

① 黄豆用清水泡发、泡透。

② 鲜红辣椒洗干净，去蒂去籽，磨碎后加盐，搅拌成辣椒酱。

③ 将泡好的黄豆放入锅内，煮熟，加入盐、姜片搅拌后捞出，待凉后拌上辣椒酱、白糖即可食用。

食谱功效

本菜谱有健胃消食、增强免疫的功效。

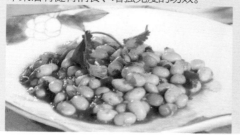

改善食欲+增强免疫

红油青豆烧茄子

材料 青豆150g，茄子200g，红椒30g，精盐3g，鸡精2g，红油4g，酱油5g，醋5g。

做法

① 青豆洗净；茄子去蒂洗净，切丁；红椒去蒂洗净，切圈。

② 油烧热，放红椒炒香，放入青豆、茄子翻炒片刻，加盐、鸡精、红油、酱油、醋炒匀，加适量清水，烧至熟透，盛盘即可。

食谱功效

本食谱有清热解暑、延缓衰老的功效。

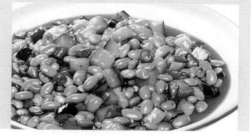

豆类养生菜

养肝护肾

肝肾都是人体重要的解毒器官。肝对各种药物、毒物以及体内某些代谢产物，具有生物转化作用。日常生活中我们要注意减轻肝脏及肾脏负担，增加肝脏营养和改善肾脏的功能。

☺ 推荐食材

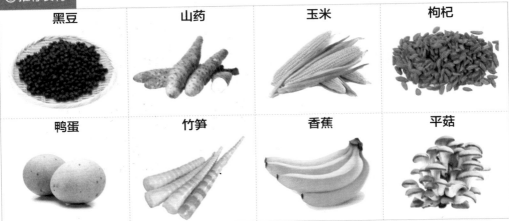

黑豆	山药	玉米	枸杞
鸭蛋	竹笋	香蕉	平菇

● 饮食宜忌

宜
➡ 宜多食竹笋、扁豆、香蕉、苹果、新鲜蔬菜和水果，给身体补充足量的维生素和蛋白质。
➡ 多食用富含锌以及具有补益作用的食物。

忌
➡ 避免食用油条、油饼、薯条、炸鸡腿以及辣椒、大蒜、茴香等辛辣香燥的食物。
➡ 戒烟忌酒，忌甜腻以及生冷大凉的食物。

○ 生活老偏方

生活老偏方 1 取出赤豆 150g、扁豆 80g、鲜藕 300g。将鲜藕去皮、节，洗净，切成块待用。赤豆、扁豆分别洗净，放入锅中，加水煮至将熟，加入鲜藕煮熟即成。

生活老偏方 2 取绿豆 250g、海带 120g、冰糖 25g。绿豆洗净，海带泡软切段。绿豆入锅，加清水，以猛火焖煮 5 分钟，再放入海带，煮熟后加冰糖，待糖溶即可饮用。

☺ 食材图典

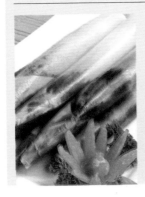

【名称】竹笋
【别名】笋、毛笋、竹芽、竹萌
【性味】甘、微寒
【功效】滋阴凉血、通肠排便、开胃健脾、养肝明目
【禁忌】胃溃疡、肾炎、肝硬化等患者不宜多吃
【挑选】以外表平滑、颜色稍黄、笋肉柔软而且底部切口较白的为最佳

保健小贴士 在日常饮食上，可多食用枸杞、鸡蛋、荔枝、狗肉等益脾健胃、滋补强肾的食物。肢体功能活动，由肝肾所支配，因而有肝肾同源的说法，所以适当地锻炼身体，有养肝护肾的功效。

滋阴养血+养肝明目

笋干丝瓜青豆

材料 青豆200g，丝瓜100g，笋干
100g，盐3g，红椒10g，醋、香
油各5g。

做法

① 丝瓜、笋干洗净切条；红椒洗净切片；
青豆洗净。

② 青豆、笋干、红椒、丝瓜放入沸水中汆
后控水盛起。

③ 加入盐、醋、香油拌匀即可。

食谱功效

竹笋能滋阴凉血、开胃健脾、养肝明目，
搭配丝瓜、青豆食用，具有通经活络、滋
阴养血、明目养肝的功效。

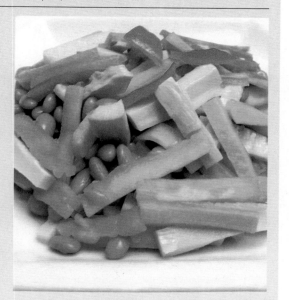

解毒凉血+保肝护肝

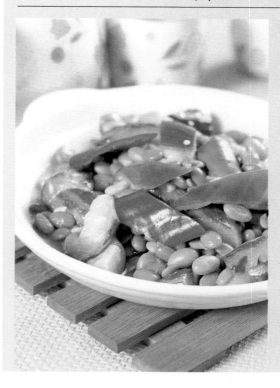

丝瓜青豆

材料 丝瓜250g，青豆100g，青椒、
红椒各1个，油15g，盐5g，老抽
5g，鸡精2g。

做法

① 丝瓜去皮，用水洗净，切块；青豆用清
水清洗干净；青椒、红椒洗净，去蒂去
籽，切成斜片。

② 锅中加油，油烧至五成热，放入丝瓜过
油30秒即起锅。另起锅，锅中加水，
水开后，将青豆入沸水中焯烫后捞出。

③ 锅中放油烧热，先爆香青、红椒片，再
加入丝瓜、青豆翻炒至熟，调入老抽、
盐、鸡精炒2分钟即可。

食谱功效

此食谱具有解毒凉血、开胃消食、保肝护
肝的功效。

养心润肺

秋高气爽的季节，很多人会感到燥热，这就是所说的"秋燥"。秋燥会导致人们口鼻干燥、心神不宁等各种不适。此时，我们可以多食百合、蜂蜜等养心安神、养心润肺的食物。

☺ 推荐食材

银耳	百合	糯米	西瓜
橘子	草莓	胡萝卜	雪里蕻

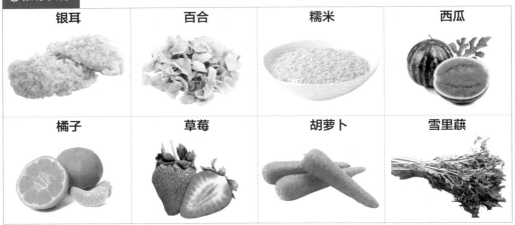

● 饮食宜忌

➡ 宜多吃草莓、橘子、雪梨、蜂蜜、鸡蛋、香蕉等滋阴润燥、生津养肺的食物。
➡ 多食乌梅、橘子、杨梅等酸甘食物和水果。
➡ 多食菠菜、生菜、白萝卜等蔬菜。

➡ 避免食用油炸、煎炒等刺激性的食物。
➡ 戒烟忌酒，忌肉皮、油条等肥甘厚腻的食物。

● 生活老偏方

生活老偏方 1 取柚子 1000g、百合 125g、白糖 25g。柚子去肉留皮，将以上几种食材一起放进砂锅，加入清水适量，中火煎 2～3 小时即成。每日 1 次，分 3 次服完。

生活老偏方 2 取生萝卜 250g、鲜藕 250g、梨 2 个、蜂蜜 25g。将萝卜、鲜藕、梨分别洗净后，切成碎块，放入榨汁机中榨汁，加入蜂蜜调匀即成。可清热润肺。

☺ 食材图典

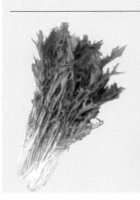

【名称】雪里蕻
【别名】里红、雪里翁、辣菜、雪菜、春不老
【性味】甘、辛、温
【功效】解毒消肿、开胃消食、温中利气、提神醒脑
【禁忌】患有痔疮及眼疾者忌食，糖尿病及高血压患者应少食
【挑选】以色正味纯、株棵完整、鲜嫩而且没有异味者为最佳

保健小贴士 保持心情舒畅，控制情绪。保证睡眠充足，夜晚早点上床休息。日常应多吃雪梨、香蕉等清凉润肺的食物，少吃燥热易上火食物。远离香烟，长期抽烟容易侵伤肺脏，对健康损害较大。

酒酿黄豆

材料 黄豆、醪糟各100g、葱花10g。

做法

❶ 黄豆用清水冲洗干净,放入水中浸泡8个小时左右,待黄豆发软时,取出去皮洗净,捞出待用。

❷ 把洗好的黄豆放入碗中,倒入准备好的部分醪糟,放入蒸锅里蒸熟。

❸ 在蒸熟的黄豆里加入一些新鲜的醪糟,撒上葱花即可。

食谱功效

本食谱清爽可口、不油腻,有益气宽中、健脾利水、补血安神、增强免疫的功效,很适合心烦气躁者食用。

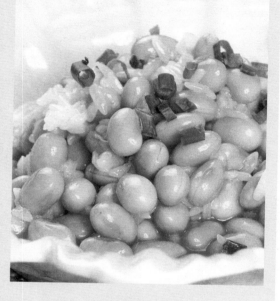

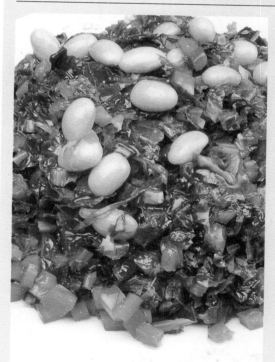

雪里蕻拌黄豆

材料 雪里蕻300g、黄豆100g、盐3g、味精1g、醋8g、蚝油5g、香油10g、红椒1个。

做法

❶ 雪里蕻用水清洗干净,切段;黄豆洗净,提前泡发;红椒洗净去蒂,切丁。

❷ 锅内加入适量的水,水烧沸后,加入雪里蕻与黄豆焯熟,捞出,放入凉水中过凉,捞入盘中备用。

❸ 向盘中加入盐、味精、醋、蚝油、香油与红椒拌匀即可。

食谱功效

雪里蕻能解毒消肿、温中利气,搭配黄豆等食用,有健胃消食、润燥消水、增强免疫的功效。

豆类养生菜

安神补脑

在各类人群中，进行脑力劳动的白领、读书学习的学生以及年迈的老人们尤其需要吃一些补脑安神的食物，这样才能供给日常生活、工作、读书所消耗的脑力。

☺ 推荐食材

鸡蛋	鲤鱼	菠菜	牛奶
百合	银耳	糯米	鹌鹑蛋

● 饮食宜忌

宜

➡ 宜多食银耳、山药、百合、莲子、土豆等含维生素和蛋白质的食物。

➡ 多食含铁的食物，保持大脑活力和帮助集中注意力，提高记忆能力。

忌

➡ 忌食含铅量过高的食物。

➡ 不宜吃咸肉、腌咸菜等过咸的食物。

➡ 不宜过多食用辣椒等辛辣食物。

○ 生活老偏方

生活老偏方 1 取苦菊 300g，核桃 100g，油、盐、醋、生抽各 5g。苦菊洗净、掐成段，核桃仁泡发后去皮，将以上食材放碗里，加入盐、生抽、醋和油，搅拌均匀即可。

生活老偏方 2 取鸡蛋 3 个，豆浆 300ml，食盐、芝麻油、小葱各 3g。鸡蛋磕入碗中，加豆浆和盐搅拌均匀，放入水已烧开的蒸锅蒸 15 分钟，加其余食材调味即可。

☺ 食材图典

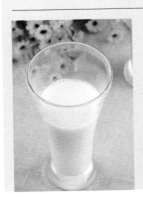

【名称】牛奶

【别名】无

【性味】味甘，性平，微寒

【功效】补虚损，益肺胃，生津润肠，补脑安神，强健筋骨

【禁忌】腹泻、脾虚症、湿症等患者慎食

【挑选】碗中盛水，滴入几滴牛奶，如果牛奶凝结沉入碗底则为优质品

保健小贴士 从事脑力工作者平时要多吃一安神补脑的食物，例如鸡蛋、黄豆、核桃、牛奶、小米、百合等。另外，工作或者学习一段时间后，不妨听舒缓的音乐，以便大脑能得到充足的休息时间。

巧拌香豆

材料 黄豆150g，豌豆苗150g，红椒5g，
盐3g，香油、醋各5g。

做法

1. 黄豆洗净；豌豆苗洗净；红椒洗净切丝。
2. 水烧开，黄豆煮至熟，捞出沥干，装盘。
3. 豌豆苗余水，捞出沥干，装盘，加盐、香
油、醋调味，黄豆拌匀，红椒点缀即可。

食谱功效

补血安神、降糖降脂。

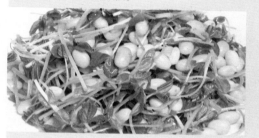

韭菜黄豆炒牛肉

材料 韭菜200g，黄豆300g，牛肉100g，
干辣椒10g，盐3g。

做法

1. 韭菜洗净切段；黄豆洗净，浸泡1小时后
沥干；牛肉洗净切条；干辣椒洗净切段。
2. 锅中倒油烧热，下入韭菜炒至断生，加入
牛肉和黄豆炒熟。
3. 下干辣椒和盐，翻炒至入味即可。

食谱功效

本食谱有补中益气、增强免疫的功效。

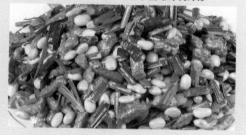

生菜拌青豆

材料 生菜150g，甜椒50g，青豆200g，
盐3g，味精2g，生抽8g。

做法

1. 甜椒、生菜洗净切块；青豆洗净。
2. 甜椒、生菜放入开水稍烫，沥干水分；青
豆放开水中煮熟，捞出。
3. 上述材料放入容器，加盐、味精、生抽搅
拌均匀，装盘即可。

食谱功效

本食谱有清肝利胆、健脑益智的功效。

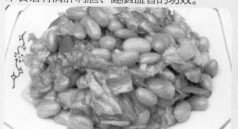

青豆烩丝瓜

材料 青豆、丝瓜各400g，青、红辣椒和
蒜、葱白各15g，高汤75g，盐3g。

做法

1. 丝瓜削皮洗净切块；青、红辣椒洗净切
圈；葱白洗净切段；蒜洗净；青豆洗净。
2. 锅倒油烧热，炒香葱白、蒜、辣椒，再放
入青豆、丝瓜炒熟。
3. 加高汤，烧至汤汁将干，加盐调味即可。

食谱功效

润燥消水、清热安神、防癌健脑。

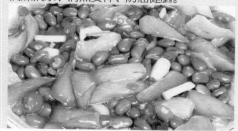

降脂降糖

高脂血症、高血糖、脂肪肝是现在的流行病，降血脂、降血糖成了热门的话题。怎样降血脂？降血脂必须要保健品或药品吗？其实，很多价廉物美的食品同样具有降脂降糖作用。

☺ 推荐食材

辣椒	芹菜	燕麦	海带
薏米	荞麦	红豆	玉米

● 饮食宜忌

宜
➡ 宜多食香蕉、芹菜、海带、玉米、薏米、荞麦等富含钾和植物蛋白的食物。
➡ 宜多食维生素和膳食纤维含量丰富的食物。

忌
➡ 少吃腊肉、五花肉、烤肠、腊肠、罐装食品等动物脂肪和胆固醇含量高的食物。
➡ 忌烟戒酒，忌食各种糖制甜食。
➡ 忌饮奶茶、甘蔗汁、可乐、雪碧等饮品。

○ 生活老偏方

生活老偏方 1 取玉米粒 150g、黑木耳 10g。玉米粒洗净。用压力锅加水适量煮至快熟烂时，改用普通锅，放入黑木耳一起煮粥，加入盐调匀，早晚空腹食用。

生活老偏方 2 取山楂 30g、芹菜叶 5g、猪排骨 100g。排骨砍成小块，加水适量，小火炖至酥烂，加入芹菜叶和盐，再炖片刻。趁热吃肉喝汤。适用于高脂血症、高血压。

☺ 食材图典

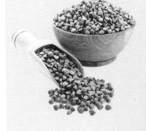

【名称】荞麦
【别名】乌麦、花荞、甜荞、荞子
【性味】凉、平
【功效】健脾益气、开胃宽肠、止咳平喘、降低血糖、保护视力
【禁忌】脾胃虚寒、消化功能不佳、经常腹泻、体质敏感之人不宜食用
【挑选】挑选荞麦，最好选择闻起来无异味、颗粒整齐不碎杂的荞麦

保健小贴士 注意科学饮食，少食高脂肪和高糖食物是降血脂、血糖的有效措施。多饮水，有利于缓解血液黏稠度。主食可以荞麦、燕麦、小米及薯类为主，多食苋菜、油菜、竹笋、茄子等蔬菜。

香拌黄豆

材料 黄豆300g，干红辣椒15g，盐水15ml，白酒5g，醪糟、盐、片糖各5g。

做法

❶ 黄豆用水清洗干净，放入水中浸泡6个小时左右。

❷ 锅中加水，水烧开后，将黄豆放入开水中煮熟，捞出，漂洗后晾凉，用清水泡4天取出，沥干水分。

❸ 盐水、片糖、干红辣椒、白酒、醪糟和盐一并放入坛中搅拌，使片糖和盐溶化。放入黄豆及香料包，盖上坛盖，泡制1个月左右即成。

食谱功效

降糖降脂、增强免疫。

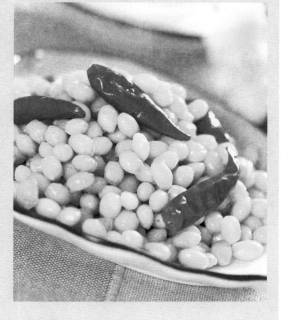

翡翠牛肉粒

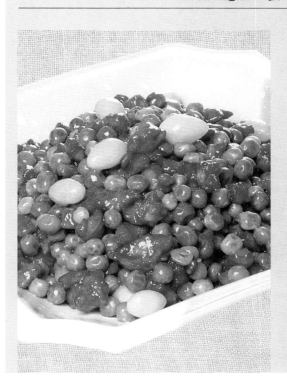

材料 豌豆300g，牛肉100g，银杏仁20g，盐3g。

做法

❶ 将豌豆、银杏仁分别洗净沥干；牛肉洗净切粒。

❷ 将锅中倒入油烧热，下入牛肉炒至变色，盛出。

❸ 净锅再倒油烧热，下入豌豆和银杏仁炒熟，倒入牛肉炒匀，加盐调味即可。

食谱功效

牛肉能补中益气、滋养脾胃、增强免疫，搭配豌豆、银杏仁食用，有润肠通便、补中益气、益肾固精的功效。

牛肉

强筋壮骨、补虚养血

豆类养生菜

降低血压

高血压，是以血压升高为主要症状的常见病。患者应在医生指导下坚持适度的体育锻炼以及对症服药，注重饮食调理，采用低脂肪、低胆固醇、低钠、高维生素的饮食。

☺推荐食材

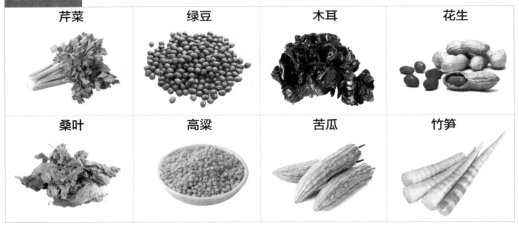

芹菜	绿豆	木耳	花生
桑叶	高粱	苦瓜	竹笋

◉饮食宜忌

宜

➡ 宜多食芹菜、茼蒿、萝卜、苹果、香蕉、柚子、橙子等有利于降压的水果和蔬菜。
➡ 宜喝荷叶茶、莲心茶、菊花茶、决明子茶等清凉可口、有利于降压的饮品。

忌

➡ 进餐应定时定量，不暴饮暴食。
➡ 忌过多食用蛋黄，其中的胆固醇，会导致心血管硬化，加剧高血压的负担。

◎ 生活老偏方

生活老偏方1 取香菇40g，鸡肉20g，油、盐、姜、葱和料酒各5g。用鸡肉及姜、葱熬成5碗清汤。鸡汤放入蒸碗内，加香菇、料酒和盐，将碗封口，蒸1小时即可。

生活老偏方2 取绿豆120g、海带60g。将绿豆洗净，海带泡发切丝。将两者一同放入砂锅中，加水文火炖煮至烂熟，加调料即成。此方对高血压及皮肤瘙痒有效。

☺食材图典

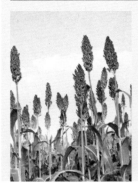

【名称】高粱
【别名】蜀黍
【性味】甘、辛、温
【功效】养肾固精，健脾祛湿，止泻，降血压，安神宁心
【禁忌】糖尿病患者、大便燥结、便秘症状比较严重的人应避免食用高粱
【挑选】优质的高粱表面呈乳白色，富有光泽，颗粒饱满、完整

保健小贴士 患者应养成良好的生活和饮食习惯。远离烟酒，多吃新鲜的蔬菜和水果。患者必须坚持按时服药，不盲目听信电视广告和宣传，坚持做适量的锻炼，也可食用一些较好的保健品。

美芹黄豆

材料 芹菜100g、黄豆200g、盐3g、味精1g、醋6g、生抽10g、干辣椒2g、花椒2g。

做法

❶ 芹菜洗净切段；黄豆洗净，用水浸泡待用；干辣椒洗净切段；花椒洗净。

❷ 锅加水烧沸，分别放入芹菜与浸泡过的黄豆焯熟，捞起沥干，装入盘中。

❸ 将干辣椒入油锅中炝香后，加入盐、味精、醋、生抽拌匀，淋在黄豆、芹菜上即可食用。

食谱功效

此食谱具有降低血压、增强免疫的功效。

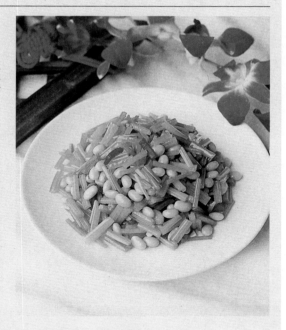

润肠通便+降低血压

风味辣毛豆

材料 毛豆500g，大蒜、盐各5g，八角、红油各10g，辣椒油、干辣椒各2g，桂皮15g。

做法

❶ 毛豆洗净；干辣椒、大蒜洗净切碎。

❷ 锅中加水，放入八角、桂皮、干辣椒及适量盐烧开，再下入毛豆。

❸ 毛豆煮熟，捞出装盘，再淋上辣椒油、红油、蒜蓉拌匀即可。

食谱功效

本食谱有润肠通便、补脑益智的功效。

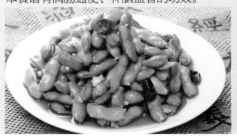

清凉止血+润燥消水

青豆烧茄片

材料 茄子400g，青豆75g，味精、料酒、糖、酱油、水淀粉、鲜汤、葱花、姜片、蒜各3g。

做法

❶ 茄子洗净切片；青豆去壳，洗净煮熟。

❷ 将味精、料酒、糖、酱油、水淀粉、鲜汤、葱、姜、蒜调成味汁。

❸ 锅中放油，烧热时，放茄子炸成金黄捞出，重放锅中，加青豆、味汁翻炒即可。

食谱功效

清凉止血、润燥消水、延缓衰老。

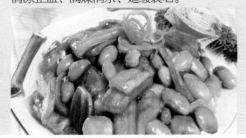

豆类养生菜

增强免疫

免疫力是人体自身的一种防御机制和生理反应。免疫能力低下的人容易被感染和罹患疾病。我们可通过多种方法增强免疫力，饮食调理是其中一种。儿童尤其需要多多增强免疫能力。

☺ 推荐食材

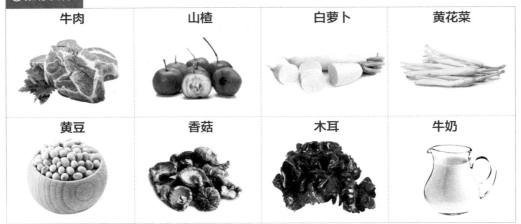

牛肉	山楂	白萝卜	黄花菜
黄豆	香菇	木耳	牛奶

◉ 饮食宜忌

宜
- 宜多食用富含维生素A及维生素C的食物。
- 坚持均衡饮食、粗细搭配，多食用酸奶、海鲜、香菇及动物肝脏等。
- 适当吃一些蜂王浆、人参、灵芝等富含营养的保健食品，以提高机体免疫力。

忌
- 避免食用油炸、煎炒等刺激性的食物。
- 忌过量饮酒、食用生冷食物。

♻ 生活老偏方

生活老偏方1 取鸭1只，笋200g，胡萝卜100g，胡椒、食盐、姜、蒜各3g。鸭、笋、胡萝卜均切块，放入电压力煲，加水，选择汤煲档。开盖后加入盐、胡椒调味即可。

生活老偏方2 取蚕豆200g，韭菜100g，油、盐、辣椒各适量。蚕豆剥皮加盐腌10分钟，韭菜、辣椒切段，爆香辣椒，下蚕豆翻炒，再倒入韭菜翻炒，加调盐味即可。

☺ 食材图典

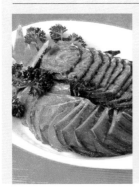

- 【名称】牛肉
- 【别名】西冷、牛柳、肉眼
- 【性味】甘、平
- 【功效】补中益气、滋养脾胃、强健筋骨、利水消肿、增强免疫
- 【禁忌】感染性疾病、肝病、肾病及瘙痒等患者慎食
- 【挑选】以肉色艳红或棕红、无血水渍、肉质坚实而且没有杂味的为佳

保健小贴士 养成健康的生活和饮食习惯，戒烟限酒，保证劳逸结合，预防身体亚健康。坚持适量的运动，提高人体对疾病的抵抗能力。发展兴趣与爱好，对一些心理疾病有辅助治疗的效果。

青豆烧茄子

材料 青豆150g，茄子200g，红椒30g，盐3g，鸡精2g，红油4g，酱油、醋各3g。

做法

1. 青豆洗净；茄子去蒂洗净，切丁；红椒去蒂洗净，切圈。
2. 热锅下油，放入红椒炒香，放入青豆、茄子翻炒片刻，加盐、鸡精、红油、酱油、醋炒匀，加适量清水，烧至熟透，盛盘即可。

食谱功效

本食谱有开胃消食、润燥消水、增强免疫、延缓衰老的功效。

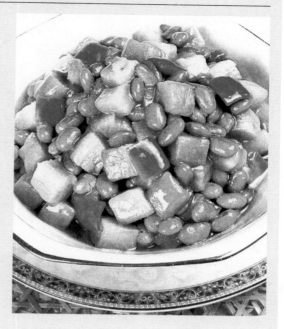

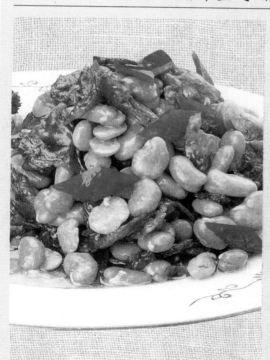

蚕豆拌海蜇头

材料 海蜇头200g、蚕豆100g、红椒2个、大蒜2瓣、香油5g、盐3g、味精1g、醋6g、生抽10g。

做法

1. 蚕豆用水清洗干净备用；海蜇头洗净，切片；红椒用水洗净，切成菱形；大蒜去皮洗净，捣成大蒜泥备用。
2. 锅内加水，水烧沸后，分别放入海蜇头、蚕豆焯熟，捞出，放入凉水中过凉，捞起沥干水分并装入盘中。
3. 码上红椒，加入香油、盐、味精、醋、生抽拌匀即可食用。

食谱功效

此食谱具有补中益气、开胃消食、润燥消水、降低血压、健脑益智的功效。

豆类养生菜

豆类养生菜品推荐栏

芥蓝拌黄豆

材料 芥蓝50g，黄豆200g，红辣椒4g，精盐2g，醋3g，味精1g，香油5g。

功效 健胃消食、清心明目、补血养颜。

制作要点 芥蓝焯水时间不宜过长，否则容易变色。

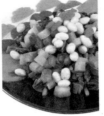

家乡黄豆

材料 黄豆200g，青椒、红椒各50g，芹菜90g，精盐3g，鸡精2g，醋5g。

功效 平肝清热、益气补血。

制作要点 选芹菜时可掐芹菜的杆部，容易折断的为嫩芹菜，不易折的为老芹菜。

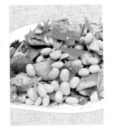

银杏青豆

材料 银杏果100g，青豆100g，胡萝卜100g，盐3g，醋、香油各5g。

功效 益肾固精、美容润肤。

制作要点 挑选银杏时，以外壳色白、种仁饱满的为佳。

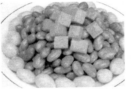

茴香蚕豆

材料 蚕豆300g，茴香30g，盐3g，香油、醋各2g。

功效 温中散寒、减肥瘦身。

制作要点 在制作本菜品时，也可以用干茴香调味。

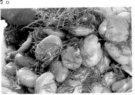

红油青豆烧茄子

材料 青豆、茄子各200g，红椒30g，盐3g，鸡精2g，红油、酱油、醋各5g。

功效 能改善食欲、增强免疫力。

制作要点 可根据个人的口味，加点辣椒酱调味。

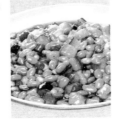

笋干丝瓜青豆

材料 青豆200g，丝瓜100g，笋干100g，盐3g，红椒10g，醋3g，香油5g。

功效 滋阴养血、养肝明目。

制作要点 不要购买大肚子的丝瓜，肚子大的丝瓜籽比较多。

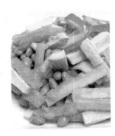

雪里蕻拌黄豆

材料 雪里蕻300g、黄豆100g、精盐3g、味精1g、醋8g、香油10g、红椒5g。

功效 健胃消食、平喘利咽、润燥消水。

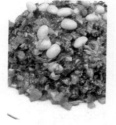

制作要点 雪里蕻余水时，等到水烧至沸腾，再放入食材。

韭菜黄豆炒牛肉

材料 韭菜200g、黄豆300g、牛肉100g、干辣椒10g、盐3g。

功效 补中益气、益智补脑。

制作要点 黄豆最好要在充分泡发以后再进行烹饪。

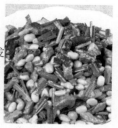

生菜拌青豆

材料 生菜150g、甜椒50g、青豆200g、盐3g、味精2g、生抽8g。

功效 镇静安神、增加记忆力、健脑益智。

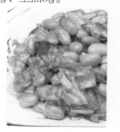

制作要点 生菜可在沸水中余一下水后再处理，效果会更佳。

翡翠牛肉粒

材料 豌豆300g、牛肉100g、银杏仁20g、盐3g。

功效 润肠通便、益肾固精。

制作要点 制作牛肉粒时，牛肉要剁的越细越好。

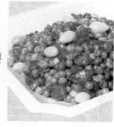

风味辣毛豆

材料 毛豆500g、盐5g、红油10g、辣椒油3g、干辣椒2g、大蒜5g、八角10g、桂皮15g。

功效 润肠通便、缓解便秘、降低血压。

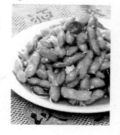

制作要点 可以搭配一些醋来食用，味道会更好。

蚕豆拌海蜇头

材料 海蜇头200g、蚕豆100g、盐3g、味精1g、醋6g、生抽10g、干辣椒5g。

功效 补中益气、补脑益智。

制作要点 海蜇头一定焯至熟透方可食用，不可为图方便缩减时间。

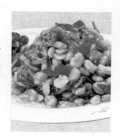

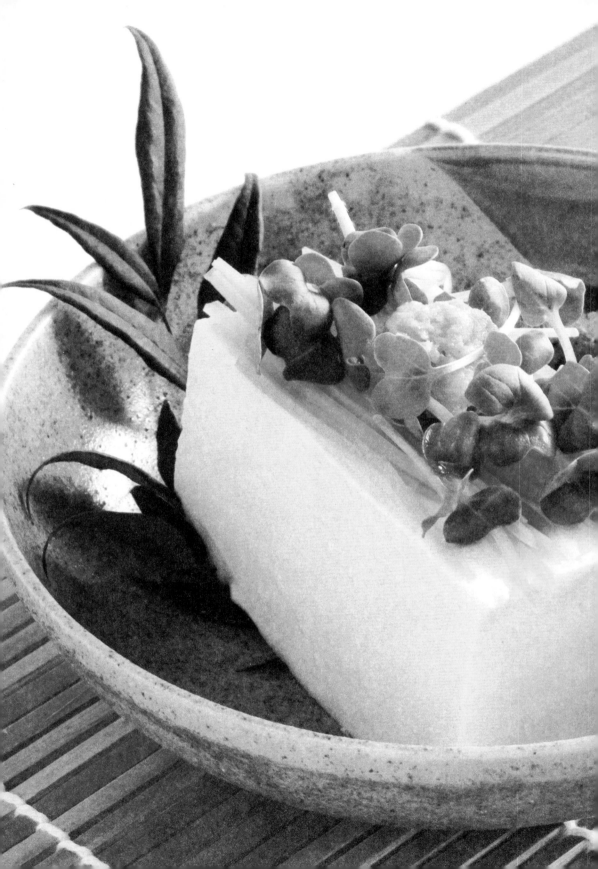

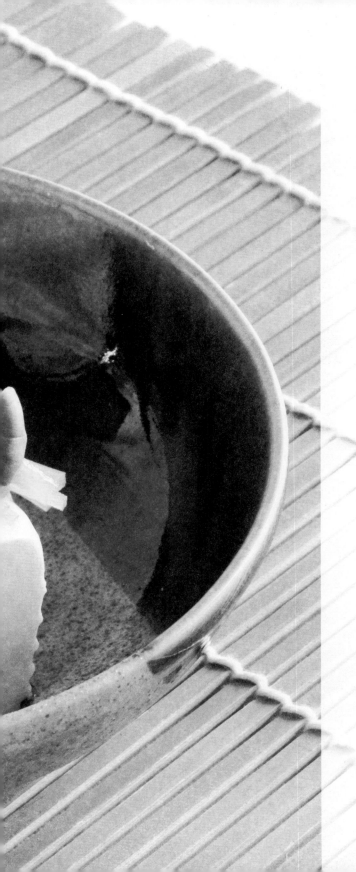

第八章
豆腐养生菜

豆腐是我国炼丹家——淮南王刘安发明的绿色健康食品。其品种繁多，具有风味独特、制作工艺简单、食用方便的特点。这一章就介绍一些保健养生的豆腐菜品。

补脾益胃

我们的肠胃功能受到影响的时候，很容易出现消化不良的状况，不仅会给人体带来不适，时间长了，还会影响人体营养的正常吸收，对我们的健康造成较大的危害。

☺ 推荐食材

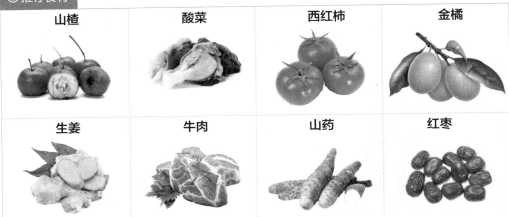

山楂	酸菜	西红柿	金橘
生姜	牛肉	山药	红枣

◉ 饮食宜忌

宜

➡ 饮食要有规律，定时吃饭，尽量做到少食多餐，避免暴饮暴食或饥一顿饱一顿。

➡ 可以适当食用一些清淡的米粥或者面汤，对胃有很好的补养作用。

忌

➡ 避免食用油炸、肥腻类不易消化的食物。

➡ 尽量避免饮用咖啡、浓茶等刺激性的饮品。

♡ 生活老偏方

生活老偏方 1 取茶叶 3g 放入茶杯中，用沸水冲泡 10 分钟后去渣留汁，加入 2ml 陈醋，搅匀即可，在饭前饮用。此方可以开胃消食、养肝益肾，对食欲不振有效果。

生活老偏方 2 取胡萝卜 400g、橘子 100g、苹果 400g、蜂蜜 10g。将所有食材洗净备用。将苹果、胡萝卜切成小块，橘子取肉。材料放入榨汁机内榨汁，调入蜂蜜即可饮用。

☺ 食材图典

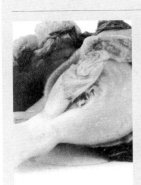

【名称】酸菜

【别名】酱腌菜

【性味】酸、甘、微温

【功效】调节胃口、增强食欲、提神醒脑、抗皱美容

【禁忌】酸菜熟透后才可食用，每日食用不宜超过 30g

【挑选】以酸菜帮玉白、酸菜叶与心微黄而且有质嫩感的为最佳

保健小贴士 按时睡眠，饮食有度，避免暴饮暴食，保持乐观开朗的心情。饭后可以散步 1~2 个小时，有助于胃部食物的消化。如果胃部有微胀的现象，还可以进行轻柔的按摩，帮助自身消化。

健胃理气+化痰祛湿

咸菜豆腐

材料 老豆腐1块、咸酸菜75g、红椒丁25g、豆豉1汤匙、姜1片、酱油3g。

做法

1. 咸酸菜切薄片，清水浸泡后沥干；老豆腐切四方厚片，煮2分钟后捞起，沥干。
2. 咸酸菜水煮2分钟捞起，排在老豆腐上。
3. 豆豉、姜、红椒丁拌匀放酸菜上，入锅蒸8分钟，淋少许油、酱油即成。

食谱功效

健胃理气、化痰祛湿。

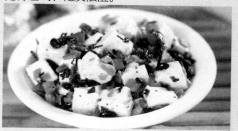

醒脾开胃+补肾生发

香椿拌豆腐

材料 北京老豆腐150g，香椿50g，盐、香油各5g，味精、葱油各3g。

做法

1. 豆腐洗净切丁；香椿洗净切末。
2. 锅中注入水烧开，分别放入豆腐和香椿焯烫，捞出沥水。
3. 备好的豆腐和香椿摆入盘中，调入调味料拌匀即可。

食谱功效

醒脾开胃、补肾生发。

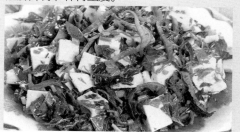

开胃消食+瘦身美容

百合豆腐

材料 鲜百合30g，豆腐2块，番茄和青椒各1个，水发黄花菜20g，鸡汤、盐、味精、水淀粉、香油各适量。

做法

1. 百合洗净；番茄、青椒、豆腐洗净切块。
2. 油烧热，加百合、青椒、豆腐、西红柿炒匀，淋入鸡汤，入黄花菜稍煮。
3. 淀粉勾芡，放盐、味精调味，淋上香油。

食谱功效

开胃消食、瘦身美容。

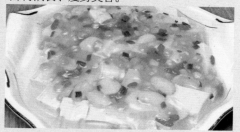

开胃消食+生津止渴

西红柿豆腐

材料 西红柿2个、老豆腐2块、青葱段5g、盐和味精各3g、生抽10g。

做法

1. 西红柿打十字花刀，焯水，去皮切片；豆腐切条，入油锅煎至微焦，捞出沥油。
2. 油烧热，放西红柿片翻炒，倒入豆腐一起炒，加盐、生抽调味，盖上锅盖，以中火焖5分钟，加味精、青葱段炒匀即可。

食谱功效

开胃消食、生津止渴。

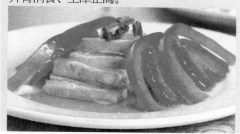

降脂减肥

肥胖，总归来讲是能量的摄入大于能量的消耗。现代人容易暴饮暴食，食物中甜食、油腻食物较多，饮食习惯过于精细以及药物的副作用等都会导致肥胖现象的发生。

☺ 推荐食材

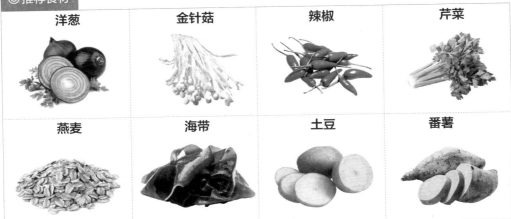

洋葱	金针菇	辣椒	芹菜
燕麦	海带	土豆	番薯

● 饮食宜忌

➡ 多食用燕麦、麦片、玉米、高粱、荞麦、青稞等粗粮，补充维生素和纤维素。
➡ 多食梨、葡萄、白菜等新鲜蔬菜和水果。

➡ 尽量避免食用猪油、奶油、黄油等富含饱和脂肪酸的油脂；少食肥腻食物和油炸食品。
➡ 忌高糖食物，如各种糖果、甜食等。

○ 生活老偏方

生活老偏方 1 取稍带红色瓜瓤的西瓜皮 100g、糖 10g、盐 5g。削去瓜皮最外面的硬皮，切成小块，按照自己的口味，加糖、盐等调味。此法减肥又美容。

生活老偏方 2 取食用醋 100g、牛奶 50ml、豆浆 100g。在早起和睡觉之前分别服用半杯食用醋。每日一剂，一剂 50g。也可将醋调入牛奶、豆浆中，有降脂瘦身和美颜的功效。

☺ 食材图典

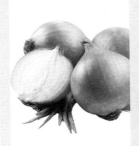

【名称】洋葱
【别名】玉葱、葱头、圆葱、球葱
【性味】甘、辛、微温
【功效】消食化积、降低胆固醇、防癌抗衰
【禁忌】患有皮肤瘙痒性疾病、眼疾以及肺胃发炎者少吃
【挑选】以葱头肥大、外皮光泽、无损伤和泥土、辛辣和甜味浓的为佳

保健小贴士 养成泡澡和足浴的好习惯，多喝温热的水和饮料，最好不喝较冷的饮品。适量吃一点辛辣的食品，如辣椒、葱蒜、胡椒等。可多吃点富含膳食纤维的蔬菜和食物，尽量少吃瘦猪肉。

麻辣豆腐

材料 豆腐30g，洋葱1个，青葱1棵，干辣椒1个，盐5g，蒸鱼豉油3g，花椒面、醋、香油各5g。

做法

❶ 豆腐用水洗净，切块备用；洋葱洗净，切碎；青葱洗净，切成碎末；干辣椒用水洗净，切末。

❷ 豆腐、洋葱、青葱、干辣椒末、盐、蒸鱼豉油、花椒面、醋放在碟上，拌匀。

❸ 淋上香油即可。

食谱功效

洋葱具有增进食欲的功效，搭配辣椒食用，能消食化积、降糖降脂。

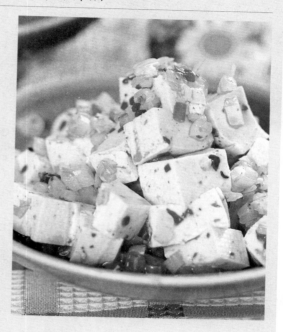

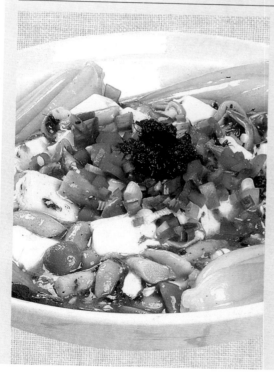

橄榄菜滑菇豆腐

材料 豆腐150g，滑子菇50g，上海青100g，橄榄菜30g，红椒1个，青椒2个，葱2棵，水淀粉5g，油15g，盐、鸡精各5g。

做法

❶ 豆腐用水洗净，切块；滑子菇用水洗净备用，上海青洗净；红椒、青椒洗净，切成丁；葱洗净，切末。

❷ 锅中加水，水烧开后，放入滑子菇焯水，捞出备用。另起锅，锅中加油烧热，放入豆腐、滑子菇、上海青、红椒、青椒、橄榄菜翻炒。

❸ 加盐、鸡精，倒入水淀粉，撒上葱花。

食谱功效

此食谱具有健胃、降脂减肥、防癌抗癌的良好功效。

降低血压

高血压是现代社会最常见的慢性病，可引起脑中风、心肌梗死及慢性肾脏病等并发症。很多患者日常没有明显的症状，耽误了治疗，因而高血压被称作是"隐形杀手"。

☺ 推荐食材

芹菜	香菇	木耳	海带
绿豆	花生	洋葱	豆腐

● 饮食宜忌

宜

➡ 提倡素食为主，宜清淡、高钙、低脂肪饮食。
➡ 注意补充钙和钾，多吃一些蔬菜和水果，科学饮水，补足身体需要的水分。
➡ 一日三餐定时定量，不暴饮暴食。

忌

➡ 食物不应过腻，限制脂肪过高的食品。
➡ 忌食高盐食物，戒烟限酒。

○ 生活老偏方

生活老偏方 1 取来大蒜头数枚，取糖和醋各适量并混合在一起，将大蒜头放在糖醋中浸泡，数日后每天早晨吃蒜头，同时饮汁，连吃 10 ~ 15 天，此法适用于高血压。

生活老偏方 2 取黑木耳 10g、银耳 15g。将黑木耳、银耳用水泡发，浸软后用清水洗净，放碗内蒸 1 个小时，分 2 次食用。此法适用于高血压、血管硬化和眼底出血等。

☺ 食材图典

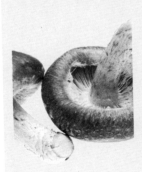

【名称】香菇
【别名】冬菇、香菌、爪菰、花菇、香蕈
【性味】甘、平、凉
【功效】健脾补肾、益智安神、降压降脂
【禁忌】脾胃寒湿、气滞或皮肤瘙痒病患者应忌食
【挑选】以菌柄有坚硬感、色泽黄褐、无霉蛀和碎屑及略带香气者为最佳

保健小贴士 高血压患者要注意保持良好的心态，不要轻易动怒。轻度高血压可以食疗加运动。病情比较严重的患者必须坚持按时服药，不听信夸大虚假的广告和宣传。

香葱豆腐

材料 牛肉25g，豆腐1块，香葱50g，盐、鸡精、花椒粉各3g，豆瓣酱、豆豉、水淀粉适量，姜、青蒜、红椒各3g。

做法

1. 豆腐用水洗净；香葱洗净切碎；牛肉洗净，切丁；姜洗净，切末；青蒜洗净，切丁备用；红椒洗净，切小丁。
2. 豆腐水中余烫，装盘，加热油锅，入牛肉末炒至变色，加水淀粉、姜末、豆瓣酱、豆豉、红辣椒翻炒，加水、盐、鸡精调味，出锅淋在豆腐上。
3. 撒青蒜、葱花、花椒粉，翻炒出锅。

食谱功效

健脾开胃、降压减肥。

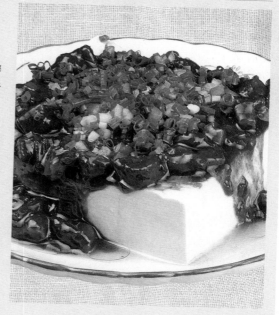

豆腐养生菜

蘸汁盐卤豆腐

材料 黄豆500g，盐3g，口蘑10g，淀粉5g，盐卤、葱末、蒜泥、辣椒油、酱油各5g。

做法

1. 黄豆泡胀洗净，磨成稀糊，加水搅匀。
2. 旺火烧沸浆汁，装桶，盐卤用水化开，加浆汁内，制成豆腐脑。烧沸水，入酱油、口蘑、盐，加入淀粉，成卤。豆腐脑盛入碗，浇上卤和葱末、蒜泥、辣椒油即成。

食谱功效

益气补肾、降压减肥。

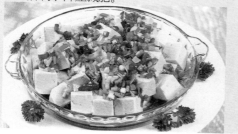

三杯豆腐

材料 九层塔100g、豆腐220g、酱油5ml。

做法

1. 九层塔挑取嫩叶，洗净；豆腐洗净，切方块备用。
2. 起油锅，放豆腐炸至酥黄，捞起沥干。
3. 加入2碗水、低盐酱油，转大火煮沸，再转小火煮至水分收干，加入九层塔和豆腐拌匀即可食用。

食谱功效

通经活血、降低血压。

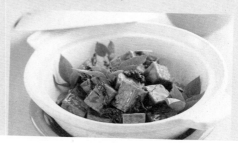

清热解毒

现代人各种压力过大、心烦焦虑、日夜颠倒、过度劳累以及肝、肾功能失调等，很容易导致发热上火，并产生毒素，郁结于体内。而食用一些具有清热解毒的食物，便是排出体内毒素的一种很好方法。

☺ 推荐食材

芹菜	白萝卜	菠菜	白菜
黄花菜	竹笋	荷叶	冬瓜

● 饮食宜忌

→ 宜食清淡蔬菜，例如芹菜、黄瓜、豆腐、白菜、苋菜、菠菜、黄花菜、竹笋、冬瓜等。

→ 宜食雪梨、香蕉、西瓜、枇杷等水果。

→ 忌食生姜、蒜、辣椒、炸鸡等辛辣、煎炸爆炒类的食材，以免助火伤阴。

→ 忌食韭菜、洋葱、狗肉、羊肉、猪肉等。

○ 生活老偏方

生活老偏方 1 取当归 3g、金银花和绿茶各 5g。将金银花和当归用清水冲洗一下，放入锅内，用 300ml 水煮沸后，冲泡绿茶，10 分钟后即可。功能清热解毒，活血祛淤。

生活老偏方 2 取 45g 绿豆、20g 百合、白糖适量。将绿豆洗净，放入锅中，加 500ml 清水烧开；小火煮至绿豆开花。百合剥开洗净放入锅中，煮至熟烂时放入白糖。功能保肝解毒，消暑除烦。

☺ 食材图典

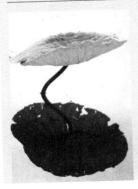

【名称】荷叶

【别名】莲花叶、莲叶

【性味】味苦，性凉

【功效】消暑利湿，健脾升阳，清热解毒，散淤止血

【禁忌】脾胃虚寒、体瘦气血虚弱、腹泻者尽量少食

【挑选】食用的荷叶一般是干荷叶，新鲜干荷叶颜色青绿、上面没有斑点

保健小贴士 适当多吃蔬菜和水果、不吃辛辣刺激性食物。保证充足睡眠，避免熬夜，保持良好的生活规律。同时考虑选择低盐低脂饮食，注意预防病毒感染，多做些穴位按摩、足疗保健等。

芹菜段烧豆腐

材料 豆腐300g，芹菜100g，葱、盐、酱油、白糖、香油各10g。

做法

① 豆腐用水洗净，切成大块；芹菜用水洗净，切段。

② 锅内放油，油烧热，爆香葱、芹菜，加盐、酱油、白糖、水烧开；然后放入豆腐煮2分钟。

③ 淋上香油，即可起锅食用。

食谱功效

芹菜富含蛋白质、碳水化合物等，配合豆腐食用，可清热解毒、润肺止咳。

白糖

和中缓急、生津润燥

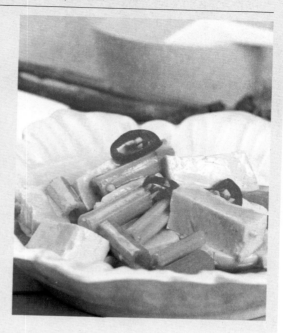

清热解毒+美容养颜

白菜烧豆腐

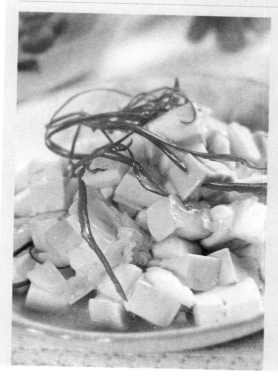

材料 豆腐30g、白菜100g、葱1棵、红椒1个、盐5g、酱油和味精各3g。

做法

① 豆腐用水洗净，切成块；白菜用水洗净，切成小块；葱用水洗净，切长段；红椒用水洗净去蒂，切细丝。

② 锅中加水，烧开，豆腐水中焯一下捞出备用。另起锅，锅中放油，油烧热，放豆腐稍煎；放适量盐、酱油、红椒、白菜、味精，加水煮3分钟。

③ 然后撒上葱段即可。

食谱功效

白菜含有丰富的粗纤维，与豆腐搭配食用，具有清热解毒、止咳化痰、清热消炎、补虚润燥、益胃生津、美容养颜的良好功效。

补虚润燥

想进补，先要了解自己的体质，对症进补。如呼吸浅短、声音低微、神色倦怠是属于气虚体质；如唇角发白、肌肤枯涩则属于血虚体质；如咽喉肿痛、大便干燥则是阴虚体质。

☺ 推荐食材

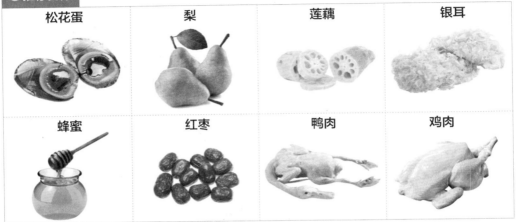

| 松花蛋 | 梨 | 莲藕 | 银耳 |
| 蜂蜜 | 红枣 | 鸭肉 | 鸡肉 |

● 饮食宜忌

➥ 宜多食松花蛋、雪梨、蜂蜜、牛肉等食物。

➥ 多食板栗、红枣、鸡蛋等健脾、补血的食物。

➥ 忌食辣椒、大蒜、花椒、茴香、芥末、羊肉、韭菜等辛辣香燥的助火伤阴之物。

➥ 忌食冰淇淋、冰镇饮料、油条、肥肉等生冷、不易消化的食物；戒烟戒酒。

◯ 生活老偏方

生活老偏方 1 取黑木耳 15g、红枣 15 个，将黑木耳、红枣用温水泡发后放小碗中，加水和冰糖适量，置锅中蒸 1 个小时，吃木耳和红枣、喝汤，每天两次。功能润肺补血，强健体魄。

生活老偏方 2 取羊乳 250g，羊脂 60g。然后将羊乳、羊脂放入锅中，煮成羹食用。本方有温润补虚、益精润燥的功效，主要适用于体虚瘦弱者。

☺ 食材图典

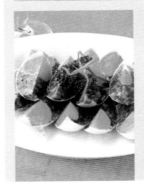

【名称】松花蛋

【别名】皮蛋、变蛋、泥蛋、彩蛋

【性味】辛、涩、甘、咸、寒

【功效】清凉润肺、养阴止血

【禁忌】小孩应少食松花蛋，食用过程中注意预防中毒

【挑选】以蛋壳完整、颜色灰白、无黑斑且摇动无响声者为最佳

保健小贴士 保持室内空气清新，加强空气消毒。多喝水，饮食清淡为主，多吃蔬菜和水果。蜂蜜有养阴润燥、润肺补虚的功效，可以将蜂蜜直接调入温水中饮用，也可以与鲜榨的果汁混合。

西施豆腐

材料 豆腐4块,肉松、松花蛋、辣椒酱各50g、盐、红油、香油、鸡精、葱末各3g。

做法

① 将豆腐切片,摆碟;松花蛋、辣椒切成小块。

② 肉松、松花蛋、辣椒酱放在豆腐上。

③ 撒上盐、红油、香油、鸡精、葱末。

食谱功效

豆腐有补中益气、清热润燥的作用,与肉松和松花蛋搭配食用,有清热消炎、润肺止咳、补虚润燥的功效。

松花蛋
润喉、去热、醒酒

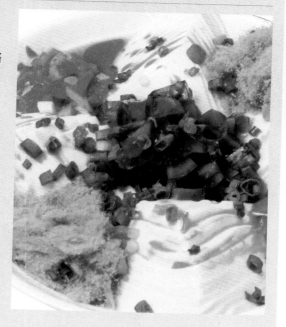

滋补护肾＋滋阴安神

海蛎子烧豆腐

材料 豆腐4块,海蛎子100g、姜末、辣椒油、盐各5g、酱油、白糖、味精、葱花各3g。

做法

① 豆腐、海蛎子洗净,用开水焯一下。

② 锅放油,放姜末爆香,放水、豆腐煮开,然后放入海蛎子煮3分钟。

③ 放入辣椒油、盐、酱油、白糖、味精、葱花调味后即可。

食谱功效

滋补护肾、滋阴安神、降脂降压。

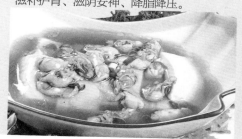

养心润肺＋清热消炎

宫廷一品豆腐

材料 豆腐200g,咸蛋黄和皮蛋各50g、虾肉、蚕豆、玉米粒、瓜子仁各80g、盐、香油各3g。

做法

① 豆腐洗净切碎,放在碟里;蚕豆、玉米粒洗净;皮蛋去壳切块。

② 摆上咸蛋黄、皮蛋、虾肉、蚕豆、玉米粒、瓜子仁,加入盐,放进锅里蒸15分钟,淋上香油即可。

食谱功效

能养心润肺、清热消炎。

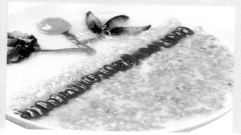

改善体质

体质除了受先天、性别、生活条件、社会因素和疾病等影响，还与不同地理区域有关系。大致来讲，北方人比南方人阳虚质和见寒象者多；南方人的体质多属阴虚。

☺推荐食材

五花肉	花菜	枸杞	辣椒
菠菜	蘑菇	银耳	百合

◉饮食宜忌

 宜

➡ 适当补充维生素和矿物质，多饮白开水。
➡ 饮食要荤多荤少，尽量用植物油替代动物油，少食肥肉，增加碱性食物的饮食比例。

 忌

➡ 尽量限制白酒的饮用量。
➡ 忌吃生姜、大蒜、花椒、芥末、辣椒、炸鸡等辛辣香燥、煎炸炒爆的食物。

♥ 生活老偏方

生活老偏方 1 将 1000g 羊肉放入沸水锅内焯去血水，捞出后切成方块，放入砂锅并添水，放入 30g 当归和适量枸杞、花椒，大火烧沸后转小火炖 1 个小时即可。

生活老偏方 2 取兔肉 500g、山药 30g、去核红枣若干。将兔肉切块，开水脱去血水。诸料放入砂锅，加清水煮沸后改小火焖 3 个小时即可。功能滋补肝肾、改善体质。

☺食材图典

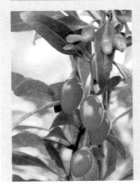

【名称】枸杞
【别名】甘杞、贡杞、枸杞子、红耳坠、枸杞豆
【性味】甘、平
【功效】补气强精、益肾明目，增强免疫，改善体质，延年益寿
【禁忌】外感实热、脾虚泄泻者不适宜食用
【挑选】以颗粒较大、肉厚色红、质地柔润且味甜者为最佳

保健小贴士 饮食要有规律，多吃海鲜、动物肝脏等。适当食用一些香蕉，能改善免疫系统的功能，提高人体抵抗疾病的能力。戒烟忌酒，培养多种兴趣爱好，适量地做些运动，保持精力旺盛。

清远煎酿豆腐

材料 豆腐200g，去皮五花肉100g，青菜50g、盐、葱花、糖、胡椒粉、鸡精、淀粉各5g。

做法

① 豆腐切块；五花肉剁碎，加所有调味料拌匀；青菜焯熟待用。

② 在豆腐中间挖小洞，放入肉馅。平锅放油，放入豆腐煎至两面金黄。

③ 取出豆腐，放入砂锅，加清汤、盐、胡椒粉烧熟，加鸡精，和青菜一起装盘，撒上葱花。

食谱功效

此食谱具有增强免疫、补肾强身、改善体质的功效。

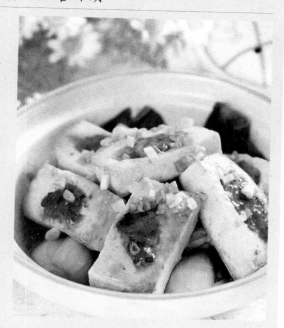

豆腐养生菜

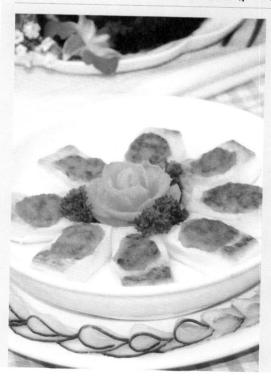

酿豆腐

材料 豆腐200g、去皮五花肉100g、盐3g、葱1棵、糖5g、胡椒粉3g、鸡精3g、淀粉5g。

做法

① 豆腐用清水洗净，切块；葱用水洗净，切成碎末。

② 去皮五花肉洗净剁碎，加盐、葱花、糖、胡椒粉、鸡精、淀粉搅拌均匀。在每块豆腐中间挖个小洞，放入肉馅。平锅放油，放酿好的豆腐煎至两面金黄。

③ 取出豆腐，放入砂锅，加清汤、盐、胡椒粉烧熟，加鸡精调味，装盘即可。

食谱功效

滋阴补肾、增强免疫。

豆腐

补脾益胃、清热润燥

补脑益智

富含蛋白质、脂肪、糖、钙、维生素 A 等物质的食物都具有健脑益智的功效。有些食物不仅具有养血、安神之功效，还有助于发展智力，激发人的想象力和创造能力。

☺推荐食材

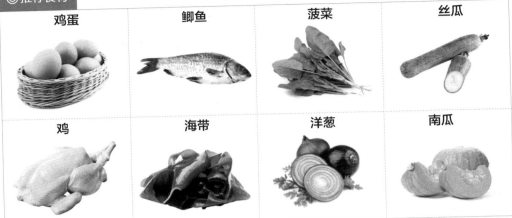

| 鸡蛋 | 鲫鱼 | 菠菜 | 丝瓜 |
| 鸡 | 海带 | 洋葱 | 南瓜 |

◎饮食宜忌

宜
➡ 多食含维生素、蛋白质及含苹果醇素的食物。
➡ 多吃大豆和豆类制品，定期食用玉米和小米等粗粮食物；多吃核桃、瓜子、杏仁、开心果等有补脑作用的坚果。

忌
➡ 忌食含铝或含铅量过高的食物。
➡ 忌食用咸肉、香肠、火腿、腊肉等过咸的食物。

○ 生活老偏方

生活老偏方 1 取核桃肉 450g，桂圆肉和芝麻各 100g，一起放入盆中加白糖适量，捣烂、调匀。每日早、晚各取适量以沸水冲服。功能增强记忆，补脑益智。

生活老偏方 2 取五花肉 300g，洗净后切成小块，取莲子与百合各 50g，一起倒入锅中加水煮，放黄酒、姜、盐少许，待肉烂、莲子熟时，即可食用。

☺食材图典

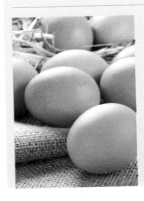

【名称】鸡蛋
【别名】鸡子、鸡卵
【性味】甘、平
【功效】健脑益智，改善记忆力
【禁忌】老年高血压、高脂血症患者不宜多食鸡蛋；高热、腹泻患者忌食
【挑选】以蛋壳清洁、完整无裂纹，壳上有白霜且色泽鲜明者为最佳

保健小贴士 平时可多做手指运动，如玩健身球，绘画等，可刺激大脑半球，促进大脑发育。而常用梳子梳头，则可提神醒脑，消除疲劳。烟和酒是大脑的慢性"杀伤剂"，尽可能远离各种酒烟。

花生皮蛋拌豆腐

材料 豆腐600g，花生米100g，皮蛋2个，熟芝麻10g，葱花15g，蒜蓉20g，盐、味精、红油各5g。

做法

❶ 豆腐洗净，放入热水浸泡片刻，取出，切丁，待冷却。

❷ 皮蛋去壳切丁；油锅烧热，花生米、红油、盐、味精、蒜蓉炒成味汁。

❸ 将皮蛋放在豆腐上，淋入味汁，撒上葱花和芝麻即可。

食谱功效

滋血通乳、健脑益智。

花生
增强记忆、抗老化

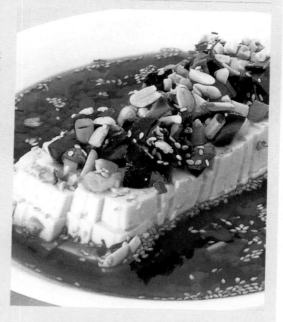

补脑益智+祛皱美容

丝瓜炒豆腐

材料 豆腐、丝瓜各150g，鱿鱼50g，蚝油、盐、香油、鸡精各3g。

做法

❶ 豆腐、丝瓜、鱿鱼切块。

❷ 锅中放油烧热，放鱿鱼小炒；再放入丝瓜炒1分钟；加水烧开，倒入豆腐、蚝油、盐烧煮。

❸ 撒上鸡精、淋上香油装碟。

食谱功效

补脑益智、祛皱美容。

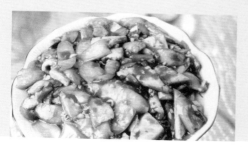

补虚益肾+补脑益智

客家招牌豆腐

材料 豆腐300g，去皮五花肉100g，盐、味精、白糖各5g，淀粉、蚝油、酱油、葱花各3g。

做法

❶ 豆腐挖凹槽备用；猪肉剁成泥，加盐、味精、白糖、干淀粉拌匀；放入豆腐中间。

❷ 锅下油，酿豆腐煎至金黄；加上盐、蚝油、酱油和水，焖烧5分钟；汤汁快收干时，加入水淀粉勾芡。撒上葱花即成。

食谱功效

补虚益肾、补脑益智。

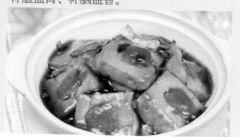

延年益寿

衰老是一种自发的、必然的过程。随着时间的推移，精力开始下降，人体机能和结构衰退。调理饮食，注意身体的保健和锻炼，便可益气补血，驻容养颜，一定程度上会延缓衰老。

☺ 推荐食材

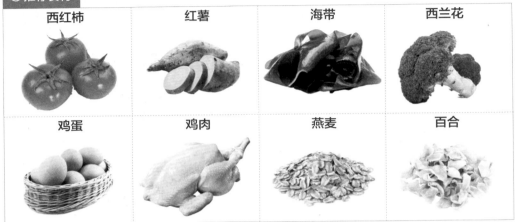

西红柿	红薯	海带	西兰花
鸡蛋	鸡肉	燕麦	百合

● 饮食宜忌

宜
- ➔ 全面均衡地摄入营养，抵抗疾病、延缓衰老。
- ➔ 多食新鲜蔬菜和水果，保证维生素的补给。
- ➔ 多食富含优质蛋白质、硒、核酸的食物。

忌
- ➔ 忌食辛辣刺激、烟熏油炸的食物。
- ➔ 忌过量饮酒、食用生冷食物。
- ➔ 忌暴饮暴食或饥一顿饱一顿。

● 生活老偏方

生活老偏方 1 取粳米 60g，淘净后泡 1 个小时，15g 山药切细，芝麻 120g 炒香；三料入盘，加水、牛奶拌匀，磨碎后滤出细茸，入锅，文火煮沸，加冰糖搅拌。此法可益脾补肾，延缓衰老。

生活老偏方 2 取 250g 猪瘦肉洗净切块，与 5g 人参、20g 红枣、50g 淮山药同入砂锅，加水，武火煮沸，转文火炖至猪肉熟烂，加盐调味即可。

☺ 食材图典

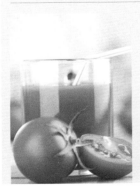

【名称】西红柿

【别名】番茄、狼桃、番李子、番柿

【性味】甘、酸、平、微寒

【功效】生津止渴，清热解毒，延缓衰老

【禁忌】急性肠炎、菌痢及溃疡活动期患者不宜食用

【挑选】以外形周正、无裂口和虫咬、成熟适度、肉质肥厚者为最佳

保健小贴士 常吃些全谷食物、糙米以及多纤维食物等。日常饮食应平衡，坚持饮用茶或者牛奶。经常微笑。在空气新鲜的时候，坚持一定时间的行走散步。坚持每天叩齿，能强肾固精，延缓衰老。

西红柿焖豆腐

材料 豆腐100g，西红柿150g，白糖、盐、酱油、葱各3g。

做法

❶ 豆腐切豆丁；西红柿去皮、去瓢后切块；葱切末。

❷ 锅放油，放西红柿小炒，放白糖、盐、水烧开；加豆腐、酱油再烧5分钟。

❸ 撒上葱末即可。

食谱功效

西红柿所含番茄红素可抵抗衰老，与豆腐搭配食用，有增强免疫、益气补血、延缓衰老之功效。

西红柿

清热止渴、养阴

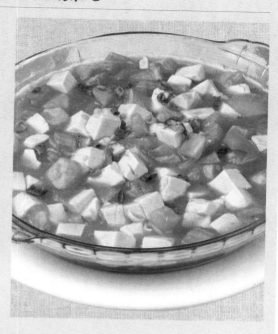

养血驻颜+祛病延年

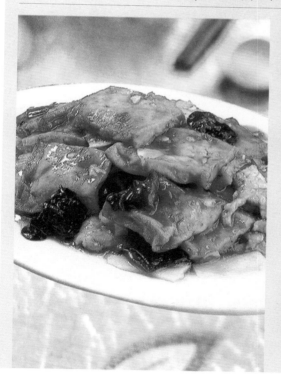

黑木耳烧豆腐

材料 豆腐500g、黑木耳20g、猪肉100g、大葱1棵、大蒜2瓣、干红辣椒1个、油10g、盐5g、白糖3g、味精2g、酱油5g、香油3g。

做法

❶ 黑木耳洗净泡发；豆腐洗净切厚片；猪肉洗净切片；大葱洗净切段；大蒜去皮洗净切片；干红辣椒洗净切碎。

❷ 锅内热油，豆腐入锅煎至两面金黄；起油锅，下大葱、蒜片、辣椒爆香，倒入肉片，加酱油、盐翻炒，加入黑木耳翻炒，再放豆腐一起翻炒。

❸ 放调料调味，装盘，淋上香油即可。

食谱功效

此食谱具有养血驻颜、益气补血、祛病延年的功效。

豆腐养生菜品推荐栏

咸菜豆腐

材料 老豆腐1盒、咸酸菜75g、红椒丁25g，豆豉、生姜、酱油各3g。

功效 健胃理气、增加食欲、化痰祛湿。

制作要点 冬季是制作酸菜的最佳季节，喜食酸菜者可在冬季制作备用。

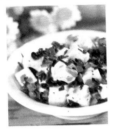

香椿拌豆腐

材料 北京老豆腐150g，香椿50g，盐、香油各5g，味精、葱油各3g。

功效 醒脾开胃、补肾生发。

制作要点 豆腐过水不要太久，否则会容易变硬，就会影响口感。

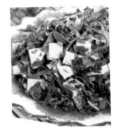

西红柿豆腐

材料 西红柿2个、老豆腐2块、青葱段5g、盐和味精各3g、生抽10g。

功效 开胃消食、生津止渴。

制作要点 将西红柿去瓤再制作，这样酸味会减少。

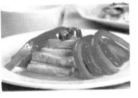

酸菜烧豆腐

材料 豆腐200g，酸菜50g，葱和姜各10g，酱油、白糖、盐、味精、辣椒各3g。

功效 补虚健脾、开胃消食。

制作要点 制作快完成时，可淋上少许红油，菜品味道会更佳。

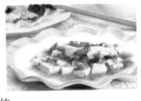

浇汁豆腐

材料 豆腐300g，虾肉、瘦肉各50g，木耳、黄瓜、胡萝卜、青豆各10g，咖喱、盐、香菜段各5g。

功效 润肺化痰、增强免疫力、补肾健脾。

制作要点 瘦肉要逆着肉丝纹路来切，口感更嫩滑。

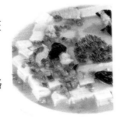

橄榄菜滑菇豆腐

材料 豆腐150g，滑子菇、上海青各100g，橄榄菜30g，盐3g，红椒、青椒、葱各20g，水淀粉5g。

功效 降脂减肥、防癌抗癌。

制作要点 制作时适当地多选用一些上海青，可有效改善老年人便秘的症状。

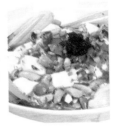

三杯豆腐

材料 九层塔100g、豆腐220g、低盐酱油5ml。

功效 通经活血、安神抗衰、降低血压。

制作要点 制作时如加少许的葡萄酒，味道会更好。

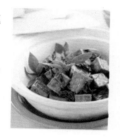

芹菜段烧豆腐

材料 豆腐300g，芹菜100g，葱、盐、酱油、白糖、香油各10g。

功效 清热解毒、润肺止咳。

制作要点 芹菜可先用沸水余一下，再放进锅中处理，效果会更好。

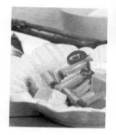

西施豆腐

材料 豆腐4块，肉松、松花蛋、辣椒酱各50g，盐、红油、香油、鸡精、葱末各3g。

功效 润肺止咳、排毒美容、补虚润燥。

制作要点 制作此菜品时，如能加入少许酱油调味，味道会更好。

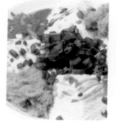

清远煎酿豆腐

材料 豆腐200g，去皮五花肉100g，青菜50g，盐、葱花、糖、胡椒粉、鸡精、淀粉各5g。

功效 增强免疫、改善体质。

制作要点 五花肉应选用三分肥、七分瘦的为好。

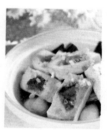

花生皮蛋拌豆腐

材料 毛豆腐600g，花生米100g，皮蛋2个，熟芝麻10g，葱花15g，蒜蓉20g，盐、味精、红油各5g。

功效 滋血通乳、延缓衰老、健脑益智。

制作要点 拌好立即食用，以免花生米口感变差。

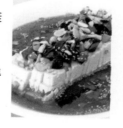

黑木耳烧豆腐

材料 海豆腐500g，黑木耳和猪肉各100g，盐、大葱花、干红辣椒、白糖、味精、酱油各5g。

功效 养血驻颜、祛病延年。

制作要点 黑木耳用洗米水浸泡，更有营养。

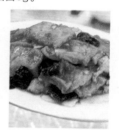

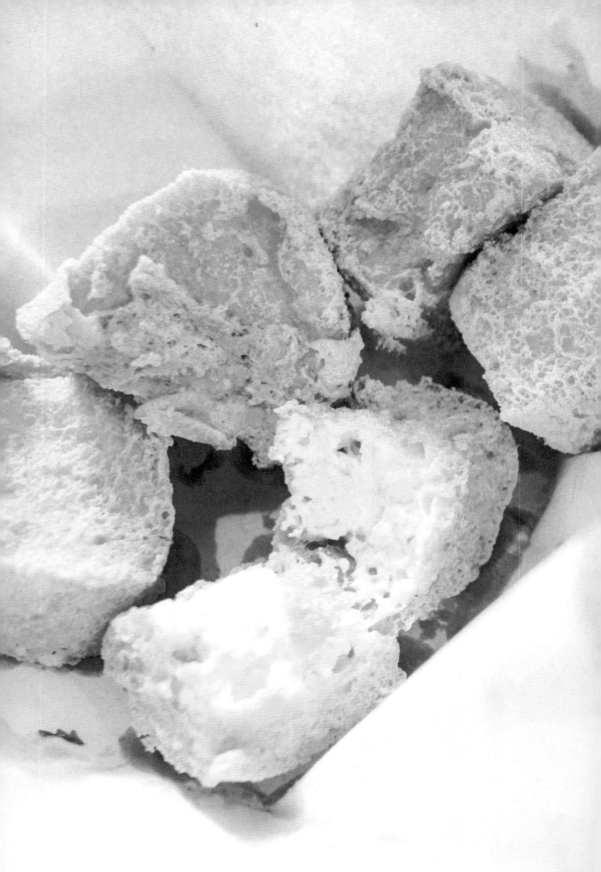

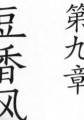

第九章
豆香风味菜

豆豉可开胃醒脾，豆花能清热解毒，豆渣有保护心脑血管的功效，其用以做菜肴也别有风味，令人回味无穷。豆酱制作工艺简单，能最大程度保有大豆的营养。

消食化积

消化不良是一种较为常见的由胃动力障碍所引起的疾病，也包括胃蠕动不好的胃轻瘫和食道反流病。胃肠道各种疾病、伤食、受凉和其他疾病均可引起消化不良。

☺ 推荐食材

白萝卜	辣椒	蘑菇	酸菜
菠菜	西红柿	油菜	香菜

◉ 饮食宜忌

→ 饮食要以清淡为主，多食用高纤维及含消化酶的食物；饭后可食用菠萝、柑橘、柠檬，补充人体内消化酶，帮助消化。

→ 饭后可适当喝些茶水，除油腻、助消化。

→ 忌食白酒、生姜、芥末等辛辣刺激的食物。

→ 忌食猪蹄等胀气不消化的食物。

○ 生活老偏方

生活老偏方 1 取 100g 糯米、山楂片 50g、白糖 10g。糯米清洗后入锅，加水熬粥。粥成后加入白糖、山楂片，稍煮即可食用。此法可治气滞食积不化、脘腹胀闷不适。

生活老偏方 2 取出蜂蜜 15g、金橘 800g、酒 1800ml。金橘去皮分瓣，将蜂蜜和金橘浸入酒中，2 个月后过滤，取橘，压汁。汁酒混匀饮用。适用于胃肠功能不佳者。

☺ 食材图典

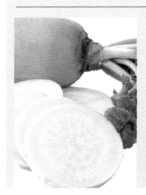

【名称】白萝卜

【别名】莱菔、水萝卜、土人参

【性味】甘、辛、凉

【功效】清热生津、利尿通便、理气化痰、消食健胃

【禁忌】脾虚泄泻者慎食或少食；胃溃疡及慢性胃炎患者忌食

【挑选】以外形均匀、表面光滑且为白色、水嫩多汁者为最佳

保健小贴士 按摩下脘、足三里以及四缝这三个穴位，每次 5 分钟，坚持按摩，可改善消化不良。若较为严重，可请针灸大夫在这几个穴位上扎几针。

豆豉蒸丝瓜

材料 丝瓜400克，盐3克，葱、蒜、红椒各10克，豆豉酱、香油各3g。

做法

1. 丝瓜去皮洗净，切厚片，摆好盘；葱洗净，切花；蒜去皮洗净，切末；红椒去蒂洗净，切末。

2. 锅下油烧热，放入盐、葱、蒜、红椒、豆豉酱、香油炒匀，均匀地淋在丝瓜上，入蒸锅蒸熟后，取出即可。

食谱功效

丝瓜搭配红椒、大蒜等食用，有开胃消食、美容嫩肤的功效。

丝瓜
润肌美容、通经络

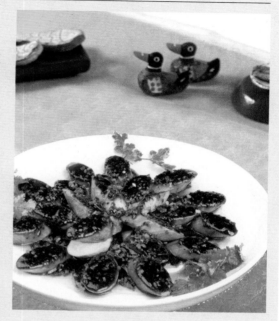

散寒和胃+消食化积

豆豉辣椒

材料 青椒200g，红椒100g，香干150g，豆豉30g，盐3g，鸡精3g，酱油和醋各4g。

做法

1. 青椒、红椒均去蒂洗净，切丁；香干洗净，切丁。

2. 热锅下油，放入青椒、红椒、香干翻炒片刻，放入豆豉，加盐、鸡精、酱油、醋调味，炒熟，装盘即可。

食谱功效

散寒和胃、消食化积。

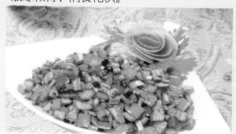

温中散寒+消食化积

青椒豆花

材料 豆花250g，青椒、红椒、熟松子各10g，鸡精2g，葱和香油各3g。

做法

1. 青椒、红椒洗净切丁；葱洗净，切葱花。

2. 锅中注水烧沸，下豆花和青椒、红椒丁稍煮，加入熟松子。

3. 鸡精调味，撒葱花，淋上香油即可。

食谱功效

辣椒能开胃促消化，配合豆花和松子食用，可温中散寒、消食化积。

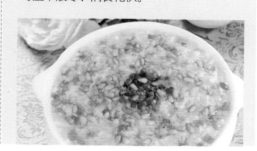

延缓衰老

随着时间的推移，人体气血逐渐减少，脏腑功能开始逐渐减退。适当地锻炼身体和日常保健，再辅以饮食调理，能够在一定程度上帮助人们延缓衰老。

☺ 推荐食材

花生	红薯	核桃	西兰花
鸡蛋	鸡肉	燕麦	百合

● 饮食宜忌

宜
→ 合理摄入蛋白质、脂肪和糖类，荤素搭配、均衡营养，并保证每天的饮水量。
→ 多吃海产品、鲜牛肉及动物的肝脏。
→ 多吃平菇、香菇、木耳等菌类食物。
→ 多吃番茄、菠菜、花椰菜等蔬菜。

忌
→ 忌食辛辣刺激、烟熏油炸的食物。
→ 忌过量饮酒、食用生冷食物。

● 生活老偏方

生活老偏方 1 取鲫鱼一条，处理干净，锅热倒油，葱姜蒜爆香，入鱼煎至两面金黄，淋入料酒和酱油、盐，入开水持平鱼身，大火收汤汁。撒入鸡精和葱花即可。

生活老偏方 2 取猪血、酸白菜各 200g，盐、姜、大葱各 5g。酸菜洗净切丝；猪血洗净切长片。锅中加水，放入酸菜丝、姜丝煮沸，加猪血，待汤沸腾，加葱丝和盐即可。

☺ 食材图典

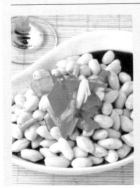

【名称】花生
【别名】落花生、地果、唐人豆
【性味】甘、平
【功效】醒脾和胃，滋养调气，延缓衰老
【禁忌】胆病患者、高脂血症以及有血栓的人不宜食用
【挑选】以果仁颗粒饱满、外形完整、大小均匀、光泽无霉斑者为最佳

保健小贴士 经常微笑，适当的释放压力来达到内心的平衡。均衡饮食，常喝猕猴桃汁等鲜榨果汁。可以常吃鱼肉等公认的益寿食品。适量的进行身体锻炼，坚持每天叩齿，以强肾固精，防止衰老。

石磨豆花

材料 豆花200g，熟花生碎50g，油麦菜10g，盐、味精各5g，香油、水淀粉各5g。

做法

1. 油麦菜洗净沥干，切段备用。
2. 锅中水烧开，下豆花，入花生碎和油麦菜稍煮。
3. 加盐、味精和香油调味，用水淀粉勾薄芡即可。

食谱功效

花生含有维生素E和锌，能抗老化、滋润皮肤、延缓脑功能衰退。本菜品有滋养调气、益气补血、延年益寿的功效。

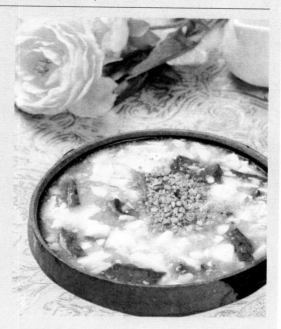

益气壮阳+延缓衰老

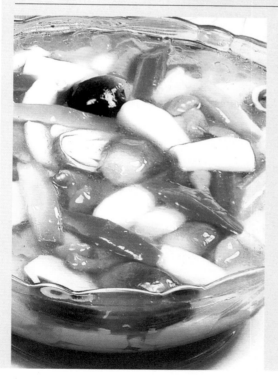

山珍豆花

材料 豆花200g、木瓜10g、西芹20g、草菇8g、滑子菇8g、大葱1棵、精盐5g、味精2g、胡椒2g、香油5g、水淀粉5g。

做法

1. 将木瓜用水洗净，切条；西芹洗净，切段；草菇洗净，切块；大葱洗净，切段；滑子菇用水洗净。将西芹、草菇、滑子菇放入沸水中余至断生，沥干。
2. 锅中注水烧沸，下豆花，加入所有原材料煮至熟。
3. 加调料调味，用水淀粉勾芡，淋上香油，搅拌均匀即可食用。

食谱功效

此食谱具有滋阴壮阳、补脾益气、延缓衰老的功效。

润肠通便

新陈代谢对人的身体健康十分重要，如果食物积压在肠道中则影响食欲，导致便秘，使人体代谢紊乱。饮食应注意多吃富含维生素和纤维物质的食物，确保代谢正常。

☺ 推荐食材

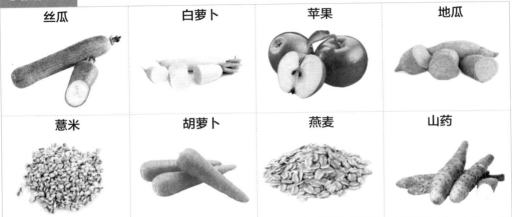

丝瓜	白萝卜	苹果	地瓜
薏米	胡萝卜	燕麦	山药

● 饮食宜忌

 宜

- 多食用海藻类等富含水溶性食物纤维的食物及根菜类等富含不溶性食物纤维的食物。
- 多吃谷物及富含维生素和纤维物质的食物。

 忌

- 避免食用油炸香燥、辛辣刺激性及涩肠性食物，以免伤津动火，加重病情。
- 尽量少食肥腻食物，少饮豆浆以及雪碧、可乐等冰冷饮品；戒烟戒酒。

○ 生活老偏方

生活老偏方 1 取蜂蜜 3 勺、黑芝麻 3 勺焙熟后研细末，一起兑温水 300ml 并调成糊状，早晚各服一次。蜂蜜的功效很多，在润燥、清肠、通便方面更为有效。

生活老偏方 2 取芋头 250g、大米 50g、油和盐各 5g。将芋头去皮用清水洗净，切块，与大米加水煮粥，用油、食盐调味服食，此法适用于大便干燥硬结，排便困难。

☺ 食材图典

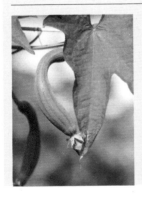

【名称】丝瓜
【别名】吊瓜、菜瓜、水瓜、胜瓜
【性味】甘、凉
【功效】凉血解毒、化痰消热、解暑除烦、润肠通便
【禁忌】不宜生吃，体虚及脾胃阳虚者不宜多食丝瓜
【挑选】以外表细嫩、结实且有弹性，果肉饱满，皮色嫩绿有光泽的为佳

保健小贴士 每天早起最好饮用两杯凉开水。饮食以全谷食物、糙米以及多纤维食物等为首选。苹果的果胶能清洁肠道且大部分聚集在皮中以及皮附近，因此可以多吃苹果，吃苹果不削皮最好。

豆豉炒苦瓜

材料 苦瓜250g，豆豉100g，红椒30g，鸡精、酱油和醋各3g。

做法

① 苦瓜去籽洗净，切条；红椒去蒂洗净，切条。

② 热锅下油，放入苦瓜条滑炒片刻，再放入红椒条、豆豉，加鸡精、酱油、醋炒至入味，待熟，盛盘即可。

食谱功效

苦瓜中的苦瓜甙和苦味素能增进食欲，健脾开胃，搭配豆豉、红椒食用可以健胃消食，润肠通便。

苦瓜
降血糖、抗肿瘤、抗病毒

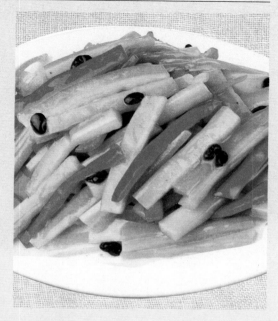

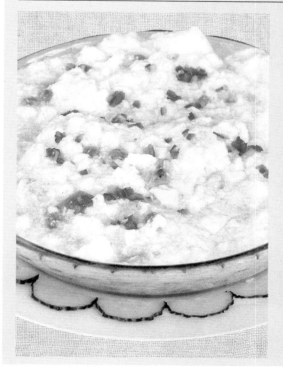

雪花豆渣

材料 豆渣200g，清汤500ml，豌豆15g，青、红椒各2个，油8g，盐3g，味精2g，白胡椒粉2g。

做法

① 将豌豆用水洗净，在水中浸泡1个小时左右捞出备用；红椒、青椒用水洗净，切碎；新鲜豆渣沥干水。

② 热锅放入油，烧热后，放入豌豆、辣椒碎煸炒2分钟左右；加豆腐渣、盐、味精、白胡椒粉和清汤，大火烧开后，转小火煮8分钟至熟。

③ 出锅盛盘，再撒点辣椒碎即成。

食谱功效

调理肠胃、预防便秘。

辣椒
促进食欲、降低血压

补血养颜

血液是人体生命活动的重要物质基础，它含有各种对人体有益的营养物质。人体乃是"血肉之躯"，只有血足了，皮肤才能红润有光泽。因此，养颜先要补血。

☺ 推荐食材

莲藕	胡萝卜	猪肉	红枣
阿胶	羊肉	乌鸡	鲫鱼

◉ 饮食宜忌

 宜
- ⇒ 膳食结构要合理，食物应多样化。多吃富含维生素的新鲜蔬菜、瓜果。
- ⇒ 多吃肉皮、瘦肉、鱼等，补充胶原蛋白。

 忌
- ⇒ 饮食应有规律、有节制，严禁暴饮暴食。
- ⇒ 少食碱性食物及脂肪过多的食物；忌食辛辣、生冷的食物；少食酱油等色素含量高的调料。

✿ 生活老偏方

生活老偏方 1 取枸杞子 20g、南枣 10 枚、鸡蛋 2 个，加适量的水，一起放在锅中煮熟。蛋熟后取出，去壳取蛋，入锅再煮 10 分钟。本食谱能补血益气。

生活老偏方 2 取猪肝 100g 洗净，切薄片。水烧滚，放入姜丝、猪肝片煮一会儿，再加入葱段、酒，用盐调味后即可食用。功能补虚润燥、补血养颜。

☺ 食材图典

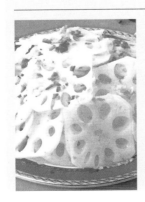

- 【名称】莲藕
- 【别名】湖藕、果藕、菜藕、水鞭蓉
- 【性味】甘、凉
- 【功效】益气养神、补益脾胃、滋阴养血
- 【禁忌】脾胃消化功能不佳、大便溏泄者不宜生吃莲藕
- 【挑选】以藕节粗短，外形饱满，带有湿泥土且色黄无异味的为佳

保健小贴士 女性更容易贫血，而瘦肉、肝、动物血的补血效果最好。番茄猪肝猪肉汤不仅味道鲜美，经常食用还能达到明目养血的功效。还应经常参加体育锻炼，增强自身体能和造血功能。

酒酿豆花

材料 豆花200g，胡萝卜、豌豆各20g，酒酿、枸杞各10g。

做法

1. 胡萝卜洗净切丁；豌豆洗净，与胡萝卜丁放入沸水中氽至断生捞出；枸杞洗净泡发。
2. 锅中注水烧沸，调入酒酿、枸杞和豆花稍煮，下胡萝卜、豌豆煮熟即可。

食谱功效

胡萝卜有健脾消食、润肠通便、降糖降脂的作用，搭配豆花、豌豆等食用能降糖降脂、补血美容。

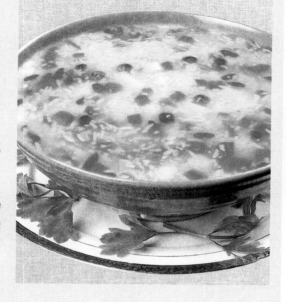

豌豆
补中益气、利小便

补血养颜+健胃消食

芙蓉豆花

材料 豆花300g，番茄酱60g，蒜、火腿各5g，盐3g，味精1g，香油10g。

做法

1. 将蒜洗净，切成蒜蓉；火腿切成丁。
2. 把豆花置于容器中，加番茄酱、蒜蓉和火腿，撒上盐和味精，入锅中蒸熟。
3. 蒸好后淋上香油即可。

食谱功效

番茄酱可增进食欲，适合动脉硬化、高血压等患者食用，搭配豆花、火腿等食用可健胃消食、补血养颜。

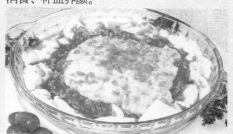

益气补血+润滑肌肤

肉沫豆花

材料 豆花300g，猪肉50g，盐、味精、酱油、料酒、水淀粉、葱花各5g。

做法

1. 豆花加热，打成块置于盘中；猪肉洗净，沥干剁成肉末，酱油和料酒腌渍片刻。
2. 锅中注油烧热，下肉末炒至断生，加入盐和味精调味，用水淀粉勾芡。
3. 把肉末酱倒在豆花上，撒上葱花即可。

食谱功效

益气补血、滋养脏腑、润滑肌肤。

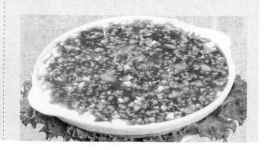

防癌治癌

由于癌症可以致人死亡，所以人们谈"癌"色变。所谓病从口入，如果我们在日常生活中养成良好的生活和饮食习惯，多吃防癌抗癌的食物，癌症自然会远离我们。

☺ 推荐食材

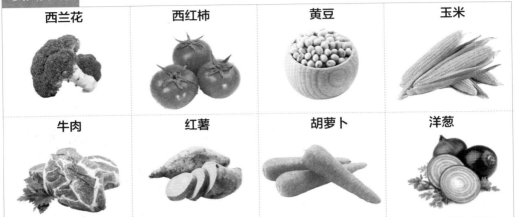

西兰花	西红柿	黄豆	玉米
牛肉	红薯	胡萝卜	洋葱

◉ 饮食宜忌

宜

⟶ 多食猕猴桃、梨、苹果、葡萄、柚子、草莓及柑橘类水果，如橙子、橘子等。
⟶ 多食鲜蔬菜，吃饭不宜过饱，控制肉类食物。

忌

⟶ 避免同时吸烟喝酒，少吃熏制或腌制的食物。
⟶ 忌食过热、过硬、烧焦或太咸食物；少食油条、薯条、炸鸡腿、油饼等油炸食品。

○ 生活老偏方

生活老偏方 1 取西兰花一个，掰开后放盐水中浸泡半小时，取半根胡萝卜去皮切片。水烧开后，加盐并滴适量色拉油，放入食材。水开后将西兰花、胡萝卜取出，拌上香油即可。

生活老偏方 2 将菱角肉30g与50g粳米一同放入砂锅，加入适量清水，以小火慢煮成稠粥。最后，再取红糖20g，调入菱角粳米粥中即可。

☺ 食材图典

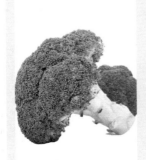

【名称】西兰花
【别名】花菜、花甘蓝、菜花或椰菜花
【性味】甘、凉
【功效】解毒护肝，增强免疫，生津止渴，防癌抗癌
【禁忌】不要煮太熟，要保持其脆性，才会使抗癌成分最大程度的保留住
【挑选】以花球洁白微黄、无异色的为最佳

保健小贴士 保持心情开朗。饮食与睡眠方面应做到"早上吃少、晚上早睡"，另外还要养成合理的膳食习惯，常吃蔬菜和鱼类食材，拒绝高纤维素、低脂肪、低糖的饮食，适当进行体育锻炼，防止肥胖。

龙乡豆酱

材料 青豆、黄豆各80g，肉皮10g，八角、桂皮料包1个，盐、鸡精、酱油、料酒、姜片、蒜末各3g。

做法

1. 肉皮洗净，汆水备用；青豆、黄豆焯沸水备用。
2. 净锅内注水烧开，加入所有原材料和调味料，用大火煮沸，转小火熬煮至皮烂汤浓时，取出料包，倒入容器中，晾凉，倒扣于盘中，即可食用。

食谱功效

养颜补血、预防癌症。

姜

解表、和胃、温经

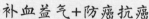
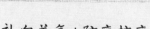

豆香风味菜

健脑益智+防癌抗癌

一品豆酱

材料 青豆150g，老豆腐、肉皮各15g，花椒料包1个，鸡精、酱油、八角、桂皮、蒜末、红油、葱花各3g。

做法

1. 青豆洗净；肉皮切丝；豆腐切丁。
2. 锅中加水烧沸，加入所有原材料和调味料，大火煮沸，转小火熬至皮烂汤浓，取出八角和花椒料包，黄豆酱晾凉，切开。
3. 剩余调味料制成味碟，蘸食即可。

食谱功效

健脑益智、防癌抗癌。

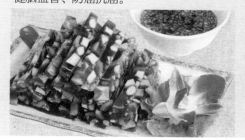

补血益气+防癌抗癌

蒜泥豆酱

材料 黄豆120g，绿豆50g，肉皮10g，桂皮料包1个，鸡精、酱油、料酒、八角、姜片、蒜蓉、红椒丝各5g。

做法

1. 黄豆、绿豆泡发；肉皮切丝。
2. 水烧沸，下原材料和蒜蓉、红椒丝之外的调味料，煮沸，转小火熬煮至皮烂汤浓，取出八角和桂皮料包，汤倒入容器晾凉。
3. 豆酱切成块，撒上蒜蓉和红椒丝，即可。

食谱功效

补血益气、防癌抗癌。

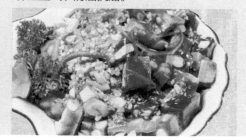

增慧益智

在日常生活中，我们若是经常食用健脑食物，不但大脑的结构和功能可以改善，智商和学习能力也会得到提高，而且对于预防阿尔茨海默病等脑细胞退化症状有一定的帮助。

☺ 推荐食材

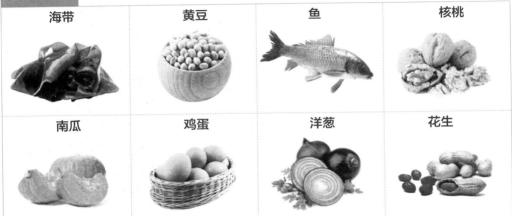

| 海带 | 黄豆 | 鱼 | 核桃 |
| 南瓜 | 鸡蛋 | 洋葱 | 花生 |

● 饮食宜忌

宜

➡ 宜食含维生素、蛋白质以及含苹果醇素的食物，例如鱼肉、核桃、洋葱等。

➡ 宜食大豆、豌豆、青豆、红豆等豆类食品及豆制品，定期食用玉米和小米等粗粮食物。

忌

➡ 忌食含铝或含铅量过高的食物。

➡ 忌食膨化类食品和油炸类食品；少食用腌制食品、罐装食品以及烧烤食品。

● 生活老偏方

生活老偏方 1 取 25g 桂圆、10g 白糖及 5 颗红枣。将桂圆洗净去皮，红枣去核，放入蒸杯后加水 150ml，再加入白糖拌匀。然后将蒸杯放入蒸笼内，蒸 30 分钟后即可。

生活老偏方 2 取藏红花 100g 清水浸泡，取核桃仁 10g，大米和玉米粒取 20g，淘净后放入砂锅并加入藏红花水和清水，大火煮滚后转小火炖半小时，即可食用。

☺ 食材图典

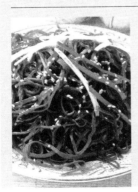

【名称】海带

【别名】昆布，江白菜

【性味】咸、寒

【功效】祛脂降压、清凉解暑、乌发养颜、补脑益智

【禁忌】脾胃虚寒的人慎食，甲亢中碘过盛的患者、孕妇与乳母应忌食

【挑选】以海带卷完整无破损或孔洞，叶片厚实，叶面有白色粉末者为佳

保健小贴士 日常饮食不可过饱，防止大脑早衰。儿童可多吃苹果，对增强记忆有帮助。尽量远离各种酒烟。脚趾运动有助于大脑健康，老年人可以经常散步，让脚趾处于灵活活动状态。

过江豆花

材料 黄豆250g，熟石膏水30g，红油辣酱、腰果、花生、黄豆酱、榨菜、腐乳酱各5g。

做法

① 黄豆洗净泡发；榨菜切丁；腰果、花生分别炒熟，碾碎。

② 黄豆磨成豆浆，稍凉后加入适量熟石膏水，搅匀，静置。

③ 待豆浆凝固成豆花后，配上红油辣酱、腰果、花生、黄豆酱、榨菜、腐乳酱的味碟食用即可。

食谱功效

此食谱具有补血益智、美白护肤的功效。

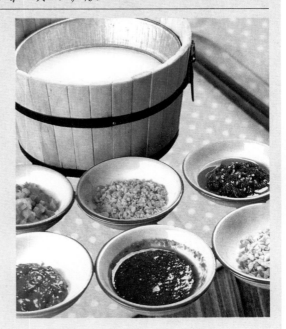

豆香风味菜

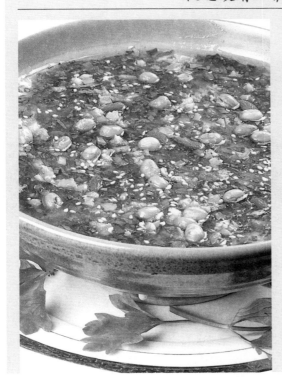

农家菜豆花

材料 豆花200g、油麦菜100g、花生20g、油20g、盐3g、味精1g、香油8g、熟芝麻5g、枸杞3g。

做法

① 将油麦菜用清水洗净，切末备用；枸杞洗净，泡发后备用。

② 锅中加油，待油烧至八成热后，放入花生翻炒至熟，捞出放凉备用。另起锅，锅中注入适量水烧沸，放入豆花，加入油麦菜稍煮，再加入熟花生仁和枸杞，继续烹煮片刻。

③ 加盐、味精、香油调味，撒芝麻即可。

食谱功效

此食谱具有补气养血、促进发育、增强记忆的功效。

补气益肾

肾位于腰部脊柱两侧，主藏精、水液和纳气，是人体脏腑阴阳之本、生命之源，所以被称之为先天之本。肾，在四时与冬季相应，所以在冬季补肾，效果尤为明显。

☺推荐食材

猪肉	红枣	黑豆	鱿鱼
芝麻	鸡蛋	山药	花生

◉饮食宜忌

宜

➡ 宜补充微量元素和维生素、矿物质丰富的食物，例如红枣、黑豆、莲子等。
➡ 宜食性味寒凉、滋阴补虚的食物。

忌

➡ 忌吃生黄瓜、生萝卜等生冷性凉的食物。
➡ 忌食胡椒、洋葱、辣椒等辛辣刺激性的食物。
➡ 忌食薯条、油条、油饼等油炸类食品。

♻ 生活老偏方

生活老偏方 1 将 50g 地黄、50g 枸杞子加水煎 30 分钟左右，把汁倒出来备用，再将 50 克粳米加水煮成粥状，然后加进地黄枸杞汁，煮开即可。有滋阴补肾的功效。

生活老偏方 2 取 100g 排骨剁成小块，放入高压锅加水煮。取 80g 冬瓜去皮和瓤，切大块。待锅开后加入姜片，焖 5 分钟。开锅加入冬瓜、适量枸杞子和盐，再焖 5 分钟即可。

☺ 食材图典

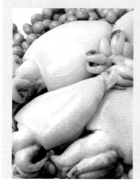

【名称】鱿鱼
【别名】土鱿、枪乌贼、柔鱼
【性味】甘、咸，平
【功效】滋阴益肾、补虚润肤、入肝补血
【禁忌】脾胃虚寒、动脉硬化以及肝病患者、荨麻疹等疾病患者忌食
【挑选】以体形完整结实、粉红有光泽、肉质肥厚且呈半透明的为最佳

保健小贴士 最好戒烟或适度抽烟，不要大量饮用咖啡和白酒。减少泡吧等夜生活，保证有足够的休息时间。不要乱吃保健药，避免损伤肾脏。

补气益肾+滋阴养颜

海味豆花

材料 豆花300g、干鱿鱼50g、虾仁50g、菜心10g，盐3g、鸡精2g、香油10g。

做法

① 干鱿鱼洗净，泡发，切段备用；菜心、虾仁洗净沥干。

② 锅中注水烧沸，放豆花、虾仁和鱿鱼煮至断生，加入菜心煮至熟透。

③ 加盐、鸡精和香油调味。

食谱功效

鱿鱼具有补虚养气的作用，搭配豆花和虾仁等食用，能补气益肾、滋阴养颜。

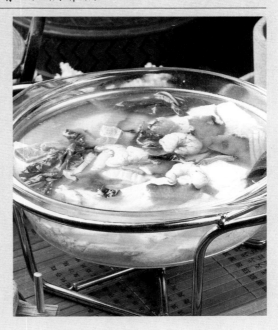

虾仁

补肾壮阳、通乳抗毒

补肾养血+滋阴润燥

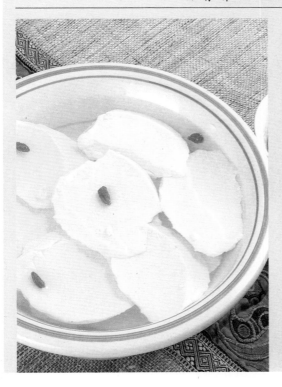

川府嫩豆花

材料 豆花250g，枸杞5g，葱、蒜、姜各10g，辣椒油、红油各15ml，味精、盐各3g。

做法

① 将豆花舀入清水中浸泡；枸杞洗净，蒸熟，撒在豆花上；葱、蒜、姜均洗净，切成小碎丁。

② 油锅烧热，将葱末、蒜末、姜末、辣椒油、红油、味精、盐放入锅内。

③ 爆炒至香气浓郁，装入小碗中作为蘸料食用，喜欢吃甜食者，也可根据个人口味加白糖调味食用。

食谱功效

本菜品有补肾养血、滋阴润燥之功效。

枸杞

治疗肝肾阴亏、腰膝酸软

豆香风味菜品推荐栏

豆豉辣椒

材料 青椒200g，红椒100g，香干150g，豆豉30g，盐3g，鸡精、酱油和醋各2g。

功效 散寒和胃、润肠益气、消食化积。

制作要点 制作本菜品时，如能加点五香粉调味，味道会更好。

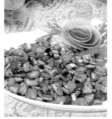

麻辣豆花

材料 豆花250g，酸萝卜丁100g，雪里蕻50g，生抽、葱、红椒、盐、味精、红油、麻油各5g。

功效 消食化滞、健脾开胃。

制作要点 余水时，水烧至沸腾后，再放入食材。

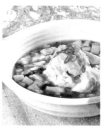

果香炖豆花

材料 豆花250g，菠萝、白梨、什锦罐头各100g，白糖10g。

功效 消食化积、清胃解渴。

制作要点 此菜不宜蒸太久，否则会造成水果营养成分流失。

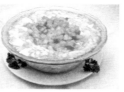

石磨豆花

材料 豆花200g，熟花生碎50g，油麦菜10g，味精、香油、水淀粉各5g。

功效 益气补血、延年益寿。

制作要点 烹饪此菜不宜频繁搅动，以免豆花搅得太碎。

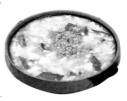

驴磨水豆渣

材料 豆渣350g，香菇、黑木耳各30g，金针菇、青椒、红椒各10g，盐、黄酒、酱油、老抽、胡椒粉各5g。

功效 能延缓衰老、增强免疫力。

制作要点 木耳泡开后，可直接用酱油加芥末蘸食。

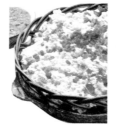

豆豉炒苦瓜

材料 苦瓜250g，豆豉100g，红椒30g，盐3g，鸡精、酱油和醋各2g。

功效 健胃消食、润肠通便。

制作要点 制作时，应选择颜色青翠、新鲜苦瓜为食材。

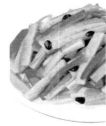

酒酿豆花

材料 豆花200g，胡萝卜、豌豆各20g，酒酿、枸杞各10g。

功效 降糖降脂、滋阴健脾、补血美容。

制作要点 加入少许冰糖，此菜品的味道会更好。

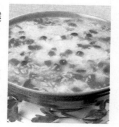

芙蓉豆花

材料 豆花300g，番茄酱60g，蒜、火腿各5g，盐3g，味精1g，香油10g。

功效 补血养颜、健胃消食。

制作要点 此菜不必蒸时间太长，以免营养成分流失。

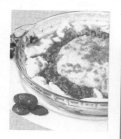

剁椒臭豆腐

材料 臭豆腐500g，剁椒100g，盐、香葱、大蒜、酱油、白糖、味精、红油各5g。

功效 增进食欲、补脾养胃、消食化滞。

制作要点 加入适量生抽，此菜品的味道会更佳。

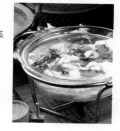

农家菜豆花

材料 豆花200g、油麦菜100g、熟花生仁50g、盐3g、味精1g、香油8g、熟芝麻和枸杞各5g。

功效 促进发育、增强记忆。

制作要点 可尝试用豆苗代替油麦菜，将另有一番风味。

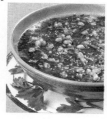

海味豆花

材料 豆花300g、干鱿鱼50g、虾仁50g、菜心10g、盐3g、鸡精2g、香油10g。

功效 补气益肾、补血养虚、滋阴养颜。

制作要点 菜心要摘取老梗的，以免影响食用口感。

川府嫩豆花

材料 豆花250g，枸杞5g，葱、蒜、姜各10g，辣椒油、红油各15ml，味精、盐各3g。

功效 补肾养血、滋阴润燥。

制作要点 容易上火或内火旺盛者，调料中应避免添加辣椒油。

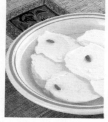

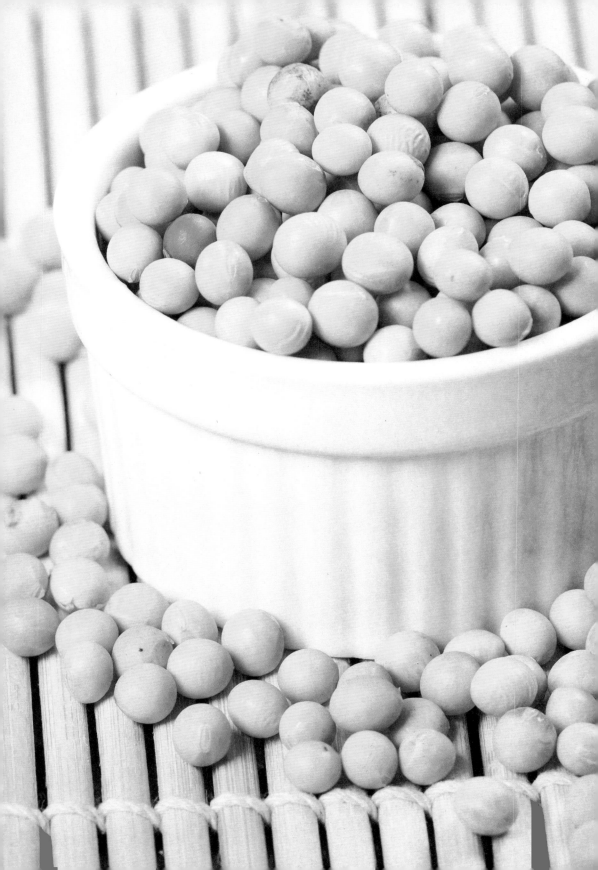

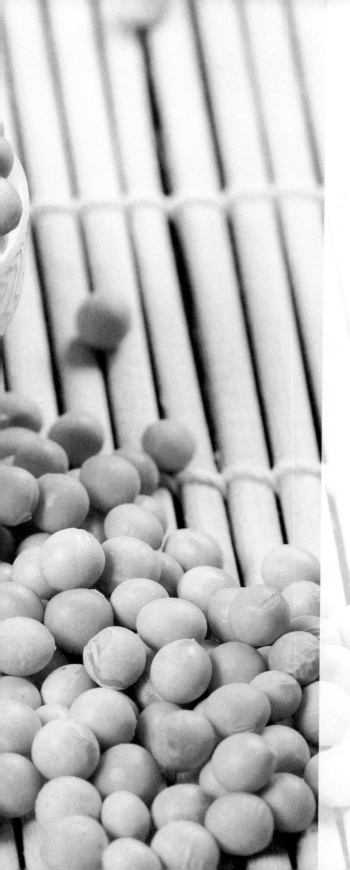

第十章
豆干、豆皮美味菜

豆制品种类繁多，除了豆腐、豆花、豆渣之外，尚有香干、豆皮、豆腐丝、腐竹等，不仅营养丰富，而且还别具风味。

排毒养颜

面对环境污染日益严重的现状，现代人越来越重视自身的身体健康。只有及时排除体内有害物质及过剩营养，保持体内各重要器官的清洁，才能保持身体的健康和肌肤的美丽。

☺ 推荐食材

豆干	黄瓜	芹菜	牛奶
菠菜	冬瓜	百合	绿豆

◉ 饮食宜忌

 宜

➡ 饮食宜清淡，要多吃热量较高的食物，多吃新鲜蔬菜来避免维生素缺乏。

➡ 宜食香蕉、柠檬、荔枝、草莓、雪梨、苹果、柚子等有养颜美容功效的水果。

 忌

➡ 忌食肥腻及辛辣、刺激性的食物。

➡ 忌烟酒及咖啡，少吃脂肪、糖含量多的食物。

➡ 少吃动物性食品及高脂肪高热量食品。

✿ 生活老偏方

生活老偏方 1 取绿豆、红枣各 45g，红糖适量。将绿豆洗净晾干，干炒 10 分钟后取出。将红枣切半去核，与绿豆一起放进水中，煮至绿豆开花，加入红糖即可食用。

生活老偏方 2 取金针菜 25g，紫菜 15g，丝瓜 100g。将这 3 种材料一起放入锅内，加水适量，煮成汤，加花生油适量，即可食用。每日 1 次。

☺ 食材图典

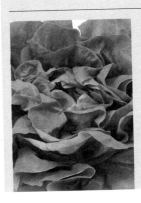

【名称】菠菜

【别名】菠薐、波斯草、赤根菜、菠菠

【性味】甘、凉

【功效】具有通肠胃、润肠燥、降血压、解酒毒、补血的功效

【禁忌】大便溏薄、肾功能虚弱者、脾胃虚弱者忌食

【挑选】以外表新鲜、水灵，根红叶子绿且圆的为最佳

保健小贴士 早起后坚持喝一杯温水，清理肠道毒素。生活中可以多吃糙米、蔬菜、水果和芦荟、西梅等含纤维质的食物，可以润肠排毒。经常运动，运动后出汗也可以帮助毒素的排出。

菠菜芝麻卷

材料 菠菜200g，豆皮1张，芝麻10g，盐3g，味精、香油、酱油各5g。

做法

① 菠菜洗净；芝麻炒香，备用。

② 豆皮入沸水中，加入调味料煮1分钟，捞出；菠菜氽熟后捞出，沥干水分，切碎，同芝麻拌匀。

③ 豆皮平放，放上菠菜，卷起，切成马蹄形，装盘即可。

食谱功效

稳定血糖、增强免疫、滋补美容。

芝麻
保肝护心、延缓衰老

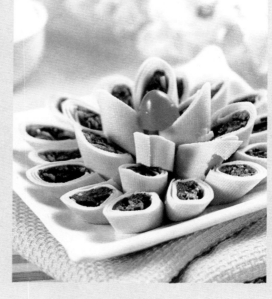

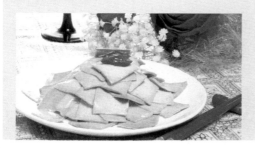

排毒瘦身＋美容养颜

洛南豆干

材料 豆干400g，盐、红椒、葱、香油、醋各5g。

做法

① 豆干用清水洗净，然后切成片状；红椒去蒂洗净，切成圆圈状；葱洗净，切段。

② 在锅中加入适量的清水并烧开，放入豆干氽熟后，捞出沥干，装盘，加盐、香油、醋拌匀，再用葱、红椒点缀即可。

食谱功效

排毒瘦身、美容养颜。

瘦身减肥＋滋补美容

洛南豆腐干

材料 豆腐干200g，黄瓜200g，盐3g，味精1g，生抽、红油、辣椒粉各3g。

做法

① 豆腐干洗净切片，入沸水煮熟，捞出；黄瓜洗净，切片摆盘；部分黄瓜切条。

② 调味料置于容器，调成味汁，大部分浇在豆腐干和黄瓜条上，拌匀装盘，留部分味汁浇在盘中黄瓜片上，稍腌片刻，即可。

食谱功效

瘦身减肥、滋补美容。

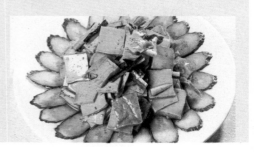

香干小炒肉

材料 香干180g，五花肉100g，葱、盐、味精各4g，红椒5g，酱油、红油各10g。

做法

① 五花肉用水洗净，切成片；香干洗净，切成片；葱洗净，切段；红椒洗净，切圈。

② 油锅烧热，入红椒、葱段、五花肉炒香，放香干炒熟。

③ 加盐、味精、酱油、红油调味，炒匀，盛盘即可。

食谱功效

此食谱具有滋阴补虚、补肾养血、营养肌肤的功效。

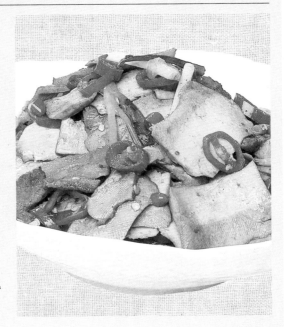

清热解毒+养血补虚

芹香干丝

材料 白干丝25g，芹菜15g，胡萝卜5g，香油、盐、胡椒粉各5g。

做法

① 芹菜去把用清水洗净，切成小段，用热水烫熟；胡萝卜洗净，切成细丝，烫熟；白干丝烫熟。

② 白干丝、芹菜、胡萝卜放入碗中，再放入香油、盐、胡椒粉进行调味，拌匀即可。

食谱功效

镇静安神、消除烦躁、养血补虚。

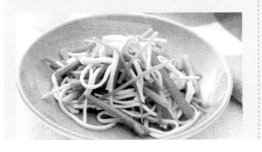

清凉解毒+营养肌肤

豆干芦蒿

材料 豆干、芦蒿各200g，盐3g，鸡精2g，酱油、醋各适量。

做法

① 豆干用清水洗净，切成条条；芦蒿用清水洗净，切成小段。

② 把锅烧热之后放入适量的油，放入豆干、芦蒿一同翻炒片刻，加盐、鸡精、酱油、醋调味。

③ 炒至断生，起锅装盘即可进行食用。

食谱功效

清凉解毒、降脂降压、营养肌肤。

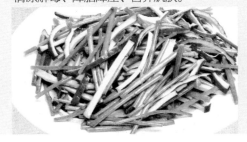

清肺解毒＋滋补美容

千层豆腐皮

材料 豆腐皮500g，盐4g，味精2g，酱油10g，熟芝麻10g，红油、葱花各5g。

做法

① 豆腐皮洗净切块，放入开水中稍烫，捞出，沥干水分备用。

② 用盐、味精、酱油、熟芝麻、红油调成味汁，把豆腐皮泡在味汁中；将豆腐皮一层一层叠好放盘中。

③ 最后撒上葱花即可。

食谱功效

本品有补充钙质、清肺解毒、滋补美容、瘦身美体的功效。

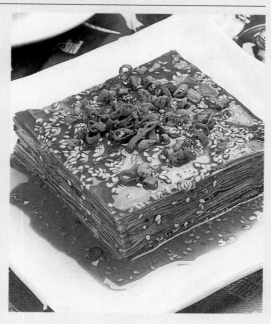

豆干、豆皮美味菜

祛脂降压＋散结抗癌

山西小拌菜

材料 豆芽、海带、豆腐皮、胡萝卜各适量，盐、味精、香油各适量。

做法

① 豆芽用清水洗净；海带、豆腐皮、胡萝卜均洗净与豆芽一同放入沸水中焯后捞出，切丝。

② 将上述备好的材料调入盐、味精并搅拌均匀。

③ 再淋入香油即可食用。

食谱功效

此食谱具有防治高血压和动脉硬化、预防便秘促进排便的功效。

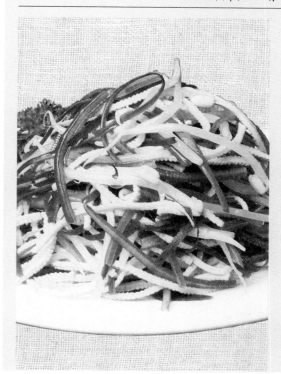

海带
降压、降脂、抑制肿瘤

保护心脏

心脏是循环系统中的动力，是人体的发动机。只有心脏健康了，身体各个器官才会正常发挥功能。日常生活中，我们宜多食红色食物和苦味食物，可以活血化淤、养护心脏。

☺ 推荐食材

柠檬	红枣	芹菜	核桃
豆干	花生	鸡蛋	木耳

◉ 饮食宜忌

宜

➡ 宜多食红豆、红枣、花生等红色食物以及苦味食物，可活血化淤、养护心脏。

➡ 宜多吃含有钙、镁、钾、碘等微量元素的食品。

忌

➡ 少食用高脂肪和高胆固醇食物，如油类、肥肉类食品，动物内脏等。

➡ 进食不宜过饱，尽量做到少食多餐，以免加重胃肠负担，引发心脏病。

✿ 生活老偏方

生活老偏方 1 中等大小的胡萝卜 1 个，鸡蛋 2 个，橘子 2 个，苹果 1 个，蜂蜜 5g。先将胡萝卜、苹果、橘子洗净榨汁，再将 2 个鸡蛋打入搅和，酌加蜂蜜食用。

生活老偏方 2 桂圆肉 30g，枸杞子、桑葚子各 15g。将桂圆肉、枸杞子、桑葚子洗净，同入锅中，加适量水，煎煮 30 分钟即成。

☺ 食材图典

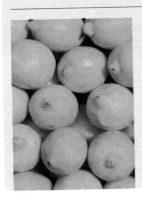

【名称】柠檬

【别名】黎檬、土柠、药果、檬子

【性味】甘、酸、微温

【功效】生津止渴，清热解暑，预防心血管疾病

【禁忌】口干烦躁、消化不良者，维生素 C 缺乏者不宜吃柠檬

【挑选】以个头中等、外表椭圆、两端突起而稍尖且皮色鲜黄者为最佳

保健小贴士 生活有规律，戒烟戒酒，养成良好的生活习惯。保持心情愉快，避免情绪激动和过度劳累，同时积极参加适量的体育运动，这样有利于增强心脏功能，促进人体新陈代谢。

香炸柠檬豆腐干

材料 豆腐干300g、鸡蛋液60g、柠檬酱20g、盐3g、淀粉10g。

做法

① 豆腐干用清水洗净，用盐、淀粉、鸡蛋液裹匀。

② 锅倒油烧至七成热，放入豆腐干炸至颜色呈金黄色时捞出。

③ 待炸过的豆腐干稍凉后，再用热油炸一遍出锅，加入柠檬酱拌食即可。

食谱功效

防治肾结石、预防心血管疾病。

鸡蛋
健脑益智、保护肝脏

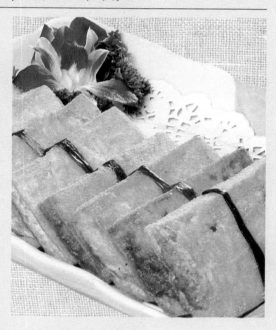

降脂降压+保护心脏

凉拌香干

材料 香干300g、红椒和芹菜叶各3g、盐3g、葱白10g、香油5g。

做法

① 香干洗净，切条；红椒去蒂洗净，切丝；芹菜叶洗净；葱白洗净，切丝。

② 锅入水烧开，放入香干余熟后，捞出沥干，加盐、香油拌匀，装盘。

③ 放入红椒、葱白、芹菜叶即可。

食谱功效

增加食欲、降压降脂、防治动脉粥样硬化。

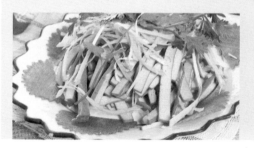

强身健体+延缓衰老

美味卤豆干

材料 豆干400g、红椒3g、葱1根、香油3g、卤汁5g。

做法

① 豆干用清水洗净后备用；红椒去蒂洗净，切成细丝；葱洗净，切花。

② 将卤汁注入锅内，加入适量的清水并烧沸，放入豆干卤熟后，捞出沥干，待凉切片，加香油拌匀，摆盘。

③ 用红椒、葱花点缀即可。

食谱功效

预防心血管疾病、保护心脏。

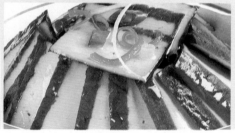

豆干、豆皮美味菜

保肝护肾

肾脏的主要功能是过滤形成尿并排出代谢废物，调节体内的电解质和酸碱平衡。肝是人体最重要的消化器官、代谢器官和防御器官，保护肝肾的健康，不容忽视。

☺ 推荐食材

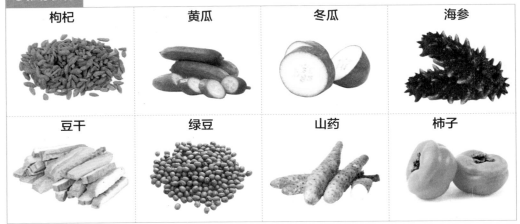

枸杞	黄瓜	冬瓜	海参
豆干	绿豆	山药	柿子

● 饮食宜忌

 宜

➡ 宜吃含蛋白质和脂质较多的食物，如鸡蛋、鸭蛋、鹌鹑蛋等蛋类以及动物肝脏。

➡ 宜食用鱼、牡蛎、蚝、牛肉、花生、小米、黄豆和豆制品等含锌丰富的食物。

 忌

➡ 忌烟酒，烟中含有多种有毒物质，能损害肝脏功能；忌油腻煎炸类食品。

✚ 生活老偏方

生活老偏方 1 红枣和花生仁各取 30g ，冰糖 5g。做法：先将花生放入砂锅中，加水文火炖煮 20 分钟。将红枣去核，放入砂锅中共煮，再炖煮 20 分钟，加入冰糖再煮 5 分钟。睡前服用。

生活老偏方 1 茅根、瘦猪肉各 350g，大枣 10 枚。将茅根水煎取汁，猪肉洗净，连同大枣放入药汁中煮熟，再加入食盐、味精调服。

☺ 食材图典

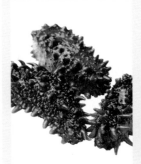

【名称】海参

【别名】刺参、海鼠、海瓜、海男子

【性味】咸、温

【功效】滋阴补肾、壮阳益精、补血养颜、增强免疫、延缓衰老

【禁忌】患感冒、咳嗽、急性肠炎及大便溏薄等患者不宜食用

【挑选】以体形完整端正、大小均匀，腹中无沙的为最佳

保健小贴士 要经常进行适当的体育活动，晚上保证充足的睡眠。多吃含铁、蛋白质的食物，如木耳、大枣、乌鸡等，同时要戒烟戒酒，节制房事。

解毒消炎+润燥平胃

秘制豆干

材料 豆干200g、黄瓜100g、盐3g、味精1g、醋6g、生抽10g。

做法

❶ 豆干用清水清洗干净，切成菱形片，用沸油炸熟，待用；将黄瓜用清水洗净后切成菱形片。

❷ 将切好的黄瓜片排于盘内，再将豆干排于上面。

❸ 用盐、味精、醋、生抽调成汁，浇在上面即可。

食谱功效

健脑安神、延年益寿。

醋
杀菌消毒、促进消化

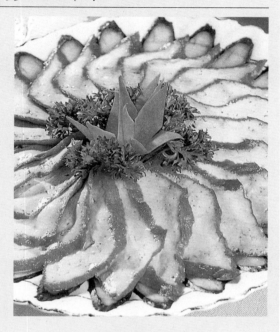

保护心脏+补充钙质

家乡卤豆干

材料 卤豆干200g、葱10g、香油15g。

做法

❶ 将卤豆干清洗干净，切成方块形。

❷ 将葱洗净，切成葱末。

❸ 将卤豆干放入盐水中焯烫，然后装盘，再撒入葱末，淋上香油即可。

食谱功效

此食谱具有补充钙质、预防心血管疾病、保护心脏的功效。

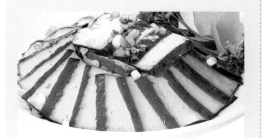

促进发育+保护肝脏

湘味花生仁豆干

材料 豆干300g、花生仁100g、青椒50g、盐3g、鸡精2g、醋5g。

做法

❶ 将豆干洗净，切成丁；青椒去蒂洗净，切成圈状。

❷ 锅中油烧热以后，放入花生仁翻炒片刻，再放入豆干、青椒炒匀，再加入盐、鸡精、醋调味，炒熟装盘即可。

食谱功效

益脾养胃、增强记忆、保护肝脏、促进发育。

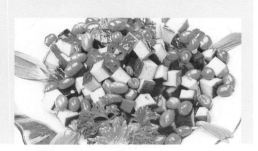

促进睡眠

工作与学习的压力以及社会环境的变化等会使人产生心理和生理反应，导致神经系统的功能异常，造成大脑的功能障碍，从而引起失眠。长期失眠易引起心烦意乱、记忆力减退等状况。

☺ 推荐食材

豆皮	油麦菜	胡萝卜	香菜
粳米	黑芝麻	百合	牛奶

● 饮食宜忌

宜

➡ 宜吃百合、莲子、红枣、黑芝麻等含亚油酸、维生素多的食物，能够镇静安神。

➡ 宜在睡前喝少量牛奶、糖水牛奶。

忌

➡ 忌吃辛辣刺激性食物，如辣椒、大蒜、大葱、茴香、花椒等，否则会加重失眠。

➡ 忌吃不易消化的食物，如油炸食品、烧烤食品、肥肉、黏米、冰镇饮料等。

✚ 生活老偏方

生活老偏方 1 核桃仁 5 枚，白糖 50g，黄酒 50ml。上料放瓷碗中捣烂成泥，再放锅中，加 50ml 黄酒，用文火煎煮 10 分钟。每日食用 2 次即可。

生活老偏方 2 核桃仁 50g，大米 30g。核桃仁捣碎，细大米用清水淘净，将核桃仁及大米加适量的水煮粥，佐餐食用。适用于神经衰弱、失眠等症。

☺ 食材图典

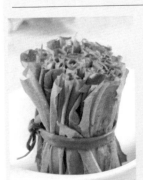

【名称】油麦菜

【别名】牛俐菜、尖叶生菜、散叶莴苣

【性味】甘、凉

【功效】促进血液循环、减肥瘦身、改善睡眠

【禁忌】患有消化系统、泌尿系统疾病以及久病体虚的人群不宜吃油麦菜

【挑选】以颜色翠绿无黄叶，叶面平整的菜品为最佳

保健小贴士 白天要进行适度的体育锻炼，晚上要按时休息，并注意保持平和心态与开朗心情，创造有利于入睡的条件反射机制。如睡前半小时洗热水澡、热水泡脚及脚部穴位按摩、饮用牛奶等。

素炒豆皮

材料 豆皮300g、油麦菜300g、盐3g、味精1g、蒜3g。

做法
1. 豆皮洗净沥干，切丝备用；油麦菜洗净，沥干切段；蒜洗净切末。
2. 锅中注油烧热，下蒜末爆香，加入豆皮，翻炒几下，加入油麦菜同炒至熟。
3. 加盐和味精调味即可。

食谱功效
本品有镇痛催眠、降低胆固醇、改善睡眠、瘦身美容的功效。

油麦菜
清燥润肺、化痰止咳

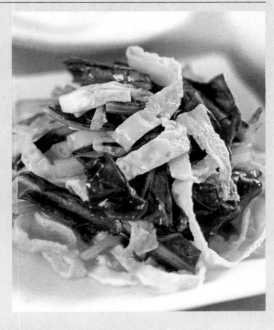

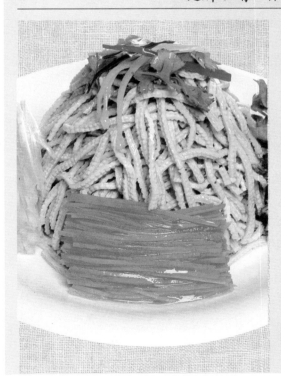

葱香豆腐丝

材料 豆腐皮300g，胡萝卜10g，葱段50g，香菜、盐、醋、白糖、味精、香油各3g。

做法
1. 豆腐皮、葱、胡萝卜洗净切丝；香菜洗净切小段。
2. 豆腐皮装碟，放香油、白糖、味精、醋、盐拌匀。
3. 将葱、胡萝卜、香菜放在碟边。

食谱功效
刺激皮肤的新陈代谢、增进血液循环、促进睡眠、美容养颜。

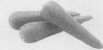

胡萝卜
健脾消食、补肝明目

豆干、豆皮美味菜

心悸气短

心悸气短是指自觉心中跳动不安的一种症状，俗称"心慌"。临床表现为心悸不宁、面色㿠白、倦怠乏力、夜不能寐、心烦意乱及头晕口苦等症状。

☺ 推荐食材

豆皮	苹果	黄瓜	莲藕
番茄	香蕉	丝瓜	紫菜

● 饮食宜忌

 宜

→ 宜吃营养丰富而易消化吸收的食物，如菠菜、芹菜、豆制品、香菇、黑木耳等。

→ 宜吃生津养阴、宁心安神的食品。

 忌

→ 忌食煎炸熏烤、滋腻肥甘的食物。

→ 忌食辛辣香燥食品，戒烟戒酒，少用浓茶、咖啡、冰镇饮料、碳酸饮料等。

✚ 生活老偏方

生活老偏方 1 取黄鳝 1 条，瘦猪肉 150g，黄芪 15g。将黄鳝去内脏洗净后和瘦猪肉、黄芪一起下锅煮熟，去药食用，佐餐。可益气补血、宁心安神、滋肝补肾。

生活老偏方 2 取酸枣仁 15g，粳米 100g。将枣仁炒黄研末，备用；将粳米用清水洗净，放入锅中加入适量的水，煮成粥，临熟时下枣仁末，再煮沸，空腹食之。

☺ 食材图典

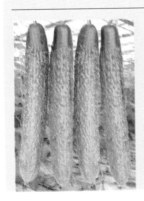

【名称】黄瓜

【别名】胡瓜、王瓜、刺瓜

【性味】甘、凉、苦

【功效】降糖降脂、延年益寿、安神健脑、强身健体

【禁忌】因黄瓜性凉，脾胃虚弱、腹痛腹泻、肺寒咳嗽者都应少吃

【挑选】以颜色发绿或发黑、体型均匀细长、表皮刺小且密的黄瓜为最佳

保健小贴士 膳食合理，多食用营养丰富而且容易消化吸收的食物。生活作息要有规律，适当地进行体育锻炼。保持精神乐观，情绪稳定，应避免惊恐刺激及忧思恼怒等。

豆皮时蔬圈

材料 豆腐皮300g、心里美萝卜200g、
黄瓜200g、葱30g、盐5g、味精
5g、香油10g、豆瓣酱30g。

做法

① 豆腐皮洗净，水中焯熟捞起，切成长片
装盘；葱洗净切段；心里美萝卜和黄瓜
洗净切丝，和葱段一起用豆腐皮卷好，
切段装盘。

② 将盐、味精、香油、豆瓣酱拌匀，用作
蘸料。

食谱功效

降低血脂、健脑安神、增强免疫。

黄瓜
清热利水、解毒消肿

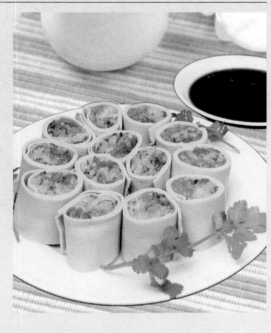

丰收蘸酱菜

材料 豆皮200g，圣女果150g，黄瓜、
心里美萝卜各100g，包菜、盐、
番茄酱各5g。

做法

① 豆皮切片；黄瓜洗净，切丝；心里美切
丝；包菜洗净，撕成片。

② 将切好的黄瓜、心里美萝卜用豆皮包
裹，做成豆皮卷，摆好盘，再将圣女果

③ 摆盘。
水烧开，加盐，放入包菜汆熟，沥干摆
在豆皮卷上，配以番茄酱即可。

食谱功效

此菜谱具有健胃消食、宁心安神的功效。

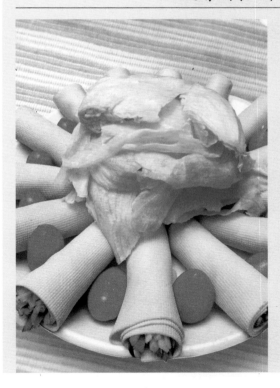

圣女果
延缓衰老、防癌

补钙壮骨

人体当中的钙质参与凝血过程，能促进体内酶的活性。缺钙会导致儿童身材矮小，牙齿疏松，骨骼畸形；而老人则会驼背，骨质疏松，甚至会容易骨折。

☺ 推荐食材

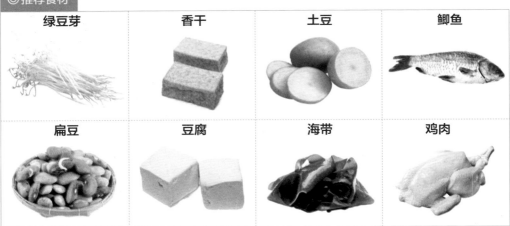

| 绿豆芽 | 香干 | 土豆 | 鲫鱼 |
| 扁豆 | 豆腐 | 海带 | 鸡肉 |

● 饮食宜忌

宜

➲ 宜食富含钙质的食物，如奶制品及豆制品，各类海鱼、虾皮、虾米、海带等。
➲ 宜食富含维生素 C 和维生素 D 的食物。

忌

➲ 避免过量饮用茶、咖啡等刺激性饮品。
➲ 少吃动物性食品及高脂肪高热量食品。
➲ 避免过多饮用碳酸类饮料，如雪碧、可乐。

✚ 生活老偏方

生活老偏方 1 鸡肉 300g，三七 3g，黄酒 5g、姜片 2g。鸡肉洗净切块；三七用纱布包好；砂锅加水，放鸡肉、三七袋、黄酒、姜片。烧沸后，文火煮 1 个小时，拣出三七袋，调入精盐即成。

生活老偏方 2 取桃仁 15g，红糖 5g。将桃仁碾碎，加入粳米煮粥，添加适量的红糖。每日食用一至两次即可。

☺ 食材图典

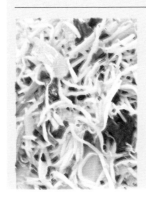

【名称】绿豆芽
【别名】巧芽、豆芽菜、如意菜、掐菜、银芽
【性味】甘、寒
【功效】益智补钙、解毒补肾、利尿消肿、滋阴壮阳
【禁忌】有中风、高尿酸、银屑病的人不宜吃绿豆芽
【挑选】要挑选颜色略呈黄色、不太粗、水分适中、无异味的绿豆芽

保健小贴士 日常饮食中，要减少低聚糖食品的摄入，如食糖、甜品等。要纠正日常饮食中偏食、素食等不良习惯，力求达到平衡膳食。同时还应该进行适量的体育锻炼，以求达到强壮骨骼的目的。

清热解毒＋强身健骨

五彩素拌菜

材料 绿豆芽10g、豌豆苗10g、香干30g、土豆20g、甜椒100g、盐3g、生抽8g、香油2g。

做法
1. 绿豆芽、豌豆苗洗净；香干洗净切条；土豆洗净切丝；甜椒洗净切丝。
2. 原材料入沸水中焯熟后，捞出沥干，加盐、生抽、香油拌匀，装盘即可。

食谱功效
本品有清热解毒、滋阴壮阳、强健体魄、美容养颜的功效。

绿豆
止渴利尿、清热解毒

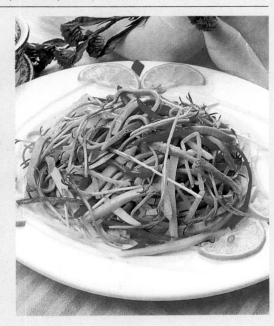

增强免疫＋补钙壮骨

卤水豆干

材料 豆干400g，卤水300g，低盐酱油、醋各5g。

做法
1. 把豆干放在清水中洗净，备用。
2. 将卤水注入锅内，待水烧开后，把豆干放入锅内，卤熟后，捞出沥干，待凉，切成条状。
3. 淋入酱油、醋即可食用。

食谱功效
瘦身美容、增强免疫、延缓衰老。

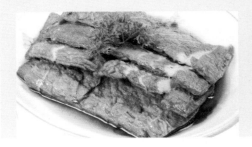

和胃健脾＋强身壮骨

白辣椒五香干

材料 五香香干200g、白辣椒50g、腌白萝卜150g、泡菜70g、盐3g、鸡精2g、水淀粉和红椒各5g。

做法
1. 五香香干洗净，沥干切片；白辣椒洗净，沥干切段；腌白萝卜洗净，切片；泡菜洗净，沥干切块；红椒洗净，沥干切丁。
2. 油烧热，下所有原材料和红椒，炒至熟。
3. 加盐和味精调味，用水淀粉勾芡即可。

食谱功效
和胃健脾、强身壮骨。

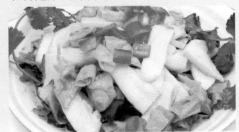

抵抗辐射

高科技电子产品给我们带来方便的同时，所产生的辐射也会带给我们较大的伤害，使得眼睛胀痛，近视发病率增高，还会导致神经衰弱、头痛失眠、内分泌失调，甚至可以诱发癌症。

☺推荐食材

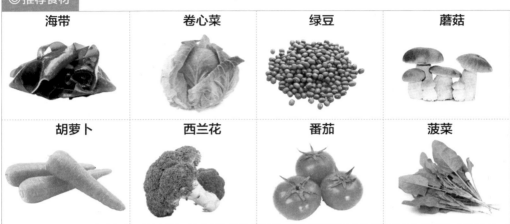

海带	卷心菜	绿豆	蘑菇
胡萝卜	西兰花	番茄	菠菜

◉饮食宜忌

宜

➡ 宜多食鲜枣、橘子、猕猴桃等新鲜水果。
➡ 宜多吃富含 B 族维生素的食物，如胡萝卜、海带、油菜、卷心菜、菠菜等。

忌

➡ 忌食辛辣、油炸及烟熏等刺激性的食物。
➡ 少吃动物性食品及高脂肪高热量食品。
➡ 少喝碳酸类饮料、冰镇饮品、酒精饮料等。

✚ 生活老偏方

生活老偏方 1 取海带 300g 水发 1 天以上，反复漂洗干净，切成丝；植物油烧热后，放入葱、姜丝，爆香后倒入海带丝，加入黄酒、酱油、糖、盐等，并加适量水，文火炖 15 分钟，浇上醋即可。

生活老偏方 2 取贝母 50g、半夏 30g、生姜 5g 和 200g 糯米。将以上药材分别清洗干净，放入锅中煮汤，以此汤代水煮粥。每日服用 3 次。

☺食材图典

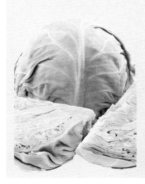

【名称】卷心菜
【别名】洋白菜、疙瘩白、包菜、圆白菜、包心菜
【性味】甘、平
【功效】润肠通便、延缓衰老、益筋壮骨、防癌抗癌
【禁忌】脾胃虚寒者少食，皮肤瘙痒性疾病者忌食
【挑选】以无伤痕印记的、无虫洞、无明显的化肥痕迹者为最佳

保健小贴士 可放几盆仙人掌在电脑旁边，正确合理地使用手机。使用电脑 1~2 个小时后，可饮用 1 杯绿茶或菊花茶，做做眼保健操，缓解眼部疲劳。

镇静安神+防癌抗癌

清炒豆腐干

材料 豆腐干300g，芹菜叶5g，盐3g，鸡精2g，蒜、水淀粉各3g。

做法

❶ 豆腐干洗净，沥干切丁；芹菜叶洗净，沥干切段；蒜去皮，洗净切末。

❷ 锅中注油烧热，下蒜末爆香，先后加入豆腐干和芹菜叶，炒至熟。

❸ 加盐和鸡精调味，用水淀粉勾芡，炒匀即可。

食谱功效

此食谱具有益肝和胃、镇静安神、防癌抗癌的良好功效。

芹菜

清热除烦、平肝

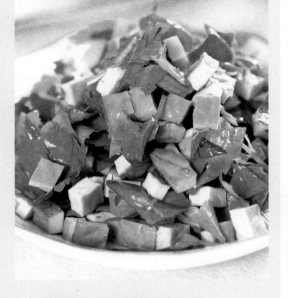

温中补脾+抵抗辐射

鸡汁小白干

材料 豆腐干200g、清鸡汤1袋、盐5g。

做法

❶ 将小白豆腐干加盐之后用热水烫一下捞出，备用。

❷ 清鸡汤倒入锅中，放入盐，加入小白豆腐干煮10分钟。

❸ 捞出晾凉后装盘即可食用。

食谱功效

本食谱有预防癌症、延年益寿的功效。

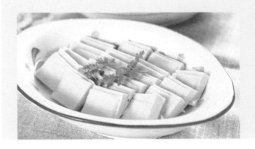

增强免疫+抗癌防辐射

农家香干煲

材料 香干250g，芹菜150g，青椒、红椒各50g，盐3g，蒜苗20g，鸡精2g，酱油、醋各3g。

做法

❶ 香干洗净，切三角片；芹菜洗净，切段；青红椒去蒂洗净切圈；蒜苗洗净，切段。

❷ 油烧热，入青椒、红椒炒香，放香干、芹菜炒至五成熟，加盐、鸡精、酱油、醋调味，加水，待熟，放蒜苗略炒即可。

食谱功效

增强免疫、抵抗辐射。

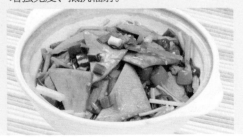

湖南香干

材料 香干200g、芹菜150g、盐3g、味精1g、剁椒适量。

做法

1. 香干洗净，斜切片，入沸水中余至断生，捞出沥干；芹菜去叶洗净，切段；剁椒洗净切圈。
2. 锅中注油烧热，下芹菜炒至断生，加入香干和剁椒，炒至熟。
3. 加盐和味精调味，炒匀即可。

食谱功效

本食谱有降压去火、改善睡眠、防止动脉硬化、抵抗辐射的功效。

香干
益气宽中、生津润燥

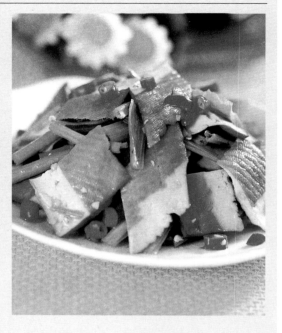

降脂减肥＋抵抗辐射

青椒炒香干

材料 香干250g，青椒100g，盐3g，蒜10g，鸡精2g，酱油、醋各5g。

做法

1. 香干洗净，切条；青椒去蒂洗净，切条；蒜去皮洗净，切片。
2. 热锅下油，入蒜炒香，再放入香干、青椒翻炒片刻，加盐、鸡精、酱油、醋调味，炒至断生。
3. 盛出装盘即可。

食谱功效

有降脂减肥、抵抗辐射、暖胃驱寒的功效。

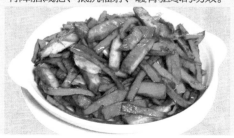

抵抗辐射＋降脂降压

豆豉蒸香干

材料 香干300g，豆豉20g，剁椒50g，盐3g，味精1g，大蒜和红油各适量。

做法

1. 香干洗净，沥干切片，置于容器中；大蒜洗净，切末，连同豆豉一同撒在香干上。
2. 将盐、味精、剁椒、红油置于同一容器，调匀，淋在香干上。
3. 将装有香干的容器放进蒸锅蒸至香干熟透，取出即可食用。

食谱功效

健胃消食、抵抗辐射、降脂降压。

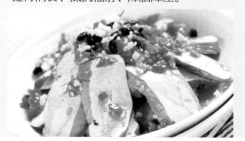

祛热解毒+清肝利胆

天津豆腐卷

材料 豆皮200g，黄瓜20g，心里美萝卜、胡萝卜各30g，醋汁芝麻酱、葱各20g。

做法

1. 黄瓜用清水洗净，切丝；心里美去皮洗净，切丝；胡萝卜洗净，切丝；葱洗净，切段。
2. 切好的黄瓜、心里美萝卜、胡萝卜用豆皮卷成卷状，然后斜刀切段，摆好盘。
3. 将豆腐卷配以醋汁芝麻酱食用即可。

食谱功效

本品有健胃消食、润燥平胃、祛热解毒、改善睡眠、瘦身美容的功效。

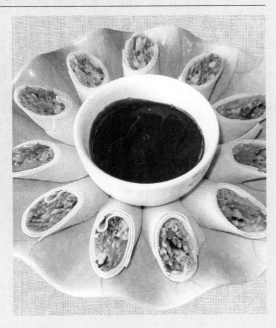

生津润燥+抵抗辐射

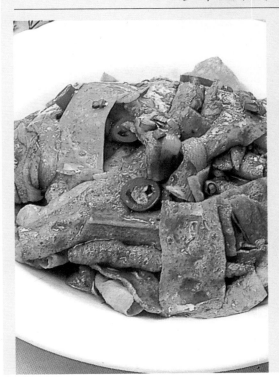

小炒豆腐皮

材料 豆腐皮150g、红椒适量、盐3g、味精1g、生抽10g、葱适量。

做法

1. 豆腐皮洗净，沥干切块状；红椒洗净，沥干切圈；葱洗净，沥干切葱花。
2. 锅中注油烧热，下豆腐皮炒至断生，下红椒圈继续炒至熟。
3. 加入盐、味精调味，撒上葱花，炒匀即可起锅。

食谱功效

此食谱具有补中益气、生津润燥、增进食欲、抵抗辐射的功效。

葱
发汗、祛痰、利尿

豆干、豆皮菜品推荐栏

洛南豆干

材料 豆干400g，盐、红椒、葱、香油、醋各5g。

功效 排毒瘦身、清肠通便、美容养颜。

制作要点 制作过程中，可以根据个人口味，配以适量的酱料食用。

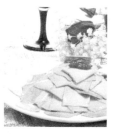

芹香干丝

材料 白干丝25g，芹菜15g，胡萝卜5g，香油、盐、胡椒粉各5g。

功效 清热解毒、养血补虚。

制作要点 白干丝可以不用切得太细，否则容易折断。

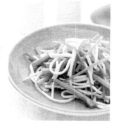

千层豆腐皮

材料 豆腐皮500g，味精2g，酱油10g，芝麻、盐、红油、葱各5g。

功效 清肺解毒、滋补美容。

制作要点 不宜选焦黄的豆腐皮，加入香菜味更美。

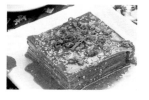

秘制豆干

材料 豆干200g、黄瓜100g、盐3g、味精1g、醋6g、生抽10g。

功效 解毒消炎、润燥平胃。

制作要点 豆干切得要薄厚适中，这样口感及味道会更佳。

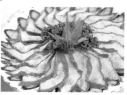

家乡卤豆干

材料 卤豆干200g、葱10g、香油15g。

功效 保护心脏、益气安神、延缓更年期。

制作要点 豆干切片时，可尽量切的薄一点，这样既美观又美味。

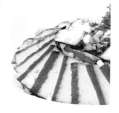

湘味花生仁豆干

材料 豆干300g、花生仁100g、青椒50g、盐3g、鸡精2g、醋5g。

功效 促进发育、保护肝脏。

制作要点 制作中若能加点酸菜一起烹饪，味道会更好。

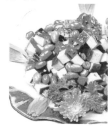

五彩素拌菜

材料 绿豆芽、豌豆苗、香干、土豆、甜椒各100g，精盐3g，生抽8g，香油2g。

功效 清热解毒、提高免疫力、强身健骨。

制作要点 完成时，挤一点橙汁淋在菜上，味道会更鲜美。

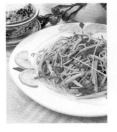

卤水豆干

材料 豆干、卤水各300g，酱油、醋各5g。

功效 增强免疫、补钙壮骨。

制作要点 过程中可加点蒜末，味道会更好。

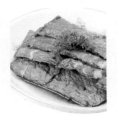

天津豆腐卷

材料 豆皮200g，黄瓜30g，心里美萝卜30g，胡萝卜30g，醋汁芝麻酱、葱各20g。

功效 祛热解毒、美容养颜、清肝利胆。

制作要点 可以在豆腐卷里加点莴笋，营养更佳。

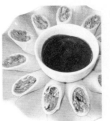

鸡汁小白干

材料 小白豆腐干200g、清鸡汤1袋、盐5g。

功效 温中补脾、抵抗辐射。

制作要点 煮小白豆腐干时不宜用大火，以免煮老。

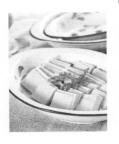

青椒炒香干

材料 香干250g，青椒100g，盐3g，蒜10g，鸡精2g，酱油、醋各5g。

功效 降脂减肥、益脾和胃、抵抗辐射。

制作要点 在炒的过程中，力度不要太大，以免将香干炒烂。

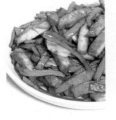

湖南香干

材料 香干200g、芹菜150g、盐3g、味精1g、剁椒2g。

功效 降压去火、改善睡眠。

制作要点 炒肉末时加入少许姜末，味道会更好。

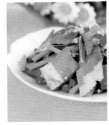

常见豆类及豆制品营养分析表

食物名	主要营养元素	食物功效
黄豆	蛋白质、铁、镁、钼、锰、铜、锌、硒门冬氨酸、卵磷脂、可溶性纤维、谷氨酸	健脾、益气、宽中、润燥、补血、降低胆固醇、利水、抗癌、治疗腹胀羸瘦、脾气虚弱
绿豆	蛋白质、膳食纤维、钙、铁、碳水化合物、镁、锰、锌、烟酸、铜	清热解毒、降血脂、降胆固醇、抗过敏、抗菌、抗肿瘤、增强食欲、保肝护肾
红豆	蛋白质、脂肪、碳水化合物、粗纤维、灰分、钙、磷、铁、硫胺素、核黄素、烟酸	健脾止泻、利水消肿、清热退黄、解毒排脓、润肠通便、降血压、降血脂、调节血糖、预防结石
黑豆	蛋白质、脂肪酸、灰分、维生素、异黄酮、皂苷、多糖类物质、黑豆色素	补肾益阴、健脾利湿、除热解毒、增强活力、防止大脑老化
青豆	蛋白质、纤维素、维生素A、维生素C、维生素K、维生素B、钙、磷、钾、铁、锌、硫胺素、核黄素	补肝养胃、滋补强壮、有助于长筋骨、悦颜面、乌发明目、延年益寿
豌豆	纤维素、B族维生素、维生素A、维生素D、维生素E、钙、铁、锌	益中气、止泻痢、调营卫、利小便、消痈肿、解乳石毒、治疗脾虚气弱或吐泻脾胃不和
蚕豆	叶酸、膳食纤维、维生素A、维生素K、胡萝卜素、硫胺素、维生素C、维生素E	补中益气、健脾益胃、清热利湿、止血降压、涩精止带、主治中气不足、倦怠少食
豆浆	蛋白质、脂肪酸、钙、磷、铁、锌、维生素A、B族维生素	增强免疫力、强身健体、预防阿尔茨海默病、养颜美容、防治脑中风、防治高血压
豆奶	蛋白质、氨基酸、皂角苷、亚油酸、钙、磷、铁、钾	美容养颜、促进脂质代谢、调节血脂、保护肝脏、防止血管硬化、促进思维能力

食物名	主要营养元素	食物功效
豆腐	铁、镁、钾、烟酸、铜、钙、锌、叶酸、维生素 B_1、蛋黄素、维生素 B_6	宽中益气、调和脾胃、消除胀满、通大肠浊气、清热散血、美容养颜
豆干	蛋白质、氨基酸、赖氨酸、不饱和酸、淀粉蔗糖、钙、磷、铁	防止血管硬化、预防心血管疾病、保护心脏、促进骨骼生长发育、排毒养颜
豆皮	蛋白质、维生素 B_1、维生素 B_2、维生素 E、钙、磷、钾、钠	促进骨骼发育、防止血管硬化、预防心血管疾病、保护心脏
腐竹	纤维素、维生素 E、硫胺素、核黄素、烟酸、镁、钙、铁、锌、铜、锰	补脑益智、促进骨骼发育、预防阿尔茨海默病、防治高脂血症、防治动脉硬化
黄豆芽	蛋白质、脂肪、糖、粗纤维、钙、磷、铁、胡萝卜素	清热利湿、消肿除痹、祛黑痣、治疣赘、滋润肌肤、通肠润便、促进消化
绿豆芽	维生素 C、膳食纤维、氨基酸、维生素 A、B 族维生素、维生素 E、胡萝卜素	清暑热、通经脉、补肾、利尿、消肿、滋阴壮阳、调五脏、美肌肤、利湿热、降血脂、软化血管

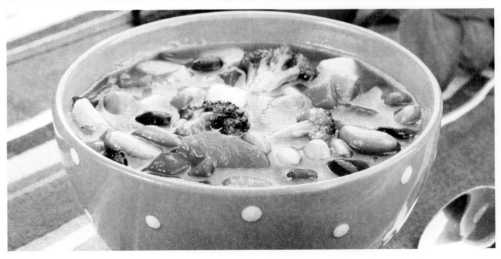

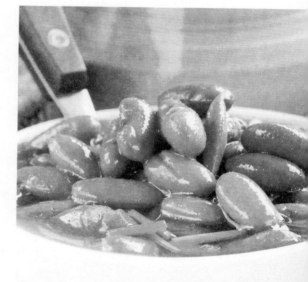
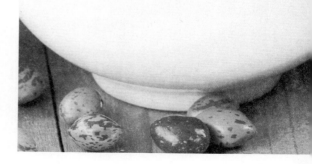

图书在版编目（CIP）数据

舌尖上的豆类食物 / 孙平，于雅婷主编；健康养生
堂编委会编著 . — 南京：江苏凤凰科学技术出版社，
2014.8（2018.7 重印）
（含章·速查超图解系列）
ISBN 978-7-5537-0875-1

Ⅰ .①舌… Ⅱ .①孙… ②于… ③健… Ⅲ .①豆科 –
食物养生 – 基本知识 Ⅳ .① R247.1

中国版本图书馆 CIP 数据核字 (2014) 第 088664 号

舌尖上的豆类食物

主　　　编	孙　平	于雅婷
编　　　著	健康养生堂编委会	
责 任 编 辑	樊　明	葛　昀
责 任 监 制	曹叶平	周雅婷

出 版 发 行	江苏凤凰科学技术出版社
出版社地址	南京市湖南路 1 号 A 楼，邮编：210009
出版社网址	http://www.pspress.cn
印　　　刷	北京富达印务有限公司

开　　　本	718mm×1000mm　1/16
印　　　张	16
版　　　次	2014年8月第1版
印　　　次	2018年7月第2次印刷

标 准 书 号	ISBN 978-7-5537-0875-1
定　　　价	45.00元

图书如有印装质量问题，可随时向我社出版科调换。